회상법과 회상요법

일본회상요법학회 감수
고바야시 간지 저, 윤주영·채원기 옮김

회상법과 회상요법

일본회상요법학회 감수
고바야시 간지 저, 윤주영·채원기 옮김

| 프롤로그 |

저자 서문

『회상법과 회상요법』, 이 책의 제목을 보고 의아하게 생각하는 독자들도 있을 겁니다. '회상법'과 '회상요법'은 어감도 비슷하고 내용도 비슷하므로 지극히 자연스러운 반응이라 생각합니다.

회상법과 회상요법의 가장 큰 차이는 '목적'입니다. 목적이 다르면 진행 방법도 다르고 배우는 방법도 달라집니다. 어감이 비슷하다고 내용이 비슷한 것은 아닙니다. 예를 들어 '치매'는 분야와 사람에 따라 해석과 정의가 다양합니다. 서로 다른 개념을 비슷한 단어로 표현하여 오해가 생기기도 합니다. 회상법과 회상요법도 마찬가지입니다.

간단하게 표현하면 '회상법은 웃게 하는 기술'이고, '회상요법은 치매를 예방하고 개선하는 기술'입니다. 그러나 회상법으로도 치매가 개선되는 사례도 있으므로 회상법이 회상요법이라 생각하기 쉽습니다. 좀 더 자세히 설명하면 ①기초이론, ②기본기술, ③진행 프로그램, ④평가 방법의 4가지 조건을 갖춘 것이 ○○요법입니다. 예를 들면 '기본기술'이 없는 회상법은 인지기능 개선의 재현성^{再現性}이 불안정하므로 주로 '감정 완화'에 초점을 맞춰 연구를 진행합니다. 이에 비해 회상요법은 '4가지 조건'에 입각해서 진행하고 치매 예방의 재현성을 확보할 수 있으므로 '기억개선'에 초점을 맞춥니다.

2025년에는 일본의 치매 환자 수가 700만 명에 이를 것으로 전망하고 있지만, 노화로 인한 치매 치료약의 개발이 지연되고 있어 '예방' 외에는 달리 방도가 없습니다. 신체 운동은 물론 뇌 운동을 통해 '즐겁고 유쾌하게 예방할 방법'이 절실히 필요합니다. 즐겁게 수다를 떨기만 하면 자연스럽게 치매가 예방되는 꿈같은 기대를 현실로 만들어 주는 것이 심리요법으로서의 회상법인 '심료회상법 心療回想法'입니다. 치매는 노화로 인해 발생하는 자연현상이며 누구나 걸릴 수 있습니다.

이 책이 치매 예방 및 치매 진행 억제를 간절히 원하는 많은 사람에게 도움이 되었으면 합니다.

고바야시 간지

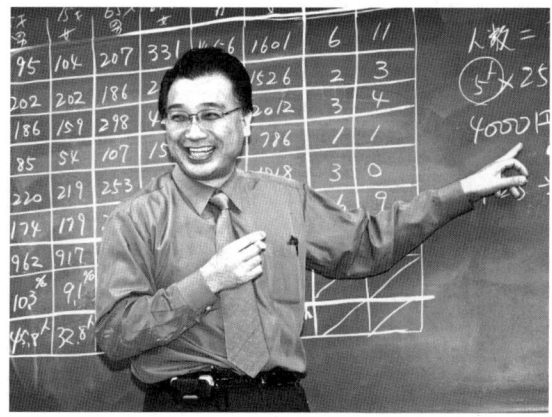

| 프롤로그 |

역자 서문

나는 몇 살까지 살 수 있을까? 그리고 몇 살까지 일할 수 있을까?

회상법을 접하고 회상법에 빠져 살면서 늘 자문자답하는 말입니다. 이 질문에 대한 대답은 사람마다 다르겠지만 생물학적으로 120살까지 살 준비를 해야 하는 시대에 살고 있습니다. 우리는 노후 준비라고 하면 경제적인 준비를 먼저 떠올립니다. 그러나 노년학자 로버트 버틀러 박사는 '사회는 능력 있는 고령자에게 기회를 주고, 고령자들은 능력을 발휘하기 위해 건강을 유지해야 한다.'라는 말로 노후를 어떻게 살아야 하는지를 제시해주었습니다. 마지막까지 각자가 원하는 대로 건강하게 살기 위해서는 그의 말을 귀담아들을 필요가 있습니다.

가보지 않은 노년의 삶, 원하는 대로 기회를 얻고 능력을 발휘하며 노후를 보내려면 이를 방해하는 장애물을 알고 대비해야 합니다. 그중 가장 큰 장애물은 치매입니다. 우리나라보다 먼저 고령사회를 맞이한 나라들이 회상법을 통해 치매 예방과 진행을 억제하는 사례를 보고 초고령사회를 앞둔 우리나라에도 회상법 보급이 절실하다고 생각했습니다.

물론 회상법은 국내에도 이미 오래전부터 다양한 분야에 도입되었고 임상을 통해 효과가 검증되고 있습니다. 하지만 레크리에이션 요소가 강한 기존의 회상법은 재현성이 확보되지 않는 등 아쉬운 부분이 많습니다. 이에 체계적이고 누구나 쉽게 배울 수 있으며 예방효과는 물론 개선 효과까지 입증된 일본회상요법학회의 회상요법을 도입한다면 시너지효과를 낼 수 있을 것입니다.

회상요법은 고령자들이 자신의 과거를 회상하며 즐겁게 수다를 즐김으로써 치매 예방이 되는 기술입니다. 일본회상요법학회는 20년 넘게 일본 전역에서 의료, 간호, 돌봄, 재활 등 다양한 분야에서 활약하고 있으며, 정기적인 연구모임과 현장 피드백을 통해 지속해서 발전하고 있습니다. 학회 회장 고바야시는 설립 초기부터 지금까지 현역으로 활동하고 있으며 회상요법을 한국에 소개할 수 있도록 많은 도움을 주었습니다.

치매는 누구나 걸릴 수 있습니다. 그 시기의 차이가 있을 뿐입니다. 치료약이 거의 없는 현실에서 우리가 할 수 있는 일은 치매를 바르게 이해하고 스스로 예방하는 것입니다. '나빠지면 어떻게 할 것인가'에서 '나빠지지 않기 위해 어떻게 할 것인가'로 치매 현장의 변화도 절실한 지금, 치매가 걱정인 고령자와 그 가족, 치매에 관심이 있는 모든 분과 함께 회상요법을 전개해 건강한 사회를 함께 만들어갑시다.

2021년 3월 옮긴이

| CONTENT |

1장 치매의 올바른 이해 : 치매는 생활 장애

1-1 '치매痴呆症'에서 '인지증認知症: 닌치쇼'으로 2004년에 명칭과 내용이 변경되었다 … 16

1-2 초로기 알츠하이머병은 노인성 치매와는 조금 다르다 … 17

1-3 뇌와 신체 운동으로 치매 예방 … 18

1-4 치매의 정의 … 20

1-5 치매 돌봄에 도움이 되는 회상법 … 21

1-6 '해본 것 찾기'와 '못 해본 것 찾기' … 24

1-7 인간은 120살까지 살 수 있다 … 26

2장 뇌 구조와 기억 : 신체가 노화하면 뇌도 노화한다

2-1 '기억할 수 없다'와 '생각해낼 수 없다'는 다르다 … 30

2-2 영상 이미지기억을 언어로 표현한다 … 32

2-3 '산소화 헤모글로빈'이 산소를 운반한다 … 33

2-4 '초콜릿이 치매에 좋다'는 말은 낭설 … 35

2-5 '인지'란 무엇인가? … 37

2-6 노인의 심리를 이해한다 … 39

3장 회상요법의 이론 : 심리요법으로서의 회상법

3-1 1960년대 정신과 의사 로버트 버틀러 박사가 '회상요법'을 제창했다   42

3-2 회상요법은 호주, 캐나다 등 이민 국가에서 발전했다   44

3-3 ADL 기억(10~15세의 기억)의 존재를 검증했다   45

3-4 ADL 기억을 유지하는 방법을 이해한다   49

4장 1H 화법의 기본기술 : 즐겁게 수다 떠는 방법

4-1 1H 화법의 기술을 배운다   52

4-2 '레미닌'과 '레미니션'의 관계   56

4-3 심리적 억압 상황의 '방어기제 메커니즘'을 이해한다   58

4-4 액티브 리스닝(Active Listening)과 자기통제 훈련   64

5장 4인식 회상법 : 개인식과 그룹식의 장점을 살린 4인식 회상법

5-1 4인식 회상법의 특징   74

5-2 사진을 활용한 회상법   78

5-3 쇼와(1926~89년-옮긴이)시대의 사물을 활용한 회상법   85

5-4 D 체크 진단 방법   86

6장   심료회상법의 금기 모음 : 올바른 회상법 학습

6-1 치매에 걸리기 위한 '멋진 생활'?   92

6-2 잘못된 진행순서   94

6-3 잘못된 진행기술   97

6-4 의료 종사자가 회상법을 진행할 때 유의점   99

7장   초기 치매와 우울증을 구분하는 DCL(초기 치매 체크리스트)

7-1 치매 초기 증상을 측정하는 DCL(Dementia Check Lists)   106
    초기 치매 체크리스트

7-2 DCL 진단 설명서   110

7-3 DCL 기록 용지   132

7-4 가쓰시카葛飾구 시니어 활동 지원센터 회상법교실에서   146
    활용한 DCL

8장   R-ADL(Reminiscence Memory & ADL) : 기억이 회복되면 ADL도 회복된다

8-1 기억과 ADL을 기록하는 R-ADL 진단 매뉴얼   150

8-2 R-ADL 항목 설명   152

8-3 회상항목에 대해   163

8-4 R-ADL 기록 용지　　　　　　　　　　　　　　165

8-5 노인시설에서 개발된 R-ADL　　　　　　　　168

8-6 R-ADL 활용시설 사례　　　　　　　　　　　172

9장 회상록(레미니센스북) 진행 방법

9-1 심료회상법 인터뷰의 4가지 포인트　　　　　178

9-2 회상록 인터뷰 항목　　　　　　　　　　　　181

9-3 유아기의 인터뷰 항목　　　　　　　　　　　186

9-4 아동기의 인터뷰 항목　　　　　　　　　　　190

9-5 청년기의 인터뷰 항목　　　　　　　　　　　198

9-6 결혼에 대한 인터뷰 항목　　　　　　　　　　205

9-7 직업에 대한 인터뷰 항목　　　　　　　　　　212

9-8 자녀가 부모에게 하는 인터뷰 항목　　　　　221

10장 심료회상법을 진행하며 작성한 회상록의 실사례

10-1 다야마 기누 씨(87세 가명) 치매 예방　　　232

10-2 도모에 마치 씨(88세 가명) 폐용성 치매 대응　　　237

10-3 야마오카 미치코 씨(84세 가명) 우울증 대응　　　245

10-4 나카가와 아키 씨(37세 가명) 심료회상법의 증례症例　　　252

11장 팜(Palm: 손바닥)과 팜을 통해 교감한다

11-1 회상요법과 파밍 ... 256

11-2 팜은 부모와 자식을 잇는 통로 ... 256

11-3 파밍의 접근 방법 ... 257

11-4 파밍의 도해圖解 ... 259

11-5 파밍에 대한 Q&A ... 266

12장 죽음의 수용을 돕는 심료회상법 : 데스 레미니센스

12-1 마인드 케어로서의 심료회상법 ... 270

12-2 죽음을 수용한 삶 ... 273

12-3 회상요법의 인터뷰 스킬 ... 276

12-4 SDD: 의학적 연명치료를 거부하는 의사표명서 ... 282
    (Self Dignity Declare) 보관

12-5 SDD에 대한 설명 ... 285

12-6 간호·돌봄을 위한 종교관 ... 290

13장 지자체 위탁 치매 예방사업

13-1 도리데取手시 위탁 치매 예방사업 ... 296

13-2 새로운 치매 예방사업 '회상법스쿨' ... 299

13-3 회상법스쿨: 평균연령 레미닌 76세, 레미니션 70세 　　　　304

13-4 레미닌카페: 건강한 고령자가 기운이 없는 고령자에게 　　　　306
　　　기운을 북돋아 주는 활동

13-5 레미닌프렌드사업을 통한 방문회상법 　　　　310

13-6 경계에 있는 시니어를 돕는다 　　　　314

13-7 회상법 수다 트레이닝 　　　　320

14장 지역사회나 시설에서 실천 전개

14-1 '시설병'의 위기: 왜 노인시설에 회상법이 필요한가? 　　　　324

14-2 개호노인보건시설(개호보험법의 적용을 받는 시설로 의료와 　　　　328
　　　요양서비스를 제공한다-옮긴이)에 회상법을 도입하는 의미

14-3 류가사키龍ヶ崎 시립역사 민속자료관에서 하는 회상법 　　　　334

14-4 회상요법센터 돗토리鳥取의 활동 　　　　337

14-5 회상요법센터 스기나미杉並의 활동 　　　　342

15장 일본회상요법학회 활동

15-1 레미니션 육성 　　　　346

15-2 일본회상요법학회 창립 20주년 발자취 　　　　351

15-3 일본회상요법학회 활동 업적(발췌) 　　　　360

15-4 일본회상요법학회 통신교육: 심료회상사 자격인정 　　　　361

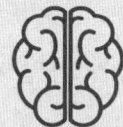

1장

치매의 올바른 이해
: 치매는 생활 장애

1-1 '치매痴呆症'에서 '인지증認知症: 닌치쇼'으로 2004년에 명칭과 내용이 변경되었다

1-2 초로기 알츠하이머병은 노인성 치매와는 조금 다르다

1-3 뇌와 신체 운동으로 치매 예방

1-4 치매의 정의

1-5 치매 돌봄에 도움이 되는 회상법

1-6 '해본 것 찾기'와 '못 해본 것 찾기'

1-7 인간은 120살까지 살 수 있다

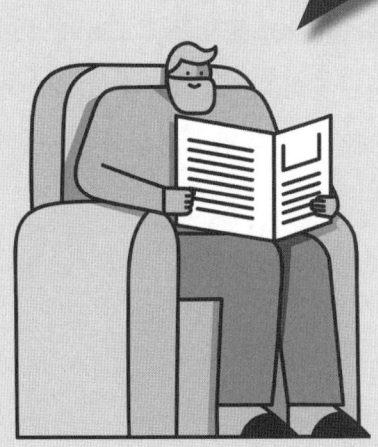

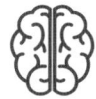
1-1
'치매'에서 '인지증'으로 2004년에 명칭과 내용이 변경되었다

'인지증'이라는 명칭은 2004년 일본 후생노동성이 처음으로 사용했고 2010년부터 민간에서도 사용하기 시작했다. 이전까지만 해도 '치매' 또는 '노망'이라고 불렀으나 지적장애를 가리키는 백치^{痴呆}와 혼동하기 쉽다는 이유로 인지증으로 명칭을 변경했다.

이는 단순히 같은 개념을 명칭만 변경한 것이 아니다. 인지증의 범위에 뇌종양, 뇌출혈, 뇌경색, 외상성 뇌 손상, 수두증 등 기타 모든 뇌 질환을 넣었다. 즉, 원인과 상관없이 인지기능에 이상이 있으면 모두 인지증이라 표현할 수 있게 되었다. 이로 인해 고령자와 젊은 사람에게도 같은 명칭을 적용하게 되었다.

한때 의사들이 수술로 치료가 가능한 인지증이 있다고 주장을 하여 고령자들이 오해하는 일이 벌어졌다. 뇌종양이나 수두증으로 인한 인지기능 이상은 수술로 치료할 수 있다는 말을 한 것인데, 고령자들은 이를 오해하여 고령자의 인지증도 수술로 고칠 수 있다고 받아들였던 것이다. 당시에는 인지증에 대한 인식이 지금처럼 높지 않았고 고령화율도 20%를 밑돌았으며 의료에 대한 높은 기대가 있었다.

1972년, 베스트셀러 소설 『황홀한 사람』(아리요시 사와코 저)이 출판되면서 치매가 일본에서 주목받게 되었다. 당시의 고령화율은 10%를 밑돌 정도로 낮았고 내용도 치매 특유의 사회부적응과 생활부적응 행동을 강조하여 흥미 위주로 다뤘다. 2019년 현재 고령화율은 약 28%이며 20년 후에는 35%를 넘을 것으로 예상된다. 이런 현실을 바탕으로 치매를 바르게 이해하고 대응할 필요가 있다.

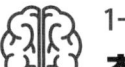
1-2
초로기 알츠하이머병은 노인성 치매와는 조금 다르다

'알츠하이머병'은 치매의 대명사로 꼽힌다. 치매가 '증상'인데 비해 알츠하이머병은 '질병'이다. 증상은 겉으로 드러나는 상태만 의미하지만, 질병은 발병 메커니즘을 밝히고 치료하는 데 중점을 둔다.

알츠하이머병은 뇌 속에 쌓인 이상 단백질(아밀로이드 베타)이 뇌세포에 달라붙어 조직을 파괴해서 생기는 질병이다. 아밀로이드 베타는 뇌세포와 뇌세포를 연결하는 뉴런을 구성하는 일부인데, 이것이 탈락해 뇌 속에 찌꺼기로 떠다니다 뇌세포를 손상시켜 치매를 유발한다.

초로기 알츠하이머병(64세 이하 발생)은 암처럼 젊을수록 진행이 빠르고 2~3년 사이에 말을 못 하게 되기도 한다. 일본에는 대략 1만 명 정도의 환자가 있는 것으로 알려져 있으나 치료약은 아직 없다. 초로기 알츠하이머병과 달리 노인성 알츠하이머병은 진행이 늦은 편이라 10~15년 후에 사망에 이른다.

2017년 11월 9일 자 요미우리신문에 '최근 연구에서 일단 뇌세포가 죽으면 회복할 수 없으므로 발병 20년 전부터 발병을 억제하는 신약을 개발해야 한다.'라는 내용의 기사가 실렸다. 75세에 발병한다고 가정하면 20년을 거슬러 올라가 55세경부터 치매 예방약을 복용해야 한다는 계산이 나온다. 고혈압, 폐렴, 심근경색, 당뇨병 등 예방해야 할 질병은 치매 이외에도 많으므로 사실상 치매를 완화하는 약 개발은 멈춘 상태라 할 수 있다. 다시 말하면 앞으로의 치매 대책은 비약물요법을 중심으로 전개될 것으로 보인다. 그렇게 되면 치매 예방은 지금보다 더 실천적으로 진행될 것이다.

1-3
뇌와 신체 운동으로 치매 예방

'2025년의 문제'란 2차 세계대전 이후에 태어난 단카이 세대(1947~49년에 태어난 베이비붐 세대-옮긴이)가 모두 75세가 넘어 의료, 돌봄 등 사회보장 비용이 급증하는 문제를 말한다. 2025년까지 얼마 남지 않았다. 이대로 가면 고령 인구는 3,600만 명으로 증가하고 이 중 개호보험(일본의 사회보험 제도로 우리나라 노인장기요양보험에 해당-옮긴이) 수급자는 540만 명, 치매 환자는 700만 명에 달해 의료보험이나 개호보험으로는 감당하기 어려워진다. 필연적으로 월 보험료도 큰 폭으로 상승하게 된다. 약도 개발이 늦어져 현실적으로 대응하기 어려우므로 비약물요법, 즉 치매 예방 활동이 주된 대책이 될 것이다.

지자체별로 진행하고 있는 대부분의 치매 예방 활동은 '체조'다. 싱싱실버 체조, 반짝반짝 체조, 건강 활력 체조 등 지역 고령자를 대상으로 한 체조 활동이 전국적으로 확산하고 있다. 이것만 놓고 보면 좋은 현상이라 할 수 있다. 나아가 이를 계기로 외출할 기회가 늘어난 고령자는 친구와 만나 수다를 떨 시간도 가질 수 있다. 그러나 '행방불명 치매 고령자 1만 명'이라는 충격적인 기사 제목은 신체적인 건강에 편중된 체조만 하는 것이 얼마나 무서운지 보여준다. 치매 예방 체조는 주로 같은 동작을 반복하므로 신체 운동은 되지만 뇌에 미치는 자극은 미미하다. 치매로 배회하다 길을 잃으면 체조로 단련된 체력으로 무작정 걷게 된다. 무려 100km나 걸어서 피로로 사망한 사례도 있다.

극단적인 사례지만 이를 통해 신체 운동에 편중된 치매 예방 체조만 할 게 아니라 뇌를 자극하는 프로그램도 병행해야 한다는 것을 알 수 있다. 그러나 기존의 뇌 자극 프로그램은 집단 진행이 어렵다는 이유로 개인에게 맡겨왔다. 말로는 취미 생활도 하고 외출해서 지인들과 수다도 즐기라고 조언하지만, 기력이 없는 고령자가 스스로 실천하기는 현실적으로 어렵다.

후생노동성은 2013년 9월 17일, 2012년 통계 결과로 개호보험 수급자 중 요지원과 요개호(개호보험의 등급은 요지원 1~2등급, 요개호 1~5등급으로 구분된다. 숫자가 높을수록 등급이 높으며 중증이다-옮긴이)의 단계별 '치매 판정률'을 처음으로 발표했다. 1,417개 사업자의 응답을 집계한 것으로 요양상태가 중증일수록 치매 판정 비율이 높다는 것을 알 수 있다. 특히 요지원 2와 요개호 1은 35.5%포인트나 차이가 난다. 치매가 진행될수록 요양상태가 중증화된다는 사실에서도 알 수 있듯이 치매를 예방해야 돌봄을 예방할 수 있다. 이제 '돌봄 예방은 체조'라는 발상은 바꿔야 한다.

표 1) 개호보험 요양등급별·치매 비율

요양등급	치매 비율(%)
요지원1	43.2
요지원2	53.6
요개호1	89.1
요개호2	87.2
요개호3	91.8
요개호4	93.7
요개호5	97.1

또, 후생노동성은 2015년, 개호보험사업에서 요지원 1등급과 2등급을 분리하여 자원봉사자를 중심으로 활동하는 종합사업을 새롭게 만들었다.

이바라키茨城현 도리데시는 2016년에 '제2기 지역 복지계획'을 발표했다. 교통비와 식대를 받는 세컨드 자원봉사자라는 새로운 형태의 자원봉사자 제도를 제안해 사회복지로서 소셜파워를 육성한다는 내용이다. 실제로 도리데시 위탁사업으로 진행하고 있는 '회상법스쿨(자원봉사자와 함께 회상법을 제공하는 프로그램-옮긴이)'에서는 자원봉사자들에게 교통비를 지급하고 있다. 회상법스쿨은 질 높은 회상법을 제공하기 위해 매회 수업이 끝나면 함께 참여한 자원봉사자들과 피드백 시간을 갖는다. 이들 자원봉사자는 '레미닌카페(차를 마시며 회상법 서비스를 받을 수 있는 곳-옮긴이)'와 '레미닌프렌드사업(레미닌카페에서 친분을 쌓은 회상요법 제공자가 이용자 집에 방문해서 제공하는 프로그램-옮긴이)'에서도 활약하고 있다.

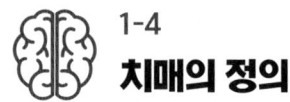
1-4 치매의 정의

치매가 인지증으로 명칭이 변경되면서 분야별로 해석과 정의가 다양해졌다. 예를 들면 의료 분야에서는 뇌 변형이나 질병의 원인 등에 따라 정의했고, 요양 분야에서는 요양상태에 따라 정의를 내렸다. 이렇게 같은 단어인데도 받아들이는 사람에 따라 다양하게 해석된다. 같은 단어를 사용해도 의미가 달라질 수 있으므로 치매에 대한 정의를 명확하게 내려둘 필요가 있다.

일본회상요법학회에서는 '**노화로 인해 뇌세포가 감소하면서 발생하는 기억력 저하로 일상생활에 지장을 주는 생활 장애**'라고 정의하고 있다.

① 노화로 인해

'노화'를 첫 번째 요인으로 삼고 있으므로 뇌종양, 수두증, 뇌출혈, 뇌경색, 외상성 뇌 손상, 발달장애, 초로기 알츠하이머병 등은 해당하지 않는다.

② 뇌세포가 감소

인지기능장애는 정신질환이나 발달장애에서도 나타난다. 또 청각기관이나 시각기관 이상에 의해서도 발생한다. 따라서 대뇌 세포가 감소하지 않으면 해당하지 않는다. 특히 치매의 초기 증상은 우울 증상이나 정신질환 증상을 보이는 경우도 많다. 이런 증상에 대해 치매 진단을 내리려면 의료 쪽의 신중한 판단이 필요하다.

③ 기억력 저하

치매 증상은 매우 다양하게 나타나는데 미디어에서는 배회나 변을 만지는 행위 등 충격적인 증상을 위주로 다룬다. 이로 인해 치매에 대한 지식이 없는 사람들은 치매를 '정신이상'으로 생각하기도 한다. 뇌세포가 감소하여 나타나는 증상이라고 생각하면 이해하기 쉽다.

예를 들어 배회는 본인이 아는 길이라고 착각하고 망설임 없이 걸어가지만, 도중에 본인의 기억과 일치하지 않아 길을 잃어버리게 되는 것이다. 변을 만지는 행위는 머리에 변이라는 개념이 사라진 상황에서 만졌고, 묻은 변을 닦으려고 하지만 손 씻는 기억이 사라졌기 때문에 씻는 행위를 할 수 없어 이곳저곳에 문지르는 것이라고 이해하면 된다. 또 본인이 선반에 안경을 둔 것을 기억하고 있는데 실제로 그곳에 없다면 불안하다. 그러나 2년 전에 그곳에 둔 것은 사실이다. 다만 그사이의 기억이 사라져 버렸기 때문에 계속 찾는 것이라고 이해하자. 단, 기억이 확실히 남아 있는 루이소체 치매는 기억력 저하가 원인이 아니므로 일본회상요법학회에서 정의하는 치매에는 해당하지 않는다.

④ 생활 장애

치매에 걸려도 적절히 대처하면 별문제 없이 가족과 함께 생활할 수 있다. 생활에 장애가 없으면 치매라고 하지 않지만, 생활에 장애가 있으면 치매는 생활 장애에 해당한다. 가족이 치매에 대해 잘 모르거나 심리적인 거부감이 있으면 사회생활에 장애가 생긴다. 그러나 목축업이나 농업 등 자연에서 한가로운 생활을 하면 의학적으로는 치매로 진단받더라도 생활 장애는 생기지 않는다. 치매뿐만 아니라 신체장애나 정신장애가 있어도 생활 장애가 생기긴 하지만 치매는 가족과 사는 동안에 서서히 진행되므로 장애 자체는 알아차리기 어려울 수도 있다.

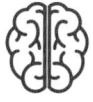

1-5 치매 돌봄에 도움이 되는 회상법

2000년에 개호보험이 의료보험에서 분리되면서 개호보험 서비스에 단가가 책정되었다. 집에서 며느리가 시어머니를 돌보던 구도에서 사회가 돌보는 개념으로 인식이 바뀜에 따라 기본 돌봄이 정해졌다. ①식사 ②배설 ③위생 등 이 3가지 행위에 장애가 있을 때 보살피는 것을 '돌봄'이라 부른다. 이 3가지를 돌봄의 기본으로 삼았기 때문에 대뇌에 관한 돌봄은 그다지 관심을 받지 못했다. 실제로 개호보험 요양등급판정 항목 83개 중 대부분이 이 3가지 분야에 관한 것이고 치매에 관한 조사항목은 매우 적다. 그뿐만 아니라 개호보험 요양등급판정에서는 자립 판정을 받았지만, 그대로 두면 요양등급을 받을 가능성이 큰 고령자, 즉 '특정고령자'를 결정하는 조사 항목에서도 치매에 관한 항목은 적다. 신체장애와 기능장애를 중심으로 요양 서비스가 구성돼 있기 때문이다. 치매든 신체기능 장애든 고령자를 돌보는 방법은 비슷하다고 여겨왔다. 그런데 최근 치매 고령자 대상 의료서비스나 요양 서비스 제공이 힘들다는 사실이 알려지면서 신체기능 위주의 돌봄만으로는 돌봄의 질을 유지할 수 없다는 공감대가 형성되었다.

■ 사례 <1> 건어물

그룹홈에서 생활하는 L 씨(84세 여성)는 산책하러 갈 때마다 생선가게에 들러 건어물을 사 온다. 처음에는 함께 간 직원도 돈 계산 연습에 도움이 된다고 생각해 가볍게 받아들였지만, 사 온 건어물을 방에 방치해서 생선 냄새가 진동하는 부작용이 생겼다. 이런 행동을 못 하게 하려고 생선가게가 보이지 않는 산책코스로 다니는 등 여러 가지로 고심했지만, L 씨는 생선가게를 찾는 듯한 이상한 행동을 보였고 식욕도 떨어졌다. 대책 회의를 열고 고민하던 차에 심료회상법을 배운 직원이 '일단 L 씨가 어떤 삶을 살아왔는지 가족들에게 물어보자.'라는 제안을 했다. 서둘러 아들에게 물어보았다.

"그건 저 때문일 겁니다."

"어째서 그렇게 생각하시나요?"

"실은 제가 건어물을 좋아해서 어머니가 자주 건어물을 사주곤 했습니다. 그러니까 아마도 저에게 먹이려고 샀을 겁니다."

이 얘기를 듣고 L 씨가 왜 사 온 건어물을 먹지 않고 방에 보관했는지 알게 되었다.

직원들 사이에서도 '아들을 생각하는 어머니의 마음을 짓밟지 말자. 건어물을 살 때 어쩌면 아들이 좋아하는 모습을 떠올렸을지도 모르니 우리도 함께 기뻐해 주자.'는 분위기가 형성되었다. 그 후 직원들도 귀찮아하지 않고 L 씨와 함께 기분 좋게 건어물을 사 왔다. 사 온 건어물은 맛있게 조리해 그룹홈 식구들의 식탁에 올렸다.

이 사례에서도 알 수 있듯이 돌보는 일은 식사, 배설, 위생뿐만 아니라 생활 전반을 이해하고 대응해야 한다. 특히 고령자는 지금까지 살아온 생활 습관에 따라 행동할 가능성이 크므로 그런 생활 습관이나 행동을 이해하면 돌보는 일은 훨씬 수월해질 것이다.

■ 사례 <2> 경찰관

J 씨(77세 남성). 방문 요양 서비스를 받던 중 치매 증상이 심해져 누워지냈다. 가장 힘든 일은 기저귀 가는 일이었다. 그는 기저귀에 손을 대기만 해도 괴성을 지르며 저항했다. 원칙적으로는 요양보호사를 1명씩 배정하는데 J 씨에게는 어쩔 수 없이 3명을 배정했다. 방법을 찾으려 고민도 했지만, 치매라 다른 방도가 없었다.

'심료회상법 연수'를 받은 직원은 저항하는 원인을 찾기 위해 J 씨의 가족을 만났다. 처음에는 무엇부터 물어봐야 할지 몰라 이런저런 세상 사는 이야기를 나누다 J 씨가 전직 경찰이었다는 사실을 알게 되었다. 당시에는 별생각 없이 듣고 넘겼다. 그리고 J 씨가 어떤 인생을 살았는지 물어보았다. 그는 매우 성실하고 정의감이 강한 사람이며 한 번도 결근한 적이 없다고 했다. 퇴직 후 한동안 경찰 관련 일을 했으나, 그 일마저 그만두게 되자 갑자기 늙어 온종일 멍하게 보내는 날이 많았고 친구도 취미 생활도 없는 J 씨에게 소일거리라도 찾아보라고 권해보았지만 '평생 일만 하고 살았으니 이제는 편히 살고 싶다.'는 말을 했다고 한다.

센터 동료들과 모여 가족과 나누었던 이야기를 정리하다가 문득 전직 경찰이었다는 말이 떠올랐다. '경찰은 항상 권총을 허리에 차고 있잖아? 그러니 경계를 풀지 않았던 것 아닐까?'라는 생각이 들었다. 가족에게 그 부분을 물어보니 권총을 아주 소중히 다루었고 가족에게도 보여주지 않았을 정도였다고 했다. 역시 권총이 원인이라는 결론을 내렸다. 그리고 다음 방문 때 J 씨의 귀에 대고 "○○님 오늘은 경찰복을 하복으로 갈아입을 거예요. 허리 좀 만질게요."라고 하자 "으응" 하며 흔쾌히 허락했다. 더는 기저귀를 갈 때 몸부림치지 않았다. 놀랐지만 내심 해냈다는 생각에 기뻤다. 이때부터는 요양보호사 혼자서도 기저귀를 갈 수 있게 되었다.

■ **사례<3> 화장실 휴지**

　　D 씨(90세 여성). 그룹홈에서 생활하고 있다. 최근 화장실에 비치된 두루마리 휴지를 통째로 몰래 주머니에 넣는다. 주머니가 휴지로 빵빵한 데도 화장실 휴지 다 썼으니 갖다 달라고 직원에게 부탁한다. 옛날엔 화장지가 귀했으니 그럴 수 있겠다 싶어 처음에는 알고도 못 본 척하며 휴지를 갖다 놓았다. 그러나 갖다 놓는 족족 가져갔다. 그래서 이번에는 한 번 사용할 분량으로 나눠 3회분을 갖다 놓았다. 모조리 주머니에 넣었다. 방에 가지고 간 휴지를 온 방에 깔아 놓아 청소하기 여간 힘든 게 아니었다. 행동을 멈추게 하려고 직원들끼리 고민하던 중 심료회상법을 배운 직원이 "방으로 가져간 휴지를 어떻게 하나요? 혹시 잘 접어두지 않았나요?"라고 묻자, 한 직원이 "그러고 보니 잘 접어 둔 것 같아요. 휴지심까지 가지고 가서 잘 말아두거나 각을 잡아 접어 두기도 했어요."라고 답했다.

　　회상요법을 적용해보니 D 씨는 두루마리를 휴지가 아니라 '원단 롤'이라 생각하는 것 같았다. 이력을 살펴보니 역시 예전에 오랜 기간 포목점을 운영했다는 기록이 있다.

　　D 씨는 치매를 앓고 있었지만, 생활에 지장이 없을 정도로 ADL(activities of daily living: 일상생활 수행능력)이 유지되고 있었으므로 직원들이 잘 알아차리지 못했다. '포목점'이라는 단어조차 생소한 젊은 직원들은 아무리 신경 써서 관찰해도 D 씨의 행동을 이해하기 어려웠을 것이다. 다행히 회상법을 배운 직원이 있었기에 행동의 의미를 알 수 있었다.

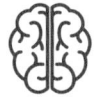
1-6
'해본 것 찾기'와 '못 해본 것 찾기'

　　회상법에서 인생을 되돌아보는 것은 사실을 추구하는 것이 아니라 자신의 긍정적인 감정을 떠올리는 것이므로 경험한 적이 없는 사실을 떠올리는 것은 무의미하다. 예를 들어 파리에 가본

적이 없어 아쉽다는 감정을 떠올리기보다는 하와이에 가본 경험을 떠올리는 것이 살아온 인생을 더 즐겁게 만든다.

■ 파리에서 장아찌 찾기

파리 샹젤리제 거리에 있는 카페에서 커피를 마시는데 바로 옆 테이블에서 일본 사람들이 이야기를 나누고 있었다. 슬쩍 이야기를 들어보니 오늘 아침 식사에 장아찌가 없었다며 아쉬워하는 이야기였다.

예전에 파리에 갔을 때 조식으로 일식을 기대하다 실망하며 쓴웃음을 짓던 나의 모습이 떠올랐다. 그들이 파리에서 장아찌 찾기를 한 것처럼 우리도 각자 일상에서 '없는 것'을 찾아 헤매고 있는지도 모른다. 우리는 '있는 것'을 보지 못하고 '없는 것'을 찾으며 아쉬워한다.

많은 사람이 '이것도 못 해봤다.', '저것도 못 했다.'라며 인생에서 '못 해본 것 찾기'를 하며 자신을 괴롭히고 있다.

말기 환자를 대상으로 카운슬링을 한 적이 있다. 인생을 달관하고 자기 죽음을 받아들인 환자는 살면서 모든 것을 해봤다고 말한다. 물론 글자 그대로 모든 것을 경험하는 것은 불가능하지만, 인생을 차분히 되돌아보고 해야 할 일은 다 했다고 생각하니 마음의 평온이 찾아온 것이다. 어쩌면 인생의 '해본 것 찾기'를 했던 건지도 모른다. 해본 것 찾기로 인생의 가치를 발견하고 사람은 언젠가 죽는다는 불변의 진리를 수용하게 된 게 아닐까?

반대로 이것도 못 해봤고 저것도 못 했다며 '못 해본 것 찾기'에 몰두하면 인생은 스트레스의 연속이 될 것이다. 해본 것 찾기는 심료회상법의 기본이다.

■ 레미니션과 레미닌

심료회상사(心療回想士)라는 명칭이 다소 딱딱한 느낌이 들어 당 학회는 심료회상사를 '레미니션'

이라 부른다. 회상이 영어로 '레미니센스'이고 여기에 전문가라는 의미의 '션'을 붙여 회상하도록 돕는 전문가라는 의미로 레미니션이라 명명했다. 그리고 회상법 치료를 받는 대상은 회상하는 사람이란 의미로 발음상 편하게 '레미닌'이라 부른다. 레미니션과 레미닌은 서로를 통해 배우고 인생에 관해 이야기한다. 레미니션은 레미닌의 '해본 것 찾기'를 도와주는 역할을 한다. 이 부분이 문제 해결을 목적으로 하는 심리 카운슬링과 다른 부분이라 할 수 있다.

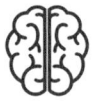

1-7 인간은 120살까지 살 수 있다

100세 고령자에게 "오래 사세요."라고 말할 때가 있는데 물론 듣기 좋은 립 서비스다. 그럼 실제로 인간은 몇 살까지 살 수 있을까?

생물학적으로는 최장 120년간 생존할 수 있다고 한다. 생물학적으로 산다는 것은 세포분열이 계속 진행되고 있다는 것을 의미한다. 세포분열이 불가능한 지점에서 그 생물은 죽음을 맞이한다. 세포분열에 필요한 것은 염색체의 끝에 붙어 있는 텔로미어라는 부분이다.

텔로미어의 길이에 따라 세포분열 횟수가 정해져 있다. DNA가 분열할 때는 감수분열이라는 특수한 분열로 세포를 생산한다. DNA는 두 개로 분열되고 각각 자신에게 적합한 DNA를 만든다. 이 DNA를 만들 때 시작 포인트를 정하는 것이 텔로미어다. 그러므로 텔로미어가 없으면 세포분열이 불가능하다. 인간은 60회분의 세포분열이 가능한 텔로미어를 가지고 있다. 건강을 위해 텔로미어를 길게 늘이는 연구도 진행되고 있다.

60회의 세포분열을 시간으로 환산하면 120년이다. 즉 인간의 최장 생존 기간은 120세다. 기네스북에 따르면 현재 세계 최고령자는 114세. 과거 118세까지 생존한 사람도 있었는데 그는 생존 기간의 한계치까지 장수했다고 할 수 있다.

인간의 생명 길이는 120년으로 한정되어 있으므로 아무리 건강에 '좋은 것'을 첨가해도 늘어나지 않는다. 그러나 반대로 건강에 좋지 않은 것을 첨가한다면 수명은 계속 줄어든다. 예를 들면 담배 한 개비는 7일, 스트레스가 크면 1개월의 수명이 단축된다고 하는 '뺄셈 인생'이다.

2019년 기준 일본의 평균수명은 남성 81세, 여성 87세다. 120년에서 평균수명을 빼면 30년이 넘는 세월을 건강에 나쁜 행동을 하며 허비하고 있는 셈이다. 나쁘다는 자각을 하지 못해도 평균수명을 보면 그렇다는 얘기다.

길어야 120년이다. 회상법의 목표는 즐거운 순간, 기쁜 순간을 제대로 누리며 사는 것이다. 치매에 걸리면 인생을 즐겁게 살 수 없다. 치매에 걸리지 않도록 스스로 노력해야 한다.

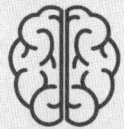

2장

뇌 구조와 기억
: 신체가 노화하면 뇌도 노화한다

2-1 '기억할 수 없다'와 '생각해낼 수 없다'는 다르다

2-2 영상 이미지기억을 언어로 표현한다

2-3 '산소화 헤모글로빈'이 산소를 운반한다

2-4 '초콜릿이 치매에 좋다'는 말은 낭설

2-5 '인지'란 무엇인가?

2-6 노인의 심리를 이해한다

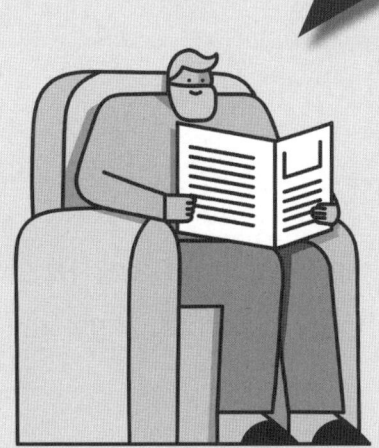

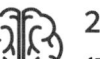
2-1 '기억할 수 없다'와 '생각해낼 수 없다'는 다르다

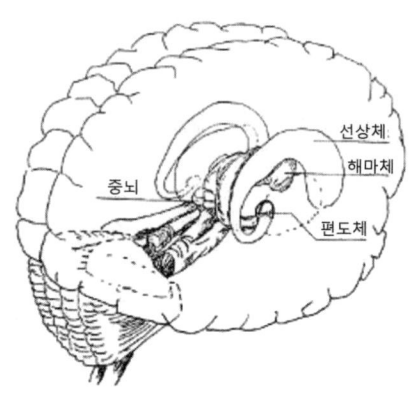

■ 뇌세포는 1,000억 개

대뇌는 인간의 장기 중 가장 큰 장기다. 대략 1,000억 개 이상의 뇌세포로 구성되어 있다. 1953년, 독일 과학자가 죽은 고양이의 뇌 신경 수를 세어 뇌세포 개수를 유추하고 약 160억 개라는 주장을 내놓았다. 그 후로도 여러 명의 과학자가 136억 개, 128억 개 등 여러 연구 결과를 발표했다. 하지만 2000년도에 들어서면서 뇌세포의 움직임을 생생하게 촬영하는 자기공명 영상(MRI) 기술의 발달로 정확하게 측정할 수 있게 되어 그 수치가 정정되었다. 뇌세포는 심장이 멈추면 급속도로 사멸하므로 당시 죽은 고양이의 뇌세포는 그만큼 감소했을 것이다.

■ 장기기억과 단기기억

대뇌는 '장기기억과 사고'를, 해마는 '단기기억'을 담당하고 있다. 감각기관을 통해 얻은 정보는 모두 해마를 거쳐 그대로 기록된다. 마치 디지털 사진과 같이 세포의 시냅스가 붙었다 떨어졌다 하며 정보를 그대로 기록한다. 예를 들어 우리가 사진을 볼 때 자기 얼굴에만 집중하다가 주변에 뭐가 있었는지 기억하지 못하는 경우가 있는 것처럼, 해마도 기록한 정보 중에서 흥미가 있는 것만을 추출해 대뇌로 보낸다. 대뇌는 해마가 보낸 정보에 제목을 붙여 보관한다. 이것은 '라벨링(labeling)'이라는 기억 시스템으로 제목이 없는 정보는 기억되지 않고, 기억되지 않은 정보는 떠올릴 수 없다.

■ '기억할 수 없다'와 '생각해낼 수 없다'

제목이 붙여진 기억은 수십 년이 흘러도 기억의 실마리가 있으면 생각이 난다. 출신학교의 이름 등은 수십 년이 지나도 떠올릴 수 있다. 특히 어린 시절의 기억은 모호하지만, 수다를 떨다 보면 생각이 나기도 한다. 반대로 제목이 없는 정보는 애초에 입력(기억)되지 않은 정보이기 때문에 꺼낼 수가 없다. 이것을 기억할 수 없다고 표현한다. 그런데 우리는 이 '기억할 수 없다'와 '생각해낼 수 없다'를 혼동해서 사용한다.

기억하지 못하는 이유는 해마의 기능이 저하되었기 때문이다. 나이가 들면 많은 사람이 요즘 건망증이 심해졌다며 '건망증'이라는 표현을 쓴다. 안경을 머리에 올려놓은 것을 잊고 한참 찾다 보니 자기 머리 위에 있더라는 웃지 못할 이야기도 있다. 애초에 안경을 머리 위에 두었다는 정보가 입력되지 않은 행위이므로 당연히 출력할 수 없다. 즉 입력할 수 없는 상태가 되는 것을 '노화' 또는 '노망'이라고 부른다.

'기억할 수 없다'는 입구가 좁아져 정보가 들어오기 어려운 현상으로 이를 노화 현상이라 부른다. 이런 문제는 해마가 노화되어 생기므로 미리 메모해둔다면 생활에 불편함을 줄일 수 있다.

그러나 '생각해낼 수 없다'는 이전에 정확하게 기억하고 있던 것이 생각나지 않는 현상을 말한다. 부모님 성함이나 어릴 때 다녔던 학교 이름 등이 바로 떠오르지 않고 한참 있다가 생각날 때가 있다. 자신의 과거가 생각나지 않는다는 것은 바꾸어 말하면 자신이 누구이고 어떤 사람인지 설명할 수 없게 되었다는 뜻이다. 이때부터 자신을 잃어버릴지도 모른다는 두려움이 생긴다. 이는 한평생 쌓아온 인생의 역사를 잃어버리는 것을 의미한다.

2-2 영상 이미지기억을 언어로 표현한다

■ 영상 이미지기억과 언어기억

　대뇌에 축적된 정보(기억)는 전두전야^{前頭前野}에서 라벨링 된다. 전두전야는 일정 범위에 관한 기억의 전체상을 구축하기 위한 설계도를 저장해 두는 곳이다. 라벨링 된 정보를 설계도에 따라 대뇌 기억정보에서 꺼낸다. 대뇌에 기억된 정보는 '언어정보'와 '비언어 정보'로 구분된다. 언어정보는 좌뇌가, 비언어(영상) 정보는 우뇌가 담당한다. 대부분의 정보는 영상 기억이며 70% 이상이 시각을 통해 얻은 정보다.

　발화^{發話} 과정은 먼저 우뇌가 영상 기억을 떠올리면 그것을 좌뇌가 언어정보로 전환하여 입을 통해 발화한다. 영상 없이 기억을 떠올리는 것을 스토리 기억이라고 하는데 좀 복잡하다. 예를 들어 '한번 구경 오십시오. 한라산'이라고 한다면 '1,950m 한라산 높이'로 외우고, 1950을 '한번 구경 오십시오.'로 외우면 스토리로 기록된다. 영상과는 달리 매우 제한적이어서 영상적 이미지 확장은 크지 않다. 영상 기억은 짧은 사건이 비디오를 재생하는 것처럼 떠오른다. 예를 들어 아이가 미끄럼틀을 타는 장면 등을 떠올릴 때는 머릿속에서 영상 이미지가 움직인다. 그러나 이 장면을 말로 표현하려면 어렵고 개인차가 생긴다.

　예를 들면 '화창한 5월의 어느 일요일. 공원의 나무는 푸르고 여기저기서 개 짖는 소리가 들린다. 4~5세 정도로 보이는 여자아이가 미끄럼틀 위에 서 있다. 아무래도 처음인 듯 잠시 머뭇거리는 모습이다. 아이는 흰 블라우스에 빨간 치마를 입고 있다. 에나멜 구두는 언니에게 물려받았는지 다소 낡았다. 아마도 친척 집에 놀러 온 것 같다. 내려오겠다는 결의가 얼굴에 스친 순간, 횡~하고 미끄러져 내려왔다. 뿌듯한 얼굴로 공원 출구 쪽으로 걸어갔다. 빨간 리본이 나풀거리는 뒷모습을 보고 있자니 수십 년 전의 우리 딸 모습이 떠오른다.'

　이 정도로 표현할 수만 있다면 어떻게든 전달은 되겠지만 영상 정보를 있는 그대로 표현하기는 쉽지 않다. 머릿속에 여러 가지 영상 기억이 이미지로 저장되어 있다고 해도 그것을 말로 표현하는 기능이 노화되면 말로 표현하는 것은 더욱더 어렵게 된다. 과거엔 고령자가 말수가 적은 것을 '과거 기억이 없기 때문'이라 여겼다. 그러나 1970년대 진행된 연구를 통해 과거 기억을 언어화하는 언어기능이 노화로 저하되어 말수가 줄어든다는 사실이 밝혀졌다. 반대로 고령자에게 '기억을 언어화할 수 있도록 지원'하면 기억이 점차 회복된다는 사실도 알게 되었다.

■ 대뇌 세포를 연결하는 시냅스 구조

대뇌는 약 1,000억 개의 세포로 구성되어 있고 대뇌 세포 1개당 약 1,000개 이상의 '시냅스'가 존재한다. 시냅스란 뇌세포들을 연결하는 부분이다. 완전히 붙어 있는 것이 아니라 20nm의 간격으로 떨어져 있다. 하나의 대뇌 세포가 사멸할 때 다른 세포에 영향을 주지 않도록 하는 기능으로 정보 전달하는 기능을 담당하고 있다. 예를 들어 왼쪽에서 생체전류가 오면 시냅스에서 신경전달물질(글루타민 등)을 오른쪽 시냅스로 방출한다. 이것을 오른쪽 시냅스 수용체(리셉터)가 받아들이면 정보가 전달되는 것이다. 정보 전달 속도는 1초에 평균 120m이고 지능이 높을수록 속도가 빠르다.

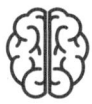

2-3
'산소화 헤모글로빈'이 산소를 운반한다

■ 좌뇌와 우뇌의 특징

좌뇌는 언어 뇌, 우뇌는 비언어 뇌라고 앞에서 소개했는데 이 뇌 기능에 모국어 기능이 영향을 준다. 예를 들면, 벌레 소리는 좌뇌와 우뇌 중 어느 쪽 뇌로 듣고 있는가. 결론부터 말하면 일본인은 언어 뇌로 듣고, 영국 등 영어권 사람은 비언어 뇌로 듣는다고 한다. 벌레 소리를 언어 뇌로 듣는 일본인은 벌레 소리를 '리잉리잉~'이나 '귀뚤귀뚤~'처럼 문자언어로도 표현할 수 있다. 그래서인지 인간 이외의 대상이 언어로 말하는 것에 대한 거부감이 적은 것 같다. 반면 영어권에서는 벌레 소리를 비언어 뇌로 듣기 때문에 언어로 표현하기 어렵다. 영국인 친구에게 이유를 물어보니 "자신은 벌레가 아니므로 벌레 소리를 낼 수 없단다." 일리가 있는 말이다.

이러한 뇌 기능 연구를 '뇌 리터러시'라고 한다. 대뇌 연구 중에서도 언어 이해와의 연관이라는 의미에서 널리 연구되고 있다. 이 연구에 사용된 대뇌 내의 혈류량을 측정하는 기계는 감정이나 치매 연구에 활용되고 있다. 예를 들어 뇌 활동이 활발하게 이루어지는 영역과 그렇지 않은 영역을 비교하는 것만으로도 인지 관련 화제에 반응하는 뇌 부위와 기쁨에 반응하는 뇌 부위가 확실히 구분된다. 이를 통해 즐거웠던 어린 시절의 이야기는 대뇌를 강하게 활성화한다는 사실이 검증되었다.

■ 뇌는 산소에 의해 활성화된다

치매를 예방하기 위해서는 대뇌를 활성화하는 것이 중요하므로 뇌 내 혈류량을 측정하는 기계를 활용해 대뇌로 가는 혈액 공급량을 측정한다. 이런 연구를 근거로 전국적으로 치매 예방과 돌봄 예방을 위해 운동이나 체조를 진행하고 있는데, 과연 이것만으로 기억력 감소가 동반되는 치매를 예방할 수 있을까? 1991년 가토 도시노리 박사는 이런 의문을 해소하기 위해 뇌 기능을 광측정하는 근적외선 반사분광법(NIRS)원리를 개발했다. 산소와 결합한 헤모글로빈, 즉 '산화 헤모글로빈'이 뇌로 가서 뇌세포에 산소를 공급한 후 '헤모글로빈' 상태로 돌아온다.

출발하는 산화 헤모글로빈과 돌아오는 헤모글로빈을 비교해보면 대뇌가 산소를 얼마나 가져갔는지 알 수 있다. 산소를 많이 가져간 뇌는 더욱 활성화되었다 할 수 있다. 지금까지는 단순히 대뇌로 보내는 혈액 공급량만을 측정했으므로 운동으로 뇌 내 혈류량이 증가한 것을 뇌의 활성화라고 판단했다. 그러나 가토 박사는 중증 장애 아동을 대상으로 한 연구에서 중증 장애 아동이 엄마와 이야기할 때 뇌가 활성화한다는 사실을 확인했다. 여기서도 언어 자극을 하면 뇌에서 더 많은 산소 교환이 이루어진다는 사실을 알게 되었다. 이 연구가 의미하는 것은 운동으로 혈류를 뇌로 보내더라도 뇌에서 산소 교환이 이루어지지 않은 채 혈액(헤모글로빈)이 몸으로 다시 돌아온다면 뇌에 혈액이 갔다 온 의미가 없다는 것이다. 뇌에서 산소 교환을 원활하게 하는 가장 효과적인 방법은 '말을 하는 것' 즉, 수다를 떠는 것이다.

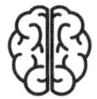

2-4
'초콜릿이 치매에 좋다'는 말은 낭설

내각부는 2018년 2월 22일, 대형연구지원사업인 「혁신적 연구개발 추진 프로그램」에 제출된 '고용량 카카오 초콜릿에는 대뇌피질을 늘려 학습 기능을 향상시키는 효과 (뇌가 젊어지는)가 있다.'는 메이지 제과와 진행한 공동연구보고를 '근거 부족'으로 중지했다.

근거가 된 선행연구는 미네소타대학 의학부에서 연구된 BDNF(Brain-derived neurotrophic factor: 뇌유래신경영양인자)다.

BDNF(단백질의 일종으로 뇌 신경세포의 발달 및 분화에 영향을 미치는 물질-옮긴이)는 미네소타대학 의학부에 사후 기증된 노트르담 수녀회 소속 수녀 678명의 시신을 해부한 결과에서 얻었다. 이 연구에서 사후 수녀들의 뇌에서 알츠하이머병의 주된 원인인 아밀로이드 베타가 다량 발견되었다. 치매 증상이 나타나고도 남을 정도였음에도 불구하고 3명 중 1명이 죽기 전까지 치매 증상이 없었다고 한다.

데이터 자체는 흥미로운 결과라고 할 수 있지만, 피험자가 수녀라는 사실에 주목해야 한다. 수녀들은 수십 년 동안 규칙적인 생활을 하며 산다. 변화 없이 인간관계가 안정된 환경 속에서 생활하면 치매에 걸렸다 하더라도 주변 사람들이 모를 수 있다. 또 생활에 장애(부적응)가 나타나지 않기 때문에 치매라 할 수 없다.

연구 결과는 BDNF를 늘리는 것보다 매일 규칙적이고 안정된 생활을 하면 치매 증상 발현을 억제할 수 있다는 것을 보여주고 있다.

■ 강황이 치매에 효과가 있다는 소문도 낭설이었다

강황이 치매에 좋다는 소문이 있다. 근거는 강황이 들어간 카레를 자주 먹는 인도에는 치매 걸린 사람이 적다는 것이다. 언뜻 들으면 그럴듯하지만, 인도인의 평균수명은 68세다. 즉 치매 증상이 가장 많이 발현하는 연령대인 75~80세 이전에 죽기 때문에 치매에 걸린 사람이 적은 것이다. 이러한 오해는 치매뿐만 아니라 복지제도나 인구 구조까지도 외국을 보고 배우려는 무분별한 시도에서도 쉽게 찾을 수 있다. 예를 들어 복지 선진국으로 알려진 스웨덴은 인구 900만 명밖에 안 되기 때문에 이 나라의 복지제도를 1억 명이 넘는 일본에 단순히 적용해서는 안 된다.

전 세계 190개국 중에 인구 1억 명 이상인 국가는 아래 표에 나와 있는 12개국뿐이다. 이 국가 중에서 일본은 고령화율과 평균수명이 월등히 높다. 정권의 안정성, 경제의 안정성, 치안, 의료, 빈부의 격차 등 모든 면에서 일본은 앞서고 있고 특히 노인 문제를 사회 문제로 받아들여 대응하고 있는 몇 안 되는 나라 중 하나다.

표 2) 인구 1억 명 이상 국가

순위	국가명	인구(억 명)	고령화율(%)	평균수명
1	중국	14.0	10	76
2	인도	13.0	6	68
3	미국	3.2	15	79
4	인도네시아	2.5	5	69
5	브라질	2.0	8	74
6	파키스탄	1.9	5	66
7	나이지리아	1.8	3	53
8	방글라데시	1.6	5	71
9	러시아	1.4	14	70
10	멕시코	1.2	7	76

| 11 | 일본 | 1.2 | 26 | 83 |
| 12 | 필리핀 | 1.0 | 4 | 68 |

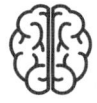

2-5 '인지'란 무엇인가?

인지증이라는 말을 자주 쓰고 있지만 '인지'에 대해 제대로 설명할 수 있는 사람은 많지 않다. 법률에서 말하는 인지는 혼외자를 아버지가 자신의 아이라고 인정하는 것인데, 심리학에서는 '개인마다 지각知覺된 정보의 해석'이라 규정하고 있다.

지각이란 예를 들어 개의 모습을 보고 기억정보 속에서 그 모습에 맞는 것을 찾아 해당 명칭을 끌어내는 것을 말한다. 사람의 얼굴을 보고 지인이라는 것은 아는데 이름이 생각나지 않는다면 얼굴은 지각하고 있으나 이름은 지각하지 못하고 있다는 얘기가 된다.

심리학에는 인지심리학이라는 영역이 있다. 지각된 정보의 해석이 개인마다 다르다는 것에 주목한 심리학 영역이다. 예를 들면 '커다란 돌'이라는 말을 듣고 1kg 정도의 돌을 떠올리는 사람이 있는가 하면 1t 정도의 돌을 상상하는 사람도 있다. 추상적인 정보는 자신의 경험을 바탕으로 해석하는 경향이 있으며, A 씨에게는 아무것도 아닌 것이 B 씨에게는 매우 중요한 것이 되기도 한다. 이러한 심리적인 개인 차이를 연구하는 것이 인지심리학이다.

인지증의 '인지'란 지각된 정보의 해석이 일반적인 상식과 벗어난 개인의 독특한 것을 말한다. 예를 들어 처음 가는 길(길이라고 지각된)을 이전에 자신이 가본 적이 있는 길(과거에 경험한 정보)로 인지해 버리면 그 이미지대로 걷기 때문에 현실과의 괴리가 생긴다. 그 괴리가 커지면 수정할 수 없게 되고 결국 길을 잃게 된다. 또 음식이라는 지각 자체의 차이로 인해 이물질을 먹어 버린다. 이런 경우는 치매라고 하기보다는 '지각 능력 저하'라고 하는 편이 맞을 것 같다.

■ 치매의 진행 단계와 증상

텔레비전이나 신문, 잡지 등과 같은 미디어에서 치매를 벽에 똥칠하는 질환으로 보도하다 보니 많은 사람이 오해한다. 물론 변을 만지는 치매 환자도 있지만, 그것은 극히 일부이고 기저귀 착용 등으로 개선되는 사례도 많다.

치매 증상은 75~80세에 가장 많이 나타나는데 70세가 넘으면서 경도인지장애 (MCI) 증상을 보인다. 기억장애를 호소하거나 지금까지 가능했던 행동이 불가능해지기도 한다. 특히 진행성 알츠하이머병은 증상이 심한 시기에 환경이 좋지 않으면 혼란기에 배회나 폭언을 하고 사용한 기저귀를 서랍에 감추는 등 비사회적인 행동을 2~3년간 지속한다.

이런 과격한 행동은 길어도 3년 정도다. 같은 치매를 앓고 있지만, 가정에서 돌볼 수 있는 환경을 만들어 대처하는 가족도 있다. 특히 이들은 치매를 바르게 이해하려고 노력한다. 불완전하고 개성적인 말에 차분히 귀를 기울이고 환자 본인의 의사를 존중하는 등 섬세한 배려로 생활의 혼란을 예방하고 있다.

치매 중기 단계는 대략 2~3년 정도이고 이 시기에는 행동이 차분해진다. 걸음걸이가 부자연스럽고 균형감각이 둔해지며 순간 반응 속도가 느리다. 또 말수가 줄어들고 휠체어에 의지하는 일이 많으며 초기 단계에서 보이는 에너지 넘치는 행동은 보이지 않는다.

치매 후기 단계는 3~5년 정도이고 이 시기에는 누워서 지내며 잠자는 시간이 많다. 도움이 필요하며 마지막에는 폐렴으로 기력이 쇠약해져 사망하는 사례가 많다.

치매에 걸리면 초기가 2~3년, 중기가 2~3년, 후기가 3~5년으로 총 7~11년 앓다가 사망한다. 75세 발병한다면 82~86세, 80세에 발병하면 87~91세에 사망한다는 계산이다. 평균수명보다 오래 사는 것은 기쁜 일이지만 긴 병시중에 드는 사회적 부담에 대해서는 진지하게 생각해야 한다.

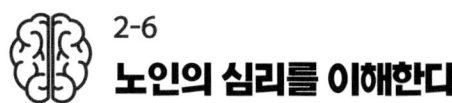
2-6
노인의 심리를 이해한다

1. 의욕이 떨어진다

나이가 들수록 생활을 개선하고자 하는 의욕이 떨어진다. 먹고 싶은 것이나 가고 싶은 곳, 집안 정리 정돈, 정원 손질 등 몸을 움직이거나 상대의 말을 바로잡으려는 의욕도 저하한다. 간단하게 말하면 '삶에 대한 의욕 저하'라 할 수 있다. 이런 상황을 변화시키려는 의욕마저 저하되므로 완고하고 고집불통이라는 인상을 준다. 그러나 이것은 새로운 것에 대한 적응 능력이 떨어졌기 때문에 나타나는 현상이라고 생각하자.

2. 즐거운 일이 줄어든다

나이가 들면 도파민을 분비하는 편도체가 노화되고 기능도 떨어진다. 도파민은 쾌감과 강한 즐거움을 느끼게 하는 물질인데 이것이 분비되지 않으면 우울증이 생긴다. 대부분 고령자는 우울증이 있다. 반면 늘 싱글벙글 웃고 있는 고령자는 평소에 기쁘고 즐거운 감정을 표현하여 도파민을 자연스럽게 분비하고 있다. 나이가 들면 즐거움의 폭이 좁아진다는 사실을 이해하자.

3. 오로지 건강만 걱정한다

고령자들은 건강과 질병에 관한 이야기를 많이 나눈다. 노화를 심리적으로 받아들이지 못하기 때문에 나오는 현상이다. '가능했던 일들이 불가능하게 되는 것'이 나이가 드는 것이자 노화이므로 상황에 맞게 적응하며 살아야 한다. 그러나 오로지 '가능했을 때'의 본인과 비교하는 고령자는 현실에 대한 불만이 고조되기 쉽다. 이것을 정신과 의사 융은 '죽음에 대한 저항 에너지(리비도)'라고 했다.

4. 사소한 것들이 기억나지 않는다

나이가 들면 대뇌 세포가 감소하는데 이것은 더는 재생되지 않는다. 80세가 되면 20세 때 대뇌 세포의 60% 정도만 남는다. 이 정도 대뇌 세포로는 경험한 일을 기억하여 의식 속에 저장하는 능력인 기명력^{記銘力}이 저하하여 일상생활의 기억을 저장할 수 없다.

뇌에는 단기기억을 담당하는 '해마'와 장기기억을 담당하는 '대뇌'가 있다. 나이가 들면 먼저 해마 기능이 떨어진다. 이로 인해 하루하루 생활한 기억들이 제대로 입력되지 않아 사소한 것을 기억할 수 없게 된다.

한편, 장기기억을 담당하는 대뇌는 나이가 들어도 한 번 저장되었던 정보이므로 쉽게 사라지지 않는다. 그러나 라벨(이름을 붙인 기억군)이 붙어 있지 않은 정보라면 기억에서 꺼낼 수 없다. 예를 들면 ○○에 간 수학여행, 처음 먹은 음식 등 라벨링 된 기억정보는 떠올리기 쉽지만 그렇지 않은 기억정보는 떠올리기 어렵다.

5. 싫은 기억은 사라진다

라벨링 된 기억은 노년기 삶에 큰 영향을 준다. 부정적인 기억만 라벨링 하는 고령자는 불평, 불만 등 부정적인 감정이 강해진다. 반대로 평소에 긍정적인 기억을 라벨링 해온 고령자는 좋은 추억만 떠올린다. 즉 싫은 기억은 사라지고 좋은 추억만 남게 된다.

3장
회상요법의 이론
: 심리요법으로서의 회상법

3-1 1960년대 정신과 의사 로버트 버틀러 박사가 '회상요법'을 제창했다

3-2 회상요법은 호주, 캐나다 등 이민 국가에서 발전했다

3-3 ADL 기억(10~15세의 기억)의 존재를 검증했다

3-4 ADL 기억을 유지하는 방법을 이해한다

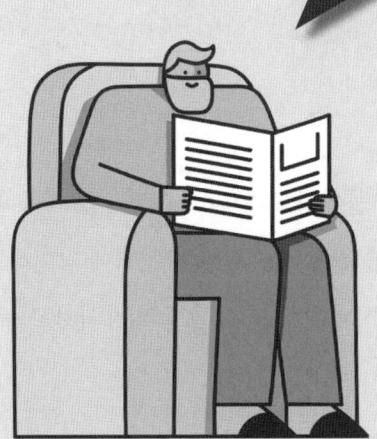

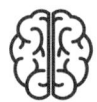
3-1
1960년대 정신과 의사 로버트 버틀러 박사가 '회상요법'을 제창했다

'심료회상법'이라는 명칭은 일본에 처음으로 심료내과(정신신체의학) 전문병원을 창설한 고(故) 오쿠세 데쓰 삿포로 메이와 병원장과 면담 중에 탄생했다. 오쿠세 선생은 회상법 효과에 동의하고 '심리요법으로서의 회상법'이라는 개념을 확립했다. 원래 미국 정신과 의사 버틀러 박사도 회상법 논문에 'Reminiscence Therapy: 회상요법'이라 기술했고, 미국심리학회(APA)가 그것을 심리요법의 하나로 인증했다.

여러 종류의 회상법이 존재하지만 여기서 원점으로 돌아가 회상법의 역사에 대해 알아보자.

■ 1960년대 미국에서 심리요법으로서 개발

1960년대, 로버트 버틀러 박사는 '회상요법'을 제창했다. 당시에는 고령자가 중얼거리며 같은 말을 반복하는 것을 '늙은이의 넋두리'로 치부했지만, 버틀러 박사는 이것을 '이야기를 하면서 자신의 인생을 정리하는 행위'로 받아들였다. 즉, 수다의 내용보다 입으로 수다를 떠는 행위 자체에서 가치를 발견했다. 속으로만 수다를 떠는 것이 아니라 소리를 내어 상대와 수다를 떨어야 정신적으로 안정을 찾게 된다고 생각했다.

■ 회상법과 버틀러 박사

회상법을 다루는 매스컴도 늘어나고 있다. NHK나 요미우리신문은 자사 소유 아카이브(archive: 옛날 사진과 동영상)를 활용해서 회상법 영역에 참여하고 있다. 이러한 움직임이 회상법 확대에 일조할 것으로 기대하며 여기서 회상법의 창시자로 불리는 미국의 노년 정신의학자

로버트 버틀러 박사에 대해 알아보자.

버틀러 박사는 1926년 뉴욕에서 태어나 2차 세계대전이 끝난 1945년에 뉴욕 컬럼비아대학에 입학했다. 1963년에 처음으로 고령자를 대상으로 하는 심리요법인 '회상요법'을 제창했다. 당시 미국에도 심리 카운슬링이 있었지만, 여기에는 자신을 변화시키고 싶거나 미래에 대한 희망을 품고 싶은 미래지향적인 전제가 깔려 있었기 때문에 죽을 날이 가까운 고령자를 대상으로 하기에는 어려운 점이 있었다. 그런 상황에서 고령자의 과거를 이야깃거리로 삼아 심리적인 왜곡을 수정해가는 획기적인 회상요법이 시도되었다.

이러한 시도가 가능했던 이유는 이민 국가라는 특징이 있었기 때문이다. 1960년대 미국의 평균수명은 70세 정도였고 치매에 걸린 고령자 수도 많지 않았다(치매 발병 최다 연령대 75~80세). 그 가운데 50년 넘게 영어를 쓰며 살다 어느 날 갑자기 영어를 잊어버리고 모국어인 스페인어로만 말하는 이민 고령자가 있었다. 당시에는 이 증상에 대해 치매라는 인식은 없었지만 대응할 방법은 회상요법뿐이었다.

■ 노인학의 아버지

1968년, 버틀러 박사는 노년학(Ageism)이라는 새로운 개념을 제창했다. 이때까지만 해도 으레 55세에는 일을 그만두고 뒷방 늙은이로 전락해 여생을 어떻게 보낼지 고민하는 분위기였다. 경쟁 사회인 미국 문화 속에서는 '노인은 짐', '노인은 쓸모없다'라는 부정적인 사회적 편견이 있었다. 특히 노인들이 하는 말은 푸념, 넋두리, 변명으로 치부했다. 박사는 이런 사고방식을 뒤집었다. 노인이 하는 말에도 의미가 있고 노력에 따라 높은 생산력을 발휘하여 적극적인 사회 참여가 가능하며, 나아가 유연한 사고가 가능하다고 제창했다. 사회는 능력 있는 고령자에게 기회를 주고, 고령자들은 능력을 발휘하기 위해 건강을 유지해야 한다고 호소했다. 특히 치매를 예방하지 않으면 사회에 참여할 수 없으므로 치매 예방의 목적으로 회상법을 확대했다.

버틀러 박사는 회상법에는 '치매 예방'을 중심으로 하는 방법과 '치매 개선'을 위한 방법이 있다고 설명했다. 치매 예방은 그룹으로 진행하며 참가자들 앞에서 젊은 시절의 추억을 이야기(발표)함으로써 마음이 젊어지고 건강해진다.

치매 개선은 개별로 진행하며 자신의 과거를 떠올려 인생을 명확하게 되돌아봄으로써 자신의 존재를 되찾을 수 있다. 일본회상요법학회는 개별로 진행하는 방법을 발전시켜 4인식 회상법을 만들었다. 이 4인식 회상법은 개별 진행과 그룹 진행의 장점을 활용한 방법이다.

버틀러 박사의 선견지명은 20세기 100년간 평균수명이 30년 늘어난 점에 주목하고 사회가 어떻게 대응해 가야 할지를 시사하고 있다. 박사는 의료에 의존하는 체질(의료보험이 잘 돼 있는 국가는 특히 강하다)을 조금이라도 개선해 건강하고 활기차게 살자고 주장하며 1976년에는 『Love and Sex after Sixty』를 집필해 고령자를 응원했다.

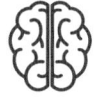

3-2
회상요법은 호주, 캐나다 등 이민 국가에서 발전했다

회상법이 탄생한 배경을 이해하기 위해서 '호주로 시집간 신부'에 대한 이야기를 소개하고자 한다. 태평양전쟁(1941~45년까지 일본과 연합국 사이에 벌어진 전쟁-옮긴이) 전에 일본에서 호주로 결혼 이민을 간 일본인 여성이 있었다. 20살에 시집간 여성은 70살이 넘었을 무렵, 어느 날 갑자기 일본어로 대화를 하기 시작했다. 50년이 넘는 세월을 영어로만 대화하며 살아왔는데 갑자기 영어를 잊어버리고 일본어로 말을 하는 아내를 보고 호주인 남편은 깜짝 놀랐다.

바로 현지 일본인 교류회에 연락해 아내가 하는 말을 들어보았다. 내용은 모두 전쟁 전의 이야기이고 본인이 호주에 사는 사실조차 잘 이해하지 못하는 상태였다. 자녀와 손자, 손녀도 있었지만, 본인은 여전히 20대이고 미혼이라는 인식을 하고 있어서 모두가 놀랐다. 그러나 내용이 50년 전의 이야기라면 모순된 부분이 없었기 때문에 차츰 시간의 흐름에 혼란이 왔다는 것을 알 수 있었다. 이 이야기는 '노망'의 사례에 자주 등장한다.

그때 일본에 사는 여동생이 언니를 만나러 호주에 갔다. 노망난 언니와 차분히 몇 달 동안 이야기를 하며 지내다 보니 점차 증상이 회복되었다. 호주로 시집와서 산 50년 세월을 천천히 되돌아보았다. 힘든 일, 즐거운 일 등 수많은 기억을 떠올리며 이야기하다 보니 시간의 흐름이 점차 이어져 현재에 이르게 되었다. 이런 사례를 바탕으로 치매 치료법으로서 '회상요법'이 탄생했다. 이민 국가인 캐나다나 영국에서도 이와 같은 사례가 있으며 이들 나라는 회상요법이 널리 보급되어 있다.

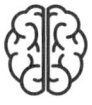

3-3
ADL 기억(10~15세의 기억)의 존재를 검증했다

2013년 일본심리학회 제77회 대회(삿포로)에서 『ADL을 저하시키는 기억군의 소실』이라는 표제로 논문이 발표되었다. '10~15세의 기억이 소실되면 ADL도 소실된다. 상관관계는 r=.98의 높은 계수였다.'라는 내용으로 '기억과 행동'이라는 새로운 관점으로 돌봄 상태를 받아들이고 치매의 행동 특성을 밝혀내 기억을 유지하는 것이 돌봄을 예방하는 것이라는 사실을 검증했다. 같은 해 후생노동성은 치매 발병률이 요지원 등급 약 48%, 요개호 등급 약 92%라고 발표하고 치매와 돌봄 단계의 상관관계를 명확히 했다.

2013년 9월 21일 삿포로 컨벤션센터에서 개최된 일본심리학회 제77회 대회에서 일본회상요법학회장 고바야시 간지가 발표한 논문 내용을 살펴보자.

표제	ADL을 저하시키는 기억군의 소실
부제	10~15세의 기억군과 ADL의 상관관계에 대해
영어 제목	It discovered the ADL memories within 10~15 years old memories
목적	회상법은 치매를 예방하는 기술로서 최근 주목받고 있지만 그 효과를 입증하는 연구는 많지 않다. 왜냐하면 치매 고령자의 증상이 다양하고 수치로 파악하기 어려운 측면이 있기 때문이다. 측정 척도로 '생활 만족도' 등 회상법의 기본인 기억 영역과는 다른 영역 측정을 사용하는 예도 있다. 또 치매 발병 요인이 다양하므로 치매 증상 자체를 규정하는 것이 어렵다. 그래서 치매에 걸렸을 때의 ADL 상태에 주목했다. 치매로 인해 ADL이 저하되면 돌봄이 필요한 상태가 되지만, 치매에 걸려도 ADL이 계속 유지되면 돌보는 사람의 부담은 크게 줄어든다. ADL과 기억과의 상관관계가 높다는 것은 이미 경험으로 파악했기 때문에 여기서는 ADL과 기억의 상관관계에 대해 어떤 기억이 소실되면 ADL이 저하되는지를 조사하고, ADL에 관여하는 기억의 존재를 확인하기로 했다.
방법	◇ 조사진행시설: 삿포로시 노인요양시설 ◇ 피험자 수: 50명 ◇ 연령범위: 71~100세 ◇ 진행시기: 2012년 4월 ◇ R-ADL(아래 설명)을 사용해서 기억과 ADL의 관계를 조사했다. ◇ R-ADL(Reminiscence-ADL)은 질문항목 1분야와 관찰항목 6분야, 총 7분야로 구성. ◇ 질문항목: 10~15세의 기억. ◇ 관찰항목: ①신체・수행능력, ②사지・수행능력, ③전신・위생, ④안면・위생, ⑤식사, ⑥커뮤니케이션 등 6개 분야로 구성. ◇ 각 분야 4~6항목. ◇ 관찰: 5단계법으로 평가함. ◇ 본 조사에서는 동일 피험자를 돌봄자 3명이 평가했다.

결과	**그림 1. 연령군별 ADL 그래프** 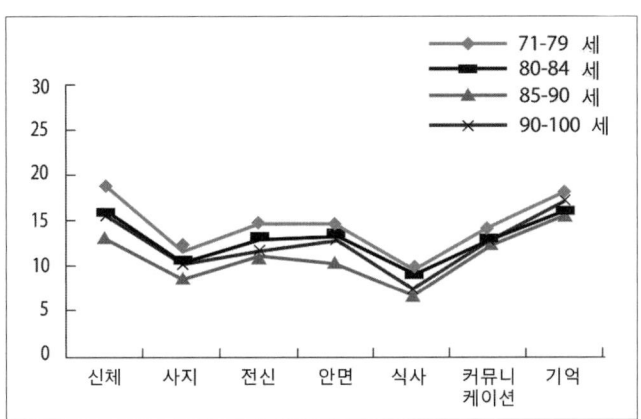 그림 1은 연령군별 ADL 그래프는 R-ADL로 측정한 6영역에 대해 연령별 평균치를 나타낸 것이다. 최고 연령군과 최저 연령군의 평균 차에 대해서 t 검정한 결과 t=.97, df=12, p<.4%로 유의한 차이는 없었다. 또 항목별로 보면 상하 수치의 차에서 큰 차이는 보이지 않았다. **그림 2. 기억군별 ADL 그래프** 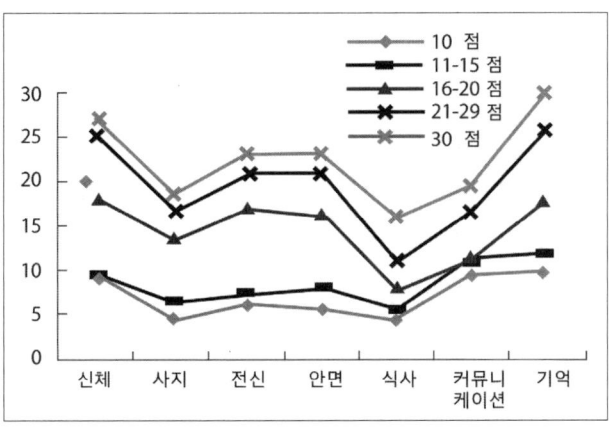 그림 2는 기억군별 ADL 그래프는 R-ADL을 사용해서 측정한 6영역에 대해 기억 소실 정도별 평균치를 나타낸 것이다. 최고 득점군과 최저 득점군의 평균 차에 대해 t 검정한 결과 t=7.55, df=12, p<.001%로 유의한 차이를 보였다. 또 항목별로 보면 상하 수치 차에서 큰 차이를 보였다.

결과	**그림 3. 기억군별 요양상태 그래프** 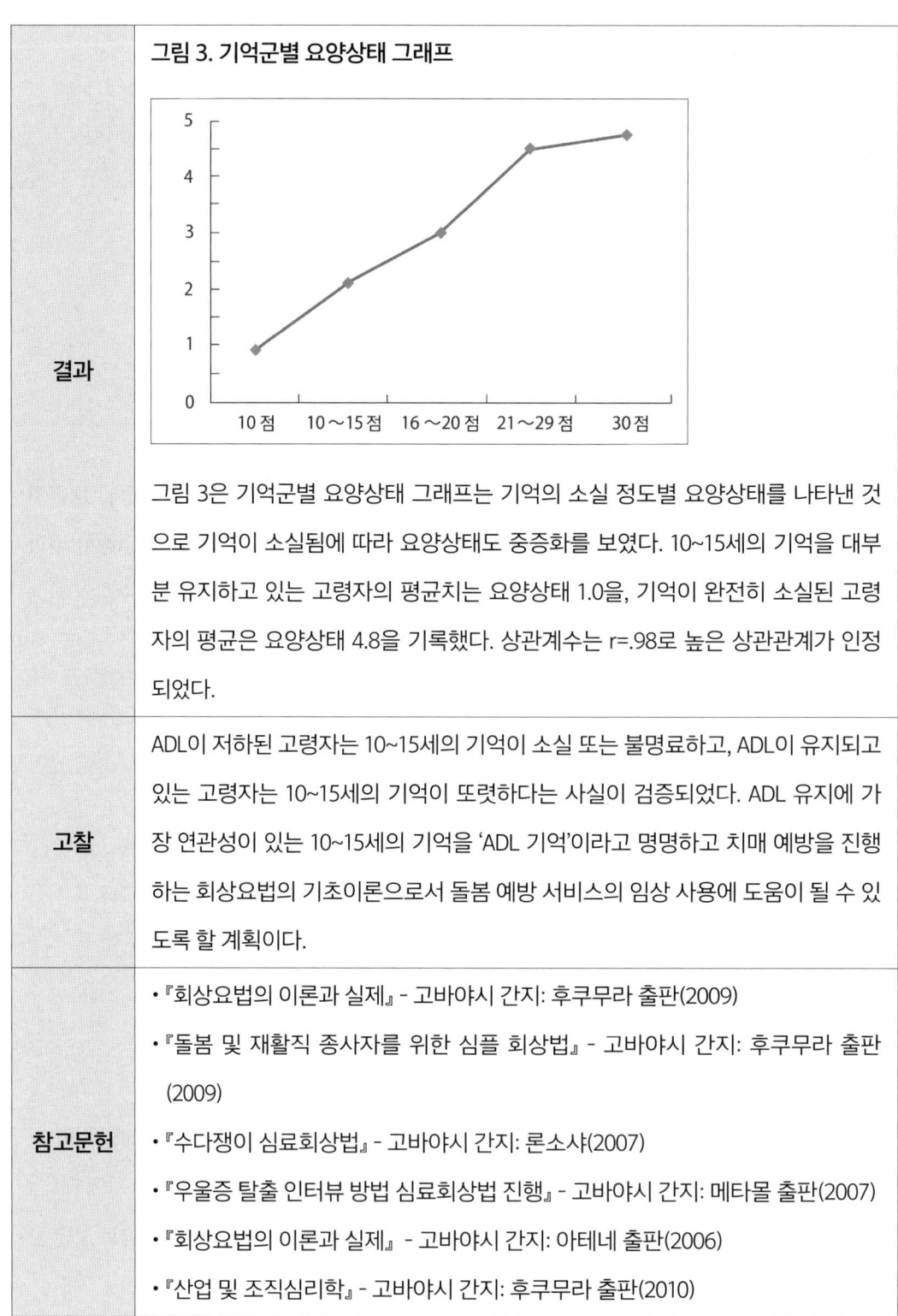 그림 3은 기억군별 요양상태 그래프는 기억의 소실 정도별 요양상태를 나타낸 것으로 기억이 소실됨에 따라 요양상태도 중증화를 보였다. 10~15세의 기억을 대부분 유지하고 있는 고령자의 평균치는 요양상태 1.0을, 기억이 완전히 소실된 고령자의 평균은 요양상태 4.8을 기록했다. 상관계수는 r=.98로 높은 상관관계가 인정되었다.
고찰	ADL이 저하된 고령자는 10~15세의 기억이 소실 또는 불명료하고, ADL이 유지되고 있는 고령자는 10~15세의 기억이 또렷하다는 사실이 검증되었다. ADL 유지에 가장 연관성이 있는 10~15세의 기억을 'ADL 기억'이라고 명명하고 치매 예방을 진행하는 회상요법의 기초이론으로서 돌봄 예방 서비스의 임상 사용에 도움이 될 수 있도록 할 계획이다.
참고문헌	• 『회상요법의 이론과 실제』 - 고바야시 간지: 후쿠무라 출판(2009) • 『돌봄 및 재활직 종사자를 위한 심플 회상법』 - 고바야시 간지: 후쿠무라 출판 (2009) • 『수다쟁이 심료회상법』 - 고바야시 간지: 론소샤(2007) • 『우울증 탈출 인터뷰 방법 심료회상법 진행』 - 고바야시 간지: 메타몰 출판(2007) • 『회상요법의 이론과 실제』 - 고바야시 간지: 아테네 출판(2006) • 『산업 및 조직심리학』 - 고바야시 간지: 후쿠무라 출판(2010)

참고문헌	· 『심층심리를 해석하는 꿈 사전』 - 고바야시 간지: 일본문예사(2009) · 『터미널기 환자와 가족과의 커뮤니케이션을 효과적으로 하는 심료회상법』 - 고바야시 간지: 방문간호와 돌봄: 의학서원 (2004) · 『치매 고령자 대상 '심료회상법'을 통한 커뮤니케이션 기술』 - 고바야시 간지: 정신 간호: 의학서원(2004) · 『회상법 입문』 - 고바야시 간지: 사이코텍스 출판부(2003) · 『발달 과학』 - 고바야시 간지: 후쿠무라 출판(1994) · 『산업 및 조직심리학 입문 2판』 - 고바야시 간지: 후쿠무라 출판(1994)

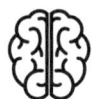

3-4
ADL 기억을 유지하는 방법을 이해한다

 발표 내용을 알기 쉽게 설명하면 '어렸을 때의 기억을 잃어버리면 치매에 걸린다.'라는 사실을 검증했다. 많은 사람이 ADL 저하에만 주목하다 보니 기억과의 관계에 대해서는 전혀 깨닫지 못한 것 같다. 또 깨달았어도 당연한 것으로 생각하고 신경 쓰지 않았을 것이다. 그러나 이 사실을 요양보호사들에게 지적했더니 그들도 '듣고 보니 ADL이 낮은 사람은 수다를 잘 떨지 못한 것 같다.', '고령자들은 옛날이야기를 하는 것을 매우 좋아하고 수다를 떨 때 얼굴에 웃음꽃이 핀다는 사실을 새삼 깨달았다.'고 했다.
 연구의 핵심은 'ADL 저하'와 '기억 상실' 중 어느 것이 먼저 인가다. 물론 기억 상실이 먼저이고 기억을 잃으면 서서히 ADL이 저하된다(1-3 참조).
 2013년 9월, 후생노동성은 요양등급별로 치매 병발 비율을 처음으로 발표했다(지금까지 이런 통계를 내지 않았다). 요양등급이 중증으로 갈수록 치매 발병 비율도 높아졌다. 이런 경향은 본 연구의 연구 방향과 매우 비슷하여 재차 그 중요성을 확인할 수 있었다.

고령자를 피험자로 했을 때 시설에 입소한 고령자를 대상으로 할 수밖에 없었고, 그 고령자가 어떤 상태인지 등 개별적인 조사가 이루어지지 않았으므로 통계적인 실태 파악이 부족했다. 여담이지만, 후생노동성이 치매 환자 300만 명이라고 발표한 다음 달, 쓰쿠바대학의 한 연구자로부터 재가 환자 수가 빠졌다는 이야기를 듣고 부랴부랴 460만 명으로 정정 발표했다. 이 정도로 고령자에 관한 연구는 어렵다.

본 연구에서는 신체장애와 정신질환(경계성 인격장애 포함)을 제외한 일반 고령자를 대상으로 기억과 ADL의 관계를 파악했다.

경계성 인격장애는 사회생활을 왕성하게 하는 젊은 나이에는 남의 이목을 신경 쓰기 때문에 행동 장애가 교정되기 쉽고 그다지 심하지 않다. 그러나 나이가 들면서 사회적인 시선을 신경 쓰지 않게 되고 자기 억제력이 저하되면 잠재되어 있던 본래의 행동 장애가 나타나는데 이는 교정되지 않고 방치된다(예: 저장강박증 등). 일반적인 정신질환은 15~20세쯤에 발병되지만, 70세가 넘어서 발병되기도 하므로 '지발성 정신질환'이라고 생각할 수도 있다. 이는 치매와 매우 유사한 행동 패턴을 보이므로 구분하기 어렵지만, 행동을 기록하다 보면 구분이 된다.

본 연구에 '회상법'이라는 명칭을 사용하지 않은 이유는 회상법은 '기술'이고 본 연구는 이 기술의 기본이론(ADL 기억이론)을 명확히 하고 싶었기 때문이다. ADL 기억이론을 통해 회상법이 크게 확대되어 왔다. 어린 시절의 이야기 소재라면 무엇이든 좋다는 것을 알았다. 음식이나 패션, 영화 등 젊었을 때의 기억을 자극하는 것이라면 무엇이든지 ADL 기억을 자극할 수 있다.

ADL 기억이론을 바탕으로 라디오 체조가 끝난 후에 추억의 수다 시간을 구성하거나 운동 후 마무리 운동 시간에 수다 떠는 시간을 넣는다. 또 산책하면서 수다를 떨거나 맛있는 음식을 먹으며 옛날이야기를 나누는 것도 좋다. 어디에서든 수다의 규칙을 지키면서 즐겁게 수다를 떨면 치매 예방도 되고 돌봄 예방도 된다.

ADL 기억은 혼자 노력한다고 되는 것이 아니다. 추억의 영화를 혼자 보고 끝내면 회상법이 성립되지 않는다. 누군가와 이야기를 해야 한다. '허물없이 이야기를 나눌 수 있는 수다 친구'의 존재가 치매 예방을 위해서는 꼭 필요하다. 취미가 같으면 더할 나위 없이 좋지만 다르더라도 어렸을 때의 추억을 공유할 수 있는 비슷한 연령대라면 즐겁게 수다를 떨 수 있다. 주변에 있는 '수다 친구'를 소중히 하자.

4장
1H 화법의 기본기술
: 즐겁게 수다 떠는 방법

4-1 1H 화법의 기술을 배운다

4-2 '레미닌'과 '레미니션'의 관계

4-3 심리적 억압 상황의 '방어기제 메커니즘'을 이해한다

4-4 액티브 리스닝(Active Listening)과 자기통제 훈련

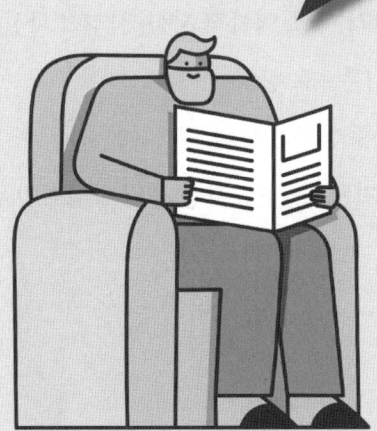

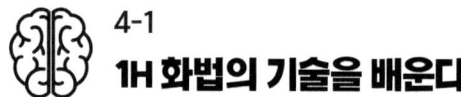
4-1
1H 화법의 기술을 배운다

■ 1H 화법의 포인트

1H 화법의 1H란 5W1H (When, Where, Who, Why, What & How)의 1H를 말한다. 일반적으로 5W는 자주 쓰지만, 1H인 How는 5W에 비하면 잘 쓰지 않는다. 특히 남성이 더 그런 경향이 있다.

기억은 우뇌에 영상 이미지로 저장되어 있다. 이 기억을 먼저 영상 이미지로 떠올린다. 그리고 떠올린 영상을 좌뇌로 보내 언어화한다. 나이가 들면 좌뇌의 언어기능(구성력)이 저하되기 때문에 표현력도 저하된다. 그러나 우뇌의 영상 이미지기억은 사라지지 않는다.

이 영상 이미지가 약해지면 치매 증상이 나타나고 이 영상이 사라지면 기억도 사라진다. 그러므로 영상 이미지기억을 계속 유지하는 것이 치매를 예방하는 길이다.

1H 화법에는 'Do 액션과 No 액션' 즉, 해야 할 것과 하지 말아야 할 것이 있다.

■ 진행 자세

1. 레미니션도 함께 대화를 즐긴다.
2. 시간이나 시대에 연연하지 않는다. (10~15세에 집중한다)
3. 세 가지 사실이 있다. (물리적 사실, 역사적 사실, 심리적 사실)
4. '1H' How (어떤 느낌?)를 기본으로 한다.
5. 영상 이미지기억의 언어화를 염두에 둔다.
6. 감정을 제대로 공감한다. (기쁨, 즐거움, 감동 등의 긍정적인 감정)

■ **Do 액션**

1. 웃으며 수다를 떤다
2. 레미닌이 하고 싶어 하는 이야기를 듣는다.
3. 자신에 대해서도 솔직하게 이야기한다.
4. 리액션을 적절히 사용한다. (역시, 몰랐네요, 대단하네요, 감각이 뛰어나네요, 그렇군요!)
5. 모양, 색, 냄새 등 이미지를 환기할 수 있는 말을 써서 대화한다.
6. 약간의 피드백을 하면서 레미닌의 말을 반복한다.
7. 제스처를 섞어가며 이야기한다.
8. 손을 잡는 등 스킨십을 적절히 사용한다.

■ **No 액션**

1. 사실에 연연하지 않는다. (사실을 확인하는 자리가 아니다)
2. '영상 이미지'가 동반되지 않는 수다는 떨지 않는다.
3. 레미닌이 싫어하는 것은 언급하지 않는다.
4. 발언을 강요하지 않는다.
5. 꼬치꼬치 캐묻지 않는다.
6. '몰라요. 가르쳐주세요.'라는 말을 남발하지 않는다.
7. 듣기만 해서는 안 된다. (독백을 방치하지 않는다)
8. 숙제를 내주지 않는다.
9. 부끄럽다는 느낌이 들지 않게 한다.
10. '부정적인 말'을 쓰지 않는다. (슬프다, 혹독하다, 괴롭다, 위급하다, 곤란하다)

■ 이미지 전개

이야기를 어떻게 확장해 갈지 고민하지 않아도 된다. 왜냐하면, 스토리를 전개하는 것보다 이미지를 전개하는 것이 중요하기 때문이다. 예를 들어 '연탄 화로'를 주제로 이야기를 한다면, 화로에 얽힌 스토리를 어떻게 끌어낼지를 고민하는 것이 아니라, 머릿속에 기억된 연탄 화로가 어디에 있었고, 어떻게 사용되었는지 그때 어머니는 어떤 옷을 입고 있었는지 등을 묻는다. 스토리 전개를 위한 인터뷰가 아니라 영상을 표현할 수 있도록 유도하는 인터뷰라는 것을 명심하자.

■ 삶의 발자취 알기

회상법은 레미닌을 이해하기 위한 가장 적합한 기술이라 할 수 있다. '이해한다'라는 의미는 상대방이 살아온 과거를 아는 것이지 미래를 예측하는 것이 아니다. 그러나 실제 본인의 과거를 떠올리며 말하는 것을 꺼리는 고령자도 있다. 이유는 다음과 같다.

① 인터뷰를 신뢰하지 않는다. 개인 정보가 악용될 수 있다는 생각에 불안하다.
② 자신의 과거가 부정적이라 떠올리기 싫다. 물어보지 말았으면 하는 심정이다.
③ 정말 잊어버려서 생각나지 않는다.

이 같은 과거 회상을 방해하는 요인을 개선하기 위해서는 다음과 같은 방법을 활용한다. ①의 경우라면 외모나 대화 방법, 이야기 내용 등으로 상대에게 신뢰를 얻을 수 있도록 노력한다. ②의 경우라면 영향을 끼치지 않는 이야기를 반복해서 나누어 자기 부정적인 감정이 중립이 되도록 한다. 감정이 중립 상태가 되면 과거를 이야기할 수 있다. ③의 경우라면 한 가지 장면을 심도 있게 다루며 수다를 떤다.

■ 검증할 필요는 없다

학창 시절에 찍은 단체 사진에서 가장 예쁜 여성을 가리키며 "이게 나야."라고 말하는 고령자가 있다. "에이 거짓말하지 마세요!"라고 반응해서는 안 된다. 여기서 부정하게 되면 '거짓인지 사실인지'를 논쟁하게 된다. 이 논쟁은 의미가 없다. 사실에는 물리적 사실, 역사적 사실, 심리적 사실이 있다. 이게 나라고 말한 고령자는 심리적 사실에 따라 말한 것이므로 여기에 물리적 사실을 적용할 필요는 없다. 즉 회상법은 마음의 여행이자 마음의 역사이기 때문에 개인이 느끼는 역사적 경험을 부정해서는 안 된다.

■ 긍정적으로 공감한다

회상법에서 가장 필요한 것은 '공감'이다. 수용은 필요 없다. 수용은 '제가 당신이었다 해도 그렇게 느꼈을 겁니다.'라는 가정이지만, 공감은 '제가 당신이 될 수는 없지만 제 경험상 당신이 어떤 마음인지 이해됩니다.'라는 생각으로 다가간다. 회상법에서의 공감과 수용은 크게 다르다.

■ 즐거운 수다를 떨자

사람은 누구나 수다 떠는 것을 좋아한다. 그러나 푸념 섞인 수다는 마음이 우울해진다. 그러므로 즐겁게 웃으며 수다를 떨 수 있는 화제를 골라야 한다. 레미니션도 '대화'에 집중해야 한다. '경청'만 해서는 안 된다. 경청만 하게 되면 수다를 떠는 사람이 부정적인 감정의 늪에 빠졌을 때 탈출하지 못하고 같이 허우적거리게 된다.

■ 큰 공감과 '리액션'

레미닌이 "○○였습니다."라고 말할 때 레미니션은 적절하게 공감을 표현해야 한다. 본인이 공감 표현이 서툴다면 연습하자. 정확하게 소리를 내어 "참 좋은 생각이네요." 하고 자신의 느낌을 말로 전하는 것이 중요하다.

'리액션'을 잘 활용한다.

- 역시! 최고!
- 몰랐네요, 행복해요
- 굉장하네요, 멋져요, 대단해요
- 재치 있네요
- 그렇군요, 그랬군요

제스처로 표현해도 좋다. 상대방이 이해할 수 있는 제스처를 취하자.

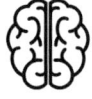

4-2
'레미닌'과 '레미니션'의 관계

'레미니센스 관계'란 어떤 관계인가? 레미닌과 레미니션이 형성하는 인간관계의 프로세스 속에서 레미닌이 즐길 수 있도록 레미니션이 지원하는 관계다. 어떤 관계인지 명확하게 정의해두는 것부터 해야 한다. 레미니센스 관계를 쉽게 표현하면 '기쁨을 말해도 되는 사이'이다. 사람은 좀처럼 기쁜 속내를 남에게 말하지 않는다. 술의 힘을 빌려 말을 하는 사람도 있지만, 술 없이 진솔하게 속내를 말할 수 있는 관계 형성이 매우 중요하다.

■ 레미니션이 듣고 싶은 것을 듣는 것이 아니라 레미닌이 하고 싶어 하는 이야기를 듣는다

인간관계에서 그저 '친한 사이'는 의미가 없다. 타인을 사랑하고 사회를 사랑해야만 좋은 인간관계를 형성할 수 있다. 정보를 빼내야겠다고 생각해서는 안 된다. 자연스럽게 상대방이 마음을 열고 속마음을 털어놓을 수 있는 사이가 되도록 노력하자.

미국에는 프로 협상가인 '네고시에이터'가 있다. 범죄자와 협상하는 창구가 되어 단시간에 범인과 신뢰 관계를 구축하고 양보를 끌어내거나 범인의 흥분을 가라앉히는 역할을 한다. 이런 역할을 할 수 있는 소통 기술을 익혀야 한다.

■ 레미닌과 레미니션의 관계

어떤 마음가짐으로 회상법을 진행해야 할까? 정보 수집을 목적으로 '레미니션과 레미닌은 서로 묻고 말하는 사이'라고 생각하기 쉬운데 이래서는 제대로 된 회상법이 될 수 없다. 레미니션은 레미닌이 신뢰할 수 있는 존재여야 하고, 레미닌에게 불이익이 되는 정보는 절대로 유출해서는 안 된다. 레미닌을 최우선으로 생각해야 한다.

인간에게는 '본래의 모습'과 '현재의 모습'이 있는데 이것이 일치하면 스트레스도 줄어들고 활기차게 살아갈 수 있다고 한다. 회상법은 본래의 모습을 되찾는 행위가 되어야 한다.

■ 즐거움을 유발하는 자극 유도(제라드 이건 이론)

시카고 로욜라 대학교수 제라드 이건(Gerard Egan) 박사는 '자기 성장은 적절한 프롬프트에 의해 촉진된다.'라고 했다. 프롬프트란 '즐거움의 기동起動'으로 번역되며, 컴퓨터의 전원을 켜면 기동 되듯이 지금까지 움직이지 않았던 사람의 의식이나 감정을 움직이게 하는 것을 의미한다.

지금까지 무슨 일이 생겨도 무덤덤하고 의문조차 갖지 않고 살아온 감정에 자극을 주어 호기심을 기동(프롬프트)시킨다. 스스로 의문과 기쁨을 느낄 수 있도록 프롬프트 하기 위해서는 '쾌감정'이 동반되어야 한다. 자기가 하는 일이 재미있고 무언가 발견하면 그것에 성취감을 느끼는 등 심리적인 즐거움의 자극이 있어야만 회상법을 지속할 수 있다.

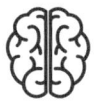
4-3
심리적 억압 상황의 '방어기제 메커니즘'을 이해한다

■ 레미닌이 수다를 떨지 못하는 이유는 감추고 싶은 것이 있기 때문이다??

심리적으로 부정적인 경향이 있는 고령자의 '크라이시스(심리적 위기)'는 과거에 발생한 작은 크라이시스가 쌓여 큰 크라이시스로 발전하는 방아쇠 역할을 한다. 이 작은 크라이시스를
'알고 있지만 걱정하지 않는 사람'
'알고 있지만 무시하는 사람'
'알고 있지만 감추는 사람'
'처음부터 알아채지 못한 사람'이 있다.
여기서 주목해야 할 것은 '알고 있지만 감추는 사람'이다. 허세가 심하고 프라이드가 높은 사람은 감추는 경향이 있다.
인터뷰 중 모른다고 대답했다면 아마도 몰라서(잊어버려서) 말할 수 없거나, 알고 있지만 말할 수 없다는 뜻일 것이다. '원인을 모르는 사람'에 대한 접근 방법과 '아는 사람'에 대한 접근 방법은 당연히 다르다. 알고 있지만 '감추는 사람의 마음'을 무시하지 말고 그 이유를 제대로 찾아내 '말할 수 없는 심정'을 이해하자.

■ 잠긴 마음의 자물쇠를 열 키를 찾는다

고령자의 크라이시스를 찾아내려고 인터뷰를 시도해도, 마음의 문을 잠그고 있으면 좀처럼 포인트를 찾아낼 수 없다. 아무리 많은 열쇠를 가지고 있어도 딱 맞는 열쇠가 없으면 마음의 문은 열 수 없다. 마음의 포인트가 무엇인지 제대로 파악하는 것이 중요하다.

의식적으로 크라이시스에 자물쇠를 채우는 것이 아니라 무의식적으로 채우는 경우가 많으므로 본인도 여는 방법을 모른다. 회상요법은 이를테면 '마음의 여벌 키 만드는 작업'이라 할 수 있다.

■ 적응기제를 이해하고 마음의 자물쇠를 연다(프로이트 이론)

정신과 의사인 프로이트는 자신의 무의식이 어떻게 작용하는지 연구하고 그 원리를 '자기방어'라고 했다. 자신의 인격을 보호하기 위해 마음의 기능機能을 사용하는데 그 메커니즘을 '적응기제'라 부른다. 무의식적으로 작용하지만, 사람마다 큰 차이가 있다. 메커니즘을 이해하면 상대방이 자기 긍정을 하고 있는지 아닌지를 유추할 수 있다.

1. 억압

가장 알기 쉬운 메커니즘이다. 본인의 약점을 인정하지 않으므로 본인이 비판이나 지탄받는 것을 싫어한다. 보지 않고 말하지 않고 듣지 않는 행위로 본인을 억압한다. 이것을 자기통제라고 착각하는 사람도 많다. 본심을 말하지 않고 참으면 무엇이 본심인지 자신조차도 모르게 된다.

2. 억제

억압보다는 건전한 메커니즘으로 상황에 맞게 적절하게 행동하려고 한다. 억제하려는 이유는 '상황' 때문이고 상황이 바뀌면 그 상황에 맞추는 유연성이 있다. 본인의 약점뿐 아니라 다른 사람을 보호하기 위해 행동을 억제하려는 의식도 있다. 그러나 다른 사람을 위해 행동하는 경우는 거의 없다. 왜냐하면, 다른 사람과 본인의 관계 속에서 판단하므로 다른 사람을 두둔하는 것이 본인에게 도움이 될 때만 발동한다.

3. 반동형성

본인의 약점을 인정할 수 없거나 다른 사람에게 감추고 싶으면 그와는 정반대되는 행동을 취한다. 자기가 좋아하는 여학생에게 더 짓궂게 장난치는 남학생의 정반대 행동, 회사에서 싫어하는 직장 상사의 비위를 맞추는 등의 정반대 행위가 여기에 해당한다. 부정적인 감정 메커니즘이지만, 본인의 리더십 부재를 부하들에게 들킬까 봐 몰래 리더십 훈련을 받고 훌륭한 리더가 되는 사례는 긍정적인 측면의 표출이라 할 수 있다.

4. 도피

현실도피를 위해 다른 행위를 하는 것을 말한다. 학생이 시험 기간이 다가오면 아르바이트에 전념하면서 바빠서 공부할 시간이 없다고 변명하는 예도 있다. 반대로 심리적인 스트레스를 회피하기 위해 눈앞의 일에만 열중하고 과거와 미래에 대해 생각하지 않는 것을 '현실로의 도피'라 하고, 옛날 일만을 생각하고 현실을 잊으려고 하는 것을 '과거로의 도피'라고 한다. 이 도피는 요즘 젊은이들에게 많이 나타난다. 모라토리엄이라 불리는 프리터(자유롭게 살기 위해 아르바이트나 파트타임으로 생계를 해결하는 사람-옮긴이) 생활은 인생을 스스로 결정해야 하는 현실적인 판단을 회피한 결과라 할 수 있다.

5. 퇴행

도피의 일종으로 도피처가 본인의 어린 시절이다. 청소년기에 많이 나타나며 어른이 되고 싶지 않기 때문에 계속 어린이로 남기를 원한다. 패션으로 말하면 힙합 패션이 여기에 해당한다. 어린이 패션을 젊은이들이 받아들인 사례로 어른이 되고 싶지 않다는 메시지이기도 하다. 1980년대까지는 젊은이들이 어른이 되고 싶어 하던 시대였으므로 어른스러운 패션이 주류를 이루었는데, 지금은 어른이 되기 싫은 시대가 된 것 같다.

6. 합리화

본인의 모순된 심리를 억지로 이해시키는 메커니즘. '신 포도 이론'은 본인이 갖고 싶은 것임에도 불구하고 갖지 못하는 대상에 대해서는 지나치게 부정한다. '달콤한 레몬 이론'은 마음에 들지는 않지만 본인이 선택한 것을 과하게 칭찬하는 것. 예를 들면 자신을 차버린 이성에 대해서 '행실이 나쁜 사람', '겉모습만 멀쩡한 여자' 등 부정적인 비판을 하지만 반대로 본인의 아내는 사실과 다르게 '아름답고 정숙하며 좋은 아내'라고 대외적으로 좋게 포장한다.

7. 지성화

본인의 감정을 그대로 표현하면 상대방이 부정적으로 생각할 수 있으므로 표현을 바꾼다. '싫다'를 '좋다고 할 수 없다'로 표현한다. 정치인이 긍정적으로 검토해보겠다고 답변할 때 그것이 YES인지 NO인지 판단하기 어려울 때가 있다. 코에 걸면 코걸이 귀에 걸면 귀걸이 식 답변이다. 이때는 "확실하게 대답하세요!"라고 다그치지 말고 왜 그런 답변밖에 할 수 없는지를 생각하자.

8. 승화

살면서 생기는 욕구불만의 에너지를 현실적인 형태로 승화시켜가는 것이다. 예를 들면 그림이나 음악 등의 예술작품에는 그런 승화된 에너지가 넘친다. 또 어렸을 때 받았던 심리적 충격으로 생긴 부정적인 에너지를 업무 에너지로 유용하게 승화시킨 사례 등 대체로 긍정적인 의미로 사용된다.

9. 보상

예를 들면 학벌에 대한 열등감을 극복하기 위해서 열심히 공부하는 것이다. 신체에 대한 열등감이 있으면 보디빌딩에 열중하고 힘에 대한 열등감이 있으면 복싱이나 격투기에 열중하게 된다. 대체로 긍정적으로 사용된다.

10. 내사

타인의 관점이나 가치관을 생각해 보지도 않고 자신의 것으로 받아들여 안심하는 것. 예를 들면 책에서 읽은 사상을 그대로 본인의 생각으로 삼아 안심한다. 이 경우 다른 책을 읽다 감동을 하게 되면 먼저 받아들인 사상은 가차 없이 버리고 새로운 사상을 받아들인다. 본인이 판단하는 것이 아니라 다른 사람의 판단에 의존하고자 하는 심리적 메커니즘이 작용한다.

11. 동일시

본인과 다른 사람을 동일시하는 것. 영화 속 영웅과 본인을 동일시하여 같은 복장을 한다. 코스프레를 하고 콘서트에 참가하는 행위 등. 좋은 대상을 동일시하면 자기 성장을 이룰 수 있지만, 나쁜 영웅을 동일시하면 반사회적 세력에 가담할 수도 있다.

12. 감정전이

특정 인물에 대한 억압된 충동이나 감정을 다른 대상에게 표현하는 방어기제. 부정적인 예는 학창 시절에 싫어했던 선생님과 닮았다는 이유만으로 직장 상사를 싫어한다. 반대로 여자 상사의 말투가 어머니와 닮았다는 이유로 어리광을 부린다.

13. 치환

특정 인물에 대한 감정을 다른 대상에게 표출하는 것. 「중이 미우면 가사도 밉다」는 속담처럼 인물과 복장은 관계가 없는데도 불구하고 싫어하는 인물이 입고 있다는 것만으로 복장이나 장신구를 싫어하게 되는 것. 반대로 좋아하는 사람이 입고 있으면 본인도 갖고 싶어 하는 감정이 생기는 것도 여기에 해당한다.

14. 상환

잃어버린 대상을 대체할 대상을 찾고자 하는 것. 아이가 없는 부부가 반려견을 자식처럼 예뻐하는 것 등. 긍정적일 때에 사용한다. 이 메커니즘을 잘 활용하면 일상이 즐거워진다.

15. 투사

본인의 감정을 상대방의 감정이라고 생각하는 것. '내가 A 씨를 좋아하니까 당연히 A 씨도 나를 좋아할 것'이라는 착각을 하고 본인의 희망 사항을 사실이라고 믿는다. 인물 평가를 할 때 상대방에 관해 이야기한다는 것이 실제로는 본인의 이야기를 해버리는 경우가 있다. 이것은 냉정하게 관찰하는 힘이 부족할 때 발생하기 쉬운 현상으로 매우 주의해야 한다. 또한, 스토커의 심리상태도 여기에 해당한다.

■ 레미닌의 입장에서 '내면의 소리'를 경청한다

1. 사소한 감정도 공감한다

첫 대면 때의 화제는 주로 날씨 이야기가 많고 그다음이 출신 지역이다. 출신 지역이 같거나 가까우면 바로 그 지역 사투리를 쓰며 마음을 터놓는 경우가 종종 있다. 이것을 '감정의 공감'이라고 한다.

이런 화제를 찾는 것은 레미닌과 마음의 거리를 좁히고자 하는 소통 기술 중 하나이다. 효과적인 면에서 이 기술을 무의식적으로 진행할 때와 의도적으로 진행할 때의 차이는 크다. 감정의 공감은 마음의 거리를 가깝게 만들어 마음의 벽을 낮춘다. 이것은 논리 영역에 있는 것이 아니므로 '이해하는 것'은 물론 '실천할 수 있는 수준'까지 되어야 가능한 기술이다. 레미니션은 공감하고 있다고 생각하지만 레미닌은 그렇게 느끼지 않을 수도 있으므로 차분하게 관찰할 필요가 있다.

2. 대화 속 직감 능력을 높인다

회상요법 인터뷰를 진행할 때 시종일관 긴장할 필요는 없다. 효율을 높이기 위해서는 정확한 포인트를 파악하는 관찰력이 중요하다. 실력 있는 레미니션은 이 관찰 포인트를 정확하게 알고 있으므로 인터뷰를 장황하게 하지 않고 짧은 시간에 효율적으로 진행한다.

포인트를 말로는 표현하기 어렵지만 뭔가 이상하다고 느껴지는 직감을 발휘하는 것이다. 레미닌의 이야기를 멍하게 듣기만 하면 직감이 발휘되지 않는다. 레미닌의 이야기를 듣다 보면 이야기의 방향성이 달라지거나 앞에서 했던 이야기와 다른 것이 느껴진다. 기억을 바탕으로 하지 않는 이야기를 할 때도 그런 경향이 있다. 틀렸다는 것을 알면서도 이야기를 계속하면 왠지 거부감이 든다.

치매에 걸린 레미닌이 같은 말을 반복한다면 그 내용에 주목하자. 구체적인 내용을 나타내는 말, 예를 들어 지명이나 역 이름, 복장, 물건의 형태 등 이미지가 정확하게 전달된다면 회상법으로 기억이 회복될 가능성이 크다.

그러나 마찬가지로 수다를 잘 떨어도 구체적인 내용이 전혀 없고 추상적인 내용만 이야기한다면 기억이 돌아오기 어렵다. 이런 레미닌은 감정을 공유하면서 긍정적인 감정을 떠올리도록 한다.

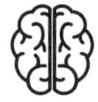

4-4 액티브 리스닝과 자기통제 훈련

액티브 리스닝은 '적극적 경청'으로 번역되며 레미니션이 갖추어야 할 기본기술 중 하나이다. 레미닌이 마음을 열고 말할 수 있도록 레미니션이 솔직한 모습을 보여준 후 이야기를 정리하는 소통 기술이다.

액티브 리스닝의 방법은 레미닌의 말투에 관심을 갖고 이야기 속에 있는 전체적인 의미를 잡아내도록 한다. 그리고 자신이 잘 듣고 있다는 것을 레미닌이 알 수 있도록 '고개 끄덕임'이나 '맞장구' 등의 제스처를 크게 한다.

■ 레미닌의 행동을 관찰한다

1. 눈길(시선)

긴장하거나 시선이 불안하게 흔들릴 때는 그럴만한 이유가 있으므로 편안한 장소에서 천천히 듣는다.

2. 자세(태도)

수입(연금 등)이 그다지 많지 않은데도 불구하고 고가의 시계나 옷을 입고 있다면 그럴만한 형편인지 문제는 없는지 잘 살핀다. 친가가 유복할 수도 있고 그 반대일 수도 있다.

3. 표정(웃는 얼굴)

실실거리는 웃음이나 알랑거리는 웃음의 의미를 헤아린다. 또 과하게 잘난 척하는 태도도 주시해야 한다. 감추고 싶은 것이 있을 때는 그 내용에 격하게 반응하기도 한다.

4. 어조(말투)

자연스러운 말투라면 문제없지만 여러 사람과 함께 있을 때의 말투와 혼자 있을 때의 말투가 다르다면 주의 깊게 살펴보아야 한다.

5. 말의 속도

변명할 때는 시간을 벌기 위해 말이 빨라지는 경우가 있다.

6. 목소리의 크고 작음

본인의 주장이 통하지 않을 때 큰 소리를 낸다. 원래 목소리가 큰 사람도 있다. 인터뷰는 가능한 한 작은 목소리로 진행한다. 레미니션보다 큰 소리로 말하려고 할 때는 내용을 주목한다.

7. 목소리의 높고 낮음

긴장하면 목소리가 높아지기 마련이다. 특히 여성은 새된 소리가 되기 쉬운데 이때는 우선 진정시키자.

8. 목소리에 묻어나는 흥분 정도

흥분상태의 목소리 특징은 말이 막히고 같은 말을 반복하며 제스처가 커진다. 왜 흥분하는지 그 원인을 찾으려면 잠시 시간을 두고 진행한다.

9. 목소리에 묻어나는 감정의 움직임

슬프다, 기쁘다, 긴장하고 있다 등의 감정은 목소리의 상태나 변화를 보고 읽을 수 있다. 이런 감정에는 본심이 담겨있다.

10. 결론이나 결과만 듣고 싶어 한다

'그러니까 ○○라는 거지!'라며 상황을 이해하려고 하지 않고 본인과 관련 있는 것에만 신경을 쓴다면 왜 그렇게 신경을 쓰는지 물어본다.

11. 사건의 경위는 많은데 결론을 내리지 못한다

'그때 무엇을 하고 있었습니까?'라는 질문에 무엇을 하고 있었는지 말하지 않고 야구 이야기나 뉴스 이야기를 한다면 우회적으로 물어본다.

12. 이야기의 근거를 항상 신경 쓰는 사람

'그건 왜?'라며 이야기를 진행하려 하지 않고 사건의 유무에만 신경 쓴다면 다른 화제를 꺼내 마음을 안정시킨다. 시간이 걸린다.

13. 논점에서 벗어난 이야기를 한다

이야기를 듣고 싶은데 레미닌이 차를 권하거나 날씨 이야기를 꺼내 본론으로 들어가는 것을 피한다면 장소나 시간을 바꾸는 등 환경적인 변화를 준다.

14. 침묵할 때가 많다

침묵할 때가 많고 이야기하는 것을 꺼린다면 시간을 두고 재차 기회를 만들어 충분히 신뢰를 형성한 후 인터뷰한다.

■ 레미닌의 행동(퍼포먼스)을 이해하면 레미닌의 마음을 이해할 수 있다

대화 중에 레미닌이 말로 표현하지 않는 부분은 행동을 보고 파악한다. 우리는 평소에 상대가 말로는 괜찮다고 해도 그 사람의 안색을 보고 판단한다. 건강해 보이면 그냥 넘어가지만, 안색이 창백해 보이면 걱정한다. 액티브 리스닝에서는 주로 이야기의 구성에 주안점을 두었지만 여기서는 눈에 보이는 관찰 가능한 행동을 분석한다.

1. 눈을 두리번거린다

긴장할 때 나오는 행동이다. 낯선 장소에서는 있을 수 있는 행동이지만, 익숙한 장소에서 이와 같은 모습을 보인다면 극도로 긴장하고 있다는 뜻이다.

2. 고개를 숙인다

고개를 숙인 채 이쪽을 보지 않는다면 완강히 거부한다는 의사 표현으로 인터뷰를 할 수 있는 상태가 아니다.

3. 계속해서 실실 웃는다

극도로 긴장하면 이따금 실실거리며 웃는다. 감추고 있다기보다는 무슨 말을 하는지 전혀 이해하지 못해 불안한 상태다. 이런 행동은 대체로 두리번거리는 증상과 함께 나타나며 상냥하게 대하면 진정된다.

4. 다리를 떠는 버릇

다리를 의식적으로 떨 때와 무의식적으로 떨 때가 있다. 무의식적으로 떨 때는 '지진이 났나?'라고 익살스럽게 농담을 건네면 마음을 열고 이야기하게 된다. 그러나 '다리 좀 그만 떠세요.'라고 지적하면 긴장하게 되므로 조심한다.

5. 식은땀을 흘리고 있다

난방이나 체질상 땀을 많이 흘리는 사람도 있겠지만 대체로 긴장하면 식은땀이 난다. 그러나 자신이 과거에 있었던 사실을 중요하게 생각하지 않는다면 식은땀은 나지 않는다.

6. 시선을 피한다

이쪽이 쳐다보면 시선을 피하고 이쪽이 시선을 피하면 이쪽을 쳐다보는 행동은 이쪽의 상황을 살피고 있는 상태로 관계가 성립되지 않은 상태이다. 먼저 상대방과의 관계를 형성하는 것부터 시작한다.

7. 안절부절못한다

몸을 가만두지 못하고 불안해할 때는 관심을 갖도록 유도하면 말을 걸어올 가능성이 크다.

8. 호흡이 가빠진다

과호흡증처럼 호흡이 가빠질 때는 이미 생각이 정리돼가는 단계로 조용히 지켜보는 것이 좋다. 강하게 나가지 말고 차분히 기다리는 것이 효과적이다.

■ 레미니션이 자신의 행동을 제어하면 레미닌도 마음 놓고 이야기할 수 있다

1. 눈길(시선)

상대방의 눈을 본다. 들여다보는 것이 아니라 아주 자연스럽게 눈 맞춤을 한다. 시선이 마주쳐도 불안해하거나 시선이 흔들리지 않도록 한다. 적절히 시선을 돌려 편안하게 한다.

2. 자세(태도)

팔짱을 끼거나 다리를 꼬지 않는다. 지나치게 편한 자세로 앉지 않는다. 몸을 앞으로 내밀어 이쪽이 매우 적극적이라는 것을 보여준다. 예의 바르게 행동한다.

3. 표정(웃는 얼굴)

기본적으로는 웃는 얼굴을 유지한다. 웃음에는 쓴웃음, 괴팍한 웃음, 히죽거리는 웃음 등 나쁜 인상을 주는 웃음도 있으므로 거울을 보면서 '좋은 인상'을 줄 수 있도록 연습한다.

4. 어조(말투)

차분하고 여유로운 말투로 이야기한다. 너무 높거나 낮지 않게 아주 자연스럽게 말한다. 갑자기 말투를 바꾸지 않는다. 시선과 움직임에 맞는 어투를 사용해 좋은 인상을 준다.

5. 이야기 속도

말이 빠르거나 발음이 좋지 않다면 사전에 파악하여 상대방에게 어떤 인상을 줄지 신경을 쓰자. 이때 다른 사람이 피드백해주면 놓치지 말고 긍정적으로 받아들인다.

6. 목소리의 크고 작음

목소리의 크기는 사람마다 다르다. 듣기 편한 크기로 조절하면 된다. 상대방이 고령이면 큰 목소리보다 낮은 목소리가 잘 들린다.

7. 목소리의 높고 낮음

여성의 목소리 톤이 높은 것은 어쩔 수 없지만 새된 소리가 나지 않도록 신경 쓴다. 새된 소리는 상대방에게 스트레스를 줄 수 있다. 목소리 톤이 높은 사람은 낮은 소리를 내도록 미리 연습해두자.

8. 목소리에 묻어나는 흥분 정도

흥분하면 자신도 모르게 흥분된 목소리가 나온다. 그래서 흥분하면 목소리가 어떤지 미리 알고 있어야 한다. 어느 정도 흥분된 목소리는 상대방에게 긴장감을 주고 관심을 유도할 수 있다.

9. 목소리에 담긴 감정의 움직임

레미니션은 절제된 목소리로 자신의 감정을 표출한다.

■ 레미니션의 행동으로 레미닌의 신뢰를 얻는다

1. 눈을 천천히 감는다

동작을 천천히 하는 것이 포인트이며 서두르는 느낌을 주지 않는다. 시선을 돌릴 때는 시선을 그 방향으로 움직이고 이어서 천천히 고개를 돌린다. 눈을 깜빡일 때도 천천히 움직이고 이때 약간 머리를 숙인다는 느낌으로 하는 것이 효과적이다.

2. 상대를 응시한다

상대방 이야기를 제대로 들을 때의 기본자세다. 턱을 살짝 내민다는 느낌으로 바라보면 안정적으로 보인다. 시선을 유지하며 고개를 끄덕이면 삼백 안이 되므로 진지함이 배가 된다.

3. 시선을 피하지 않는다

눈을 보면 진심이 보인다는 말이 있다. 눈을 맞추는 것은 커뮤니케이션의 기본 동작이다. 얼굴을 삐딱하게 하지 말고 바른 자세로 이야기하면 산뜻함을 연출할 수 있다. 시선을 상대방과 계속 맞추고 있을 필요는 없다. 포인트를 찾아 적절한 시기에 맞추면 된다. 그런데 이 타이밍이 어긋나면 신뢰도가 떨어지고 불안감을 준다. 이야기의 본질을 공유하는 신호로 시선을 맞추는 행동이 중요하다.

4. 항상 상냥하게 웃으며 응대한다

미소가 트레이드마크인 스튜어디스들은 업무가 끝나면 얼굴에 경련이 일어날 정도로 힘들다고 한다. 웃는 얼굴은 의식적으로 만드는 것이지 저절로 나오는 것이 아니다. 바꾸어 말하면 자연스럽게 지어진 미소는 금방 사라지므로 이를 유지하기 위해서는 노력이 필요하다. 미소가 사라지면 상냥한 마음도 사라진다는 것을 명심하자.

5. 편안한 모습을 보인다

심리적 안정감과 신체적 안정감은 연동되어 있다. 즉 신체적 상태를 안정시키는 것이 심리적 상태를 안정시키는 길이다. 레미니션이 편안한 모습을 보이면 상대도 심리적으로 편안해지고 반대로 레미니션이 불안해하면 상대도 불안함을 느낀다.

6. 땀 흘리는 모습을 보이지 않는다

앞에서도 말했지만, 땀은 활기차고 전력을 다할 때 흘리는 것이다. 그러나 더워서 흘리는 땀이라면 그것을 무시하는 연출이 효과적이다. '어머, 좀 덥지 않나요?'라며 상대가 덥다는 것을 공감하도록 유도하면 주도권을 쥐고 인터뷰할 수 있다.

7. 천천히 숨을 쉰다

숨을 쉴 때 횡격막이 상하로 움직인다. 상체를 앞쪽으로 기울이면 상하 움직임이 억눌려 숨이 가빠진다. 또 어깨나 턱이 위아래로 움직이면 병약한 이미지를 연상시켜 불안한 인상을 줄 수 있다. 복식호흡을 연습해서 어깨가 들썩이지 않도록 천천히 숨을 쉬자.

■ 레미니션이 즐겁게 수다를 떨 수 없는 요인

1. 피로

듣기만 하면 피곤해진다.

2. 일관성

이야기의 일관성이 없어 이해가 안 될 때.

3. 표현력

상대방이 하는 말의 의미가 불분명할 때.

4. 자아개념

상대방의 말에 휘둘려 다른 생각을 하지 못하고 자기 생각만 가득할 때.

5. 의분감정 義憤感情

윤리적으로 용서할 수 없는 얘기를 듣고 분노의 감정이 나올 때.

6. 위험한 수용

상대방의 논리가 옳다고 느껴져 자신이 세뇌될 수도 있다는 두려움이 생길 때.

7. 내키지 않는다

내키지 않을 때.

8. 의외의 정보

생각했던 정보와 다른 정보가 들어올 때.

9. 장소 설정

상대방이 주변 환경을 불편하게 생각할 때.

5장

4인식 회상법
: 개인식과 그룹식의 장점을 살린 4인식 회상법

5-1 4인식 회상법의 특징

5-2 사진을 활용한 회상법

5-3 쇼와(1926~89년-옮긴이)시대의 사물을 활용한 회상법

5-4 D 체크 진단 방법

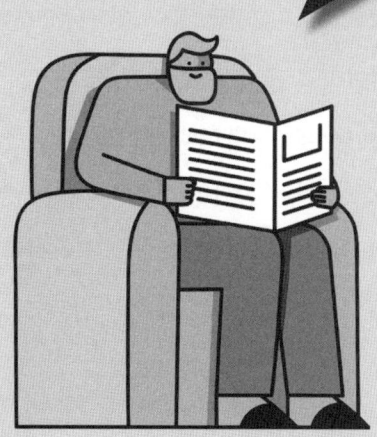

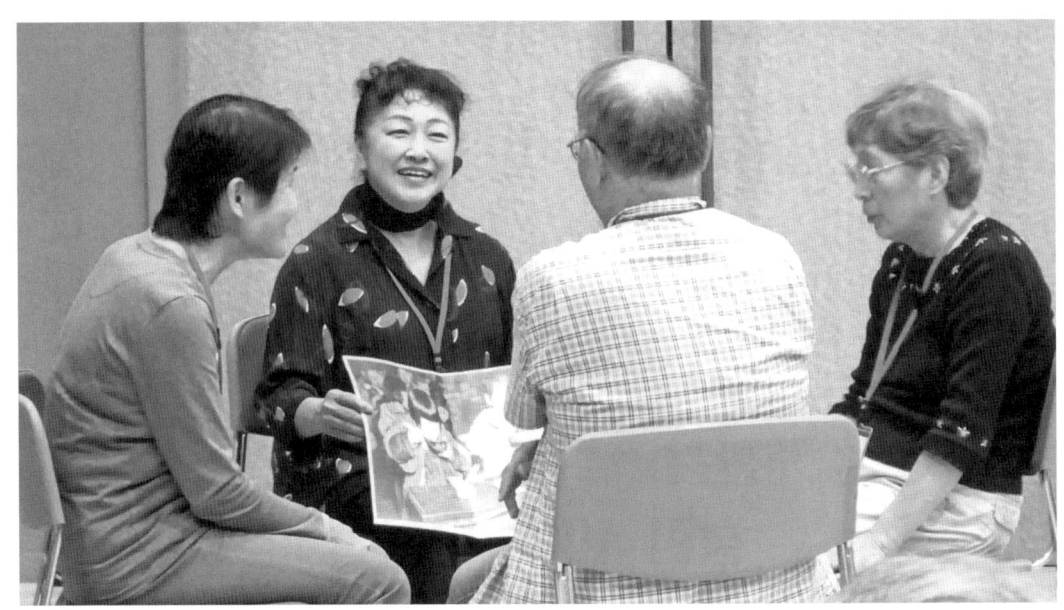

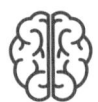 5-1
4인식 회상법의 특징

회상법의 진행 방법은 크게 '그룹식'과 '개인식'으로 나눈다. 그룹식은 주로 레크리에이션으로 발전하였고, 개인식은 치매 예방과 치매 진행 억제를 목적으로 한 회상요법으로서 진행되고 있다. 그러나 그룹식에서도 치매 예방 효과를 요구하는 목소리가 높아지면서 4인식 회상법이 탄생했다.

4인식 회상법은 그룹식과 개인식의 장점을 모두 갖춘 진행기술이다. 한 사람이 이야기하면 나머지 사람들은 모두 경청하는 방식과는 다르다. 말하는 사람은 화제를 제공하는 역할을 하고 이 화제에 흥미가 있으면 둘이든 셋이든 상관없이 같이 대화하면 된다. 그래서 옆 사람과 둘이서 두런두런 수다를 떠는데 전체적으로 보면 네 명이 시끌벅적하게 수다를 떠는 것처럼 보이기도 한다. 만약 네 사람 모두 같은 화제에 관심이 있으면 함께 그 화제에 집중하면 된다. 상황에 맞게 탄력적으로 진행하는 것이 회상법의 효과를 높일 수 있고 수다의 만족도도 높일 수 있다.

■ 자리 배치

자리 배치는 레미닌과 레미닌 사이에 레미니션이 앉는 것이 기본이다. 특히 쉴 새 없이 수다를 떠는 사람 옆에는 경험이 많은 레미니션이 앉는다. 수다를 잘 떠는 사람이 있으니까 그 사람에게 맡기면 된다는 생각은 하지 말자. 4인식에서는 마음에 들지 않는 화제로 이야기가 지속되면 불쾌해하는 사람도 있으므로 불쾌한 감정을 드러내는 레미닌은 신경 써서 지원한다.

■ 레미니션의 스킬

레미니션의 스킬은 혼자서 과도하게 수다를 많이 떠는 사람을 받아주는 것이다. 한 사람의 레미닌 때문에 다른 레미닌이 시간과 기회를 뺏겨서는 안 된다. 레미니션은 그런 사람 옆에 앉아 적당할 때 그 화제를 가져와 자신과 둘이서 대화할 수 있도록 유도한다. 이때 다른 레미니션은 화제를 바꿔 나머지 레미닌에게 발언할 기회를 제공한다. 이렇게 하면 전원이 각자 자신이 하고 싶은 이야기를 할 수 있다. 반대로 별로 수다를 떨지 않는 레미닌에게는 자연스럽게 말을 걸어 수다를 떨도록 유도한다.

■ 주제로 유도하기

이야기 주제를 제시했는데도 좀처럼 이야기보따리가 풀리지 않을 때는 먼저 레미니션이 주제에 맞춰 이야기를 시작한다. 나머지 레미니션도 자연스럽게 이야기를 공유하며 수다를 떤다. 이렇게 해서 서서히 레미닌의 머릿속에 있는 이미지를 떠올리게 한다. 갑자기 '○○ 씨 이야기해보시겠어요?'라고 지명하면 이야기가 주제에서 벗어나 어렵게 준비한 화제가 쓸모없게 된다. 사전에 레미니션끼리 의논해서 자연스럽게 진행되도록 한다.

■ 끊임없이 수다를 떠는 사람을 대응하는 방법

왜 끊임없이 수다를 떨까? 첫째는 다른 레미닌이 수다를 떨지 않아서 '어쩔 수 없이 나라도 수다를 떨어야지'하는 희생정신의 발휘 차원이고, 둘째는 '집에 수다 떨 상대가 없기 때문'이다. 이 두 사례는 상당한 차이가 있다. 전자는 상대를 칭찬하면서 들어야 한다. 후자는 같은 얘기를 반복하고 다소 푸념 섞인 말을 하더라도 가만히 수긍하며 들으면 된다. 양자 모두 레미닌 전원의 수다를 유도하기 위해서는 이야기가 길어지는 레미닌의 이야기는 레미니션이 1:1로 받아주면서 진행하면 레미닌의 만족도도 높아진다.

■ 수다를 떨지 않는 사람을 대응하는 방법

80세가 넘으면 수다를 잘 떨지 못하는 사람들도 많다. 체력적인 이유도 있지만, 대개는 제대로 준비를 하지 않으면 대화에 끼어들 수 없기 때문이다. 또, 귀가 어둡거나 화제에 흥미가 없을 때도 있다. 이때는 옆에 앉은 레미니션이 나서서 수다를 떨어야 한다. 작은 소리로 가벼운 잡담을 하듯 이야기를 한다. 듣는 것만으로도 효과가 있다는 의견도 있지만 절대 그렇지 않다. 레미닌이 직접 수다를 떠는 것이 회상법의 기본이므로 레미닌이 수다를 떨 수 있도록 아이디어를 짜내야 한다.

■ 터치

수다가 무르익으면 상대의 무릎이나 팔을 잡거나 어깨를 살짝 칠 때도 있다. 이것은 여성이 남성에게 하면 아주 좋은 보디랭귀지가 될 수 있지만, 남성이 여성에게 하는 것은 좋지 않다.

■ 그룹을 구성할 때 주의점

터치는 물론 참가자의 말투나 입버릇도 주의해야 한다. 가끔 오랜 습관으로 여성을 한 단계 아래로 보는 투로 말하는 남성도 있다. 또 여성들끼리도 사회성이 떨어져 보이는 대로 함부로 말하는 사람이 있다. 이런 참가자의 습관은 처음부터 보이는 것이 아니라 몇 회 정도 진행해봐야 알 수 있다.

회상법스쿨에서는 레미닌 30명과 레미니션 30명이 참여해 4명씩 한 조를 만든다. 총 15조가 만들어지는데 이 조합이 매우 중요하다. 각각의 레미닌과 레미니션의 개성을 조합해서 그룹을 구성한다. 전체 12회로 진행하는데 잘 짜인 그룹은 3회째부터 효과가 나타난다. 이때까지는 3명의 지도원이 참가자의 개성을 정확하게 파악해야 한다. 그 후 여성 그룹, 남성 그룹, 남녀 혼합 그룹, 레미닌 1명에 레미니션 2명인 그룹, 레미닌 3명에 레미니션 1명인 그룹 등 각각 조합을 만든다. 이 조합이 적절하지 않으면 레미닌 중 한 사람이 계속해서 수다를 떨거나, 심지어 참가자에게 어떻게 살아야 하는지 설교를 하기도 한다. 더 심하면 "이런 이야기가 무슨 의미가 있어. 나는 이런 이야기를 하러 온 게 아니야."라며 화를 내는 사람도 있다. 이런 상황을 해결하는 것도 레미니션의 역할이다.

■ 개인식과 4인식의 균형

초보 레미니션은 개별 수다나 네 명이 떠는 수다에서 개입할 타이밍을 잡기 어렵다는 질문을 많이 한다.

포인트는 레미닌의 표정을 살피는 것이다. 네 명이 함께 수다를 떨다 보면 침묵하거나 흥미를 보이지 않는 레미닌이 있기 마련이다. 이 타이밍을 포착해서 "지금 하고 있는 이야기는 다소 생소할 수 있겠네요."라는 식으로 말을 걸어 대화의 계기를 만든다. 그렇게 하면 수다를 떨고 있던 레미닌은 자연스럽게 다른 한 명의 레미니션을 보면서 말하게 된다.

그리고 개별 수다가 일단락되면 레미니션은 새로운 화제를 제시한다. 이것을 반복한다. 때에 따라서는 개별로 30분 정도 이야기가 진행될 때도 있는데 나름대로 의미가 있다. 레미닌의 만족도를 높일 수는 있지만 레미니션의 수가 적을 때에는 그렇게 할 수 없다. 그럴 때는 수다를 좋아하는 그룹, 수다를 좋아하지 않는 그룹으로 구성해서 각각 진행한다.

또, 레미니션이 1명이라면 레미닌 4명과 그룹을 만들어 진행한다. 이렇게 짜면 레미닌끼리 개별적으로 수다를 떨 수 있어서 더욱 신나게 이야기한다. 이때 레미니션은 이야기가 부정적으로 흘러가면 즉시 개입해서 화제를 바꾸도록 유도한다. 부정적인 화제를 방치하면 악감정이 생겨 회상법에 참가하고자 하는 의욕이 떨어진다. 회상법이 재미있다고 느끼면 고객은 또 방문한다.

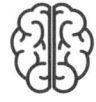

5-2
사진을 활용한 회상법

최근 회상법을 진행하는 병원이나 시설이 늘고 있다. 사진을 이용한 4인식 회상법의 구체적인 진행 방법을 살펴보자. 먼저 사진을 A3로 복사해서 참가자 한 사람당 한 장씩 나눠준다. 일반적인 사진집은 불법 복제를 금지하고 있지만, 회상법용 사진집은 회상법 진행 목적에만 허락하는 경우가 많으므로 확인해 두자.

사진은 기억된 영상 이미지기억을 상기시키는 좋은 자극제다. 사진이나 동영상도 마찬가지지만 본인이 경험한 것이 아니면 이미지를 재생하기 어렵다. 예를 들어 농촌에서 자란 레미닌에게 도시의 사진을 보여줘 봤자 느낌이 오지 않는다. 반대도 마찬가지다. TV에서 봤다거나 다른 사람에게 들었다는 정도의 기억은 애매해서 수다의 주제로는 효과적이지 않다. 그러므로 주의해서 그룹을 구성해야 하고, 참가자가 자란 환경을 확인한 후에 사진을 선정한다. 가끔 만주나 팔

라우 공화국에서 자란 레미닌들이 참가하기도 하는데 이런 경우에는 가능한 한 지역성을 띠지 않는 사진을 선정한다.

최근에는 DVD 등을 활용해 옛날 동영상을 보여주는 영상회상법도 있으나 영화를 보는데 시간을 많이 쓰다 보니 수다를 떨 시간을 확보할 수 없다. 이때는 가장 인상적인 장면을 편집해서 보여주며 수다를 떠는 것이 좋다. 이런 방법에 '추억의 음악 회상법'이라는 장르가 있다.

생활 도구를 사진으로 보여주는 방법도 있다. 그러나 화로를 예로 들어보면 화로는 홋카이도 北海道나 오키나와沖縄에서는 전혀 사용되지 않았던 물건이므로 이곳 출신들에게는 생소할 것이다. 사진을 고를 때는 사진의 내용과 참가 레미닌의 성장 배경을 고려해서 결정한다.

핵심은 '수다를 떠는 것'이다. 듣는 것도 좋지만 치매 예방 및 치매 진행 억제의 효과를 최대한 높이기 위해서는 수다를 떠는 것이 가장 중요하다.

■ 화롯가에서 새끼를 꼬는 사진

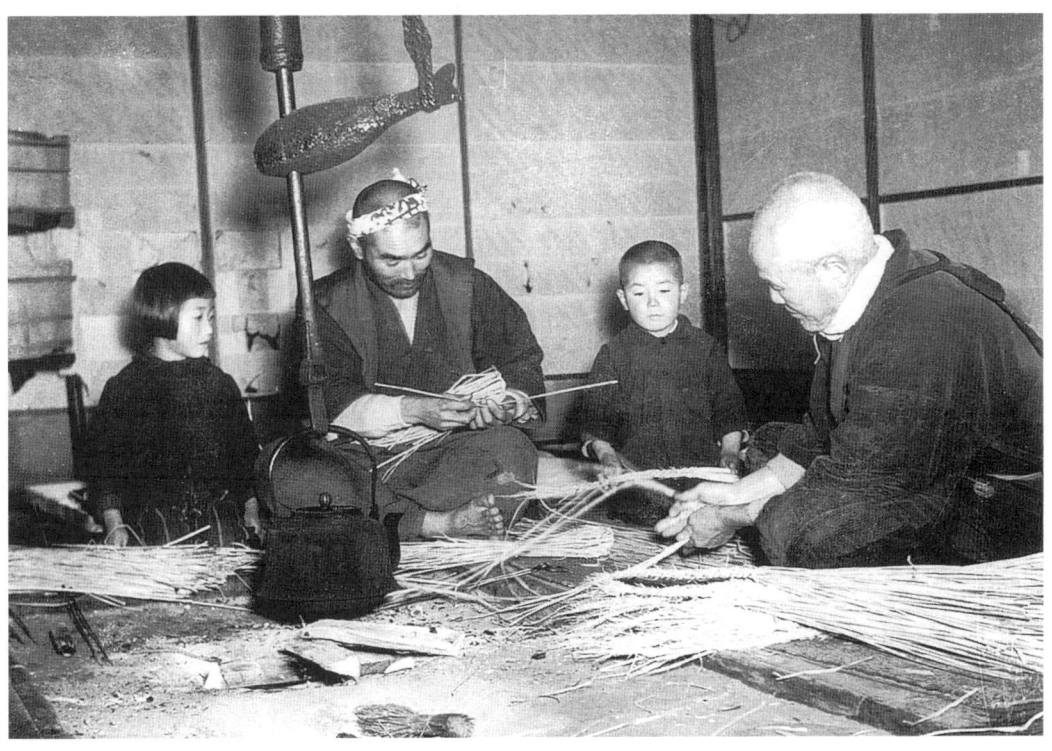

이 사진은 농가의 화롯가에 가족 3대가 앉아 있는 장면이다. 잘 관찰해보자.

<할아버지, 아버지, 남자아이, 여자아이가 있다. 천정에는 주전자를 걸어놓은 긴 갈고리가 달려있고 그사이에는 물고기 모양 목각이 숯검정으로 빛나고 있다. 왼쪽에는 철제 부젓가락이 있고 그 위쪽에는 궤짝 2개가 놓여있다. 아버지는 일본 전통 옷차림에 맨발이고 아이들은 스웨터 차림에 똑단발과 빡빡머리를 하고 있다. 장지문은 손질하지 않아 칙칙하고 여기저기 구멍이 나 있다.>

이것을 잘 살펴본 후 질문을 던져본다.

- 여러분, 이 사진을 보면 무엇이 생각나나요?
- 화롯가에서 무엇을 먹었는지 기억하시나요?
- 화롯가에서 할아버지가 이야기를 들려준 적이 있나요?
- 화롯가는 따뜻했나요?

참가자는 자유롭게 추억을 이야기한다. 이 사진을 보고 생각을 확장해서 부모와 함께한 추억담을 이야기해도 좋다. 만일 수다가 지지부진해진다면 쇠 주전자나 궤짝, 화로 등으로 관심을 유도해 추억 속의 이미지를 떠올리게 한다.

본인은 도시에서 자라서 이런 풍경은 본 적이 없다고 주장하는 참가자에게는 "다른 사진도 준비되어 있으니 잠시만 기다려 주세요."라고 부드럽게 대응한다. 현장에서는 늘 이런 일이 발생하기 때문에 이야기의 주제로 쓸 사진은 반드시 도시적인 소재와 시골적인 소재를 각각 하나씩 준비한다. 또 남녀가 섞여 있다면 남성용과 여성용을 따로 준비한다. 고령자들이 어렸을 때는 남녀 구분이 확실한 사회였으므로 관심 대상도 달랐다.

이 사진을 보고 힘들었던 어린 시절이 생각나 눈물을 흘리고 감정을 주체하지 못하는 참가자가 있을 수 있다. 그런 참가자에게는 3분간의 '감정 완화시간'을 준다. 대부분 3분 정도면 감정 실금(emotional incontinence) 상태는 회복된다. 3분 이상 슬픔이 멈추지 않는다면 감정 회복에 많은 시간이 필요하므로 일단 그룹에서 분리한다. 가능하면 장소를 옮겨 레미니션이 함께 있어

주는 것이 좋다.

　어린 시절의 환경은 전쟁 이후에 크게 변했기 때문에 레미닌이 어린 시절에 어떤 교육 환경에서 자랐는지 사전에 알아두는 것이 중요하다.

■ 도시락을 먹는 아이들 사진

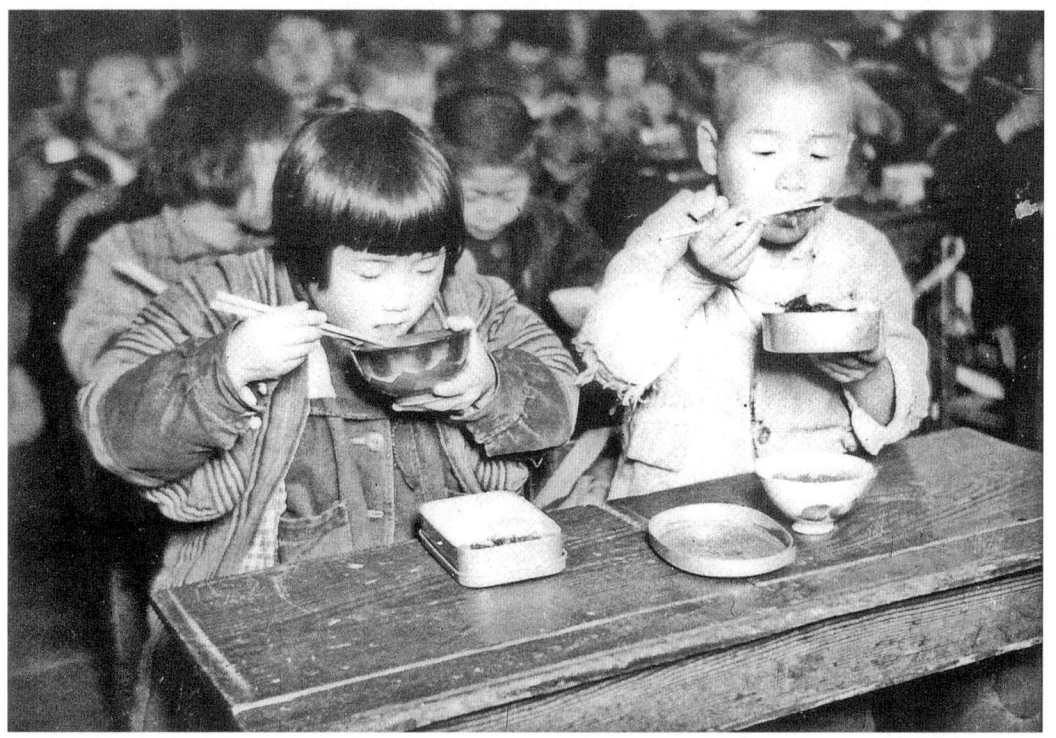

　이 사진은 집에서 싸 온 도시락을 먹는 장면이다. 자세히 살펴보자.

<책상의 상판은 두꺼운 나무로 되어 있다. 한가운데는 못으로 그어놓은 '국경'이 보인다. 도시락은 양은 도시락이고 여자아이는 뚜껑을 용기 아래에 겹쳐두었다. 국그릇이 남자아이와 여자아이가 다른 것을 보니 집에서 가져온 것 같다. 남자아이의 옷은 팔꿈치가 닳아서 해어져 있고 소매 길이도 다소 짧다. 젓가락은 어린이가 쓰기에는 좀 커 보이는데 아마도 어른용인 것 같다.>

이 사진에 무엇이 찍혀있는지 집착하지 말고 '도시락'을 주제로 이야기를 확장한다.

- 이 사진은 어떻습니까?
- 도시락은 맛있었나요?
- 밥 아래 계란 프라이를 숨겨온 친구도 있었나요?
- 운동회나 소풍 날의 도시락은 어땠나요?
- 신문지에 싸서 난로 가까이에 두면 따뜻하게 먹을 수 있었지요?
- 도시락을 못 싸 오는 학생들도 있었나요?
- 반씩 나눠 먹기도 했나요?

이런 화제를 제공하며 재미있게 수다를 떤다. 이 사진을 보고 70대 남성이 자신의 추억을 이야기해 주었다.

"그랬지. 졸업할 때까지 도시락을 싸서 다녔으니까. 급식 같은 건 아예 없었고. 도시락은 역시 운동회 날 도시락이 최고였어. 마을 사람들이 모두 학교로 모였거든. 학급대항인데 부락대항 같은 분위기였다니까. 학부모들이 함께하는 줄다리기는 마치 어른들의 경기 같았지. 어른, 아이 할 것 없이 모두가 기다리던 운동회였으니까. 그만큼 즐거운 일이 많지 않았다는 방증이기도 하지만…….

어머니들은 다른 집에 지지 않으려고 도시락을 정말 다채롭게 준비했지. '유부초밥'은 주머니를 뒤집어서 밥을 넣고 일반 유부초밥과 교차로 도시락에 담지. 홍백이 어우러져 알록달록 정말 먹음직스럽거든. 여기에 도톰한 계란말이까지. 좀처럼 먹기 힘든 진수성찬이었어. 달진 않지만, 간장을 살짝 찍어서 먹으면 은근히 단맛까지 느껴지거든. 여기에 유부초밥을 한입 먹으면 그게 정말 별미야. 생각만 해도 그 맛이 그리워지네. 또 단무지와 배추절임은 어떻고. 단무지는 물론 집에서 직접 담근 것이지. 겨울에 처마 밑에 매달아 말린 건데 시들시들해지면 겨 된장에 넣어서 절이지. 좀 꼬들꼬들했지만, 그것도 맛있었어. 그보다 더 맛있는 것은 배추절임이지. 소금에 살짝 절인 배추는 아삭아삭하고 말로 표현할 수 없을 만큼 맛있었지. 여기에 또 유부초밥을 한입 먹으면(웃음).

운동회 날은 맛있는 도시락을 먹으면서 다른 집 식사하는 곳도 염탐하지. 어머니는 계란말이 맛 좀 보라고 건네주며 상대방의 도시락을 슬쩍 보고 상대가 다키코미고항(일본식 영양밥-옮긴이)을 싸 왔으면 조용히 승리의 웃음을 지으며 돌아왔지."

"아니? 어째서 다키코미고항이면 이기게 되나요?"

"그야, 손이 많이 가는 음식을 더 쳐주니까 그렇지. 다키코미고항은 손이 덜 가는 음식에 속하거든. 대충 만든 음식이면 가족에게 미안한 마음이랄까? 정성을 들인 쪽이 이겼다 할 수 있는 거지. 지금은 다키코미고항도 괜찮은 음식이지만 옛날에는 그렇지 않았거든."

이렇게 도시락을 주제로 이야기하다가 어머니의 이야기로 화제가 바뀐다. 이야기의 흐름이나 주제에서 벗어나도 신경 쓰지 말고 진행한다.

■ **전기파마 사진**

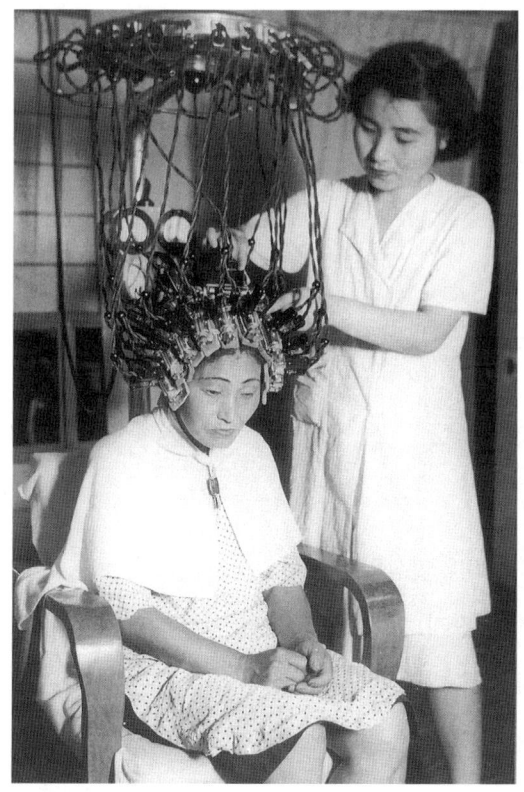

2차 세계대전이 끝나고 얼마 지나지 않아 전기파마가 유행했는데 머리카락이 타기도 했다. 그래도 여성의 자유를 상징하는 이미지로 도시를 중심으로 크게 유행했다. 모발 끝이 갈라지고 상하기도 했지만, 아름다움을 추구하는 여성들의 발길은 끊이지 않았다.

패전 직후에는 미군(GI)을 상대하는 양공주들이 전기파마를 많이 했기 때문에 천박하다는 의견도 있었지만, 너도나도 전기파마를 하게 되자 그런 비판도 시대의 흐름과 함께 사라졌다. 사진을 살펴보자.

<미용사는 흰색 가운을 입고 있다. 스타킹은 신지 않았다. 뒤쪽에는 장지문(밖이 보이는 미닫이문)이 있고, 손님은 평범한 서양식 의자에 앉아 있다. 장소는 주택을 개조한 미용실인 것 같다. 손님 머리에 롤이 많이 말려 있고, 롤과 기계는 한 줄 한 줄 전선으로 연결되어 있다. 전원이 들어오면 롤이 뜨거워진다. 손님은 땀을 흘리며 참는다. 전쟁 중에는 정부가 금지령을 내렸기 때문에 전기파마를 할 수 없었지만, 전쟁이 끝난 후에는 자유롭게 할 수 있었다. 당시 미용사는 신붓감으로 인기 있는 직종이었다.>

이러한 사실을 이해한 후 화제를 제시해보자

• 전기파마를 해본 적 있나요?
• 뜨거워 화상을 입은 적도 있었나요?
• 동네에 전기파마를 하는 미용실은 몇 군데 있었나요?
• 기대만큼 파마머리는 예뻤나요?
• 파마하고 나서 가족들의 반응은 어땠나요?

여성들만 알 수 있는 고생담이 많이 나올 것이다. 80대 여성의 추억담.

"전기파마? 오랜만에 들어보네. 나도 몇 번인가 해봤지. 그 후 얼마 안 있어서 파마약이 나와 몇 번 못 했지. 그렇게 자주 할 수도 없었고. 여하튼 꼬불꼬불해서 손질이 여간 힘든 게 아니었어. 한동안 기르다 보면 새로 자란 부분은 직모인데 머리끝 부분은 여전히 꼬불꼬불해서 직모

부분을 가리려고 머리띠를 했지. 한 3개월은 그러고 다녔어. 화상? 그야 당연하지. 뜨겁지 않을 리가 없잖아. 그래도 예뻐지려면 그 정도는 참아야지. 원래 우리 세대는 시집살이가 심했잖아. 참는 데는 이골이 났으니까. 전기파마는 일단 자녀가 있으면 괜찮은데 자녀도 없는 새댁이 하면 시어머니에게 잔소리를 듣는 거지."

"어떤 잔소리를 듣나요?"

"옛날에는 '낳으라는 애는 안 낳고 자기 몸치장이나 하고 돈 아까운 줄 알아야지. 가족들 생각도 좀 해!' 이런 식의 잔소리를 들었지."

이야기가 끝나면 레미닌에게 정중하게 감사하다고 말하자.

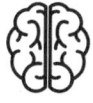
5-3
쇼와 시대의 사물을 활용한 회상법

　　지역 민속자료관에서 회상법 키트를 빌려준다. 대여 리스트에는 대야와 빨래판도 들어 있다. 그래서 종종 회상법의 상징으로서 빨래판을 화제로 삼곤 한다. 분명 빨래판은 고령자들에게 친근한 생활 도구이다. 그러나 이 빨래판에서 연상되는 추억은 차갑다, 허리가 아프다, 손톱이 갈라졌다, 천 기저귀를 빨 때 시어머니에게 혼났다 등 부정적인 것이 많다. 가끔은 쇼와 33년(1958년)에 전기세탁기를 집에 들여놓았을 때 빨래판에서 해방된다는 생각에 기뻤다는 긍정적인 기억을 이야기하는 레미닌도 있다. 그러나 가능하면 레미닌에게 부정적인 추억을 떠올리게 하는 화제는 피하는 것이 좋다. 마찬가지로 걸레질, 장작 패기, 우물물 긷기 등도 부정적인 감정을 떠올리게 한다. 그런데도 가끔 부정적인 소재가 회상법 화제로 다루어지고 있는 이유는 레미니션의 연령대가 낮아 쇼와 시대의 물건을 사용해본 적도 없고, 심지어 본적도 없으니 어떤 애환이 담겨있는지 모르기 때문이다. 그런데 어떨 땐 빨래판을 보여주면 고령자가 '와!' 하며 바로 반응하기도 한다. 그러나 이 '와'의 의미는 '그러고 보니 참 힘든 시절도 있었네.'이다. 이는 힘들었던 기억이 떠올라서 나오는 소리일 뿐, 결코 긍정적인 감정의 표출이 아니다. 다만 젊은 레미니션이 집요하게 이야기해보라고 하니 하는 것뿐이다. 부정적인 감정을 상기시키는 빨래판에 관한 이야기는 짧게 마무리한다.

회상법은 '즐거운 기억'이 기본이다. 힘들었던 시기의 기억을 자극해서는 안 된다. 쇼와 시대의 생활 도구를 활용할 때는 이런 배려가 필요하다.

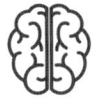

5-4
D체크 진단 방법

D체크의 'D'는 Dementia(치매)의 머리글자에서 따왔다. 회상법스쿨과 레미닌카페에서 회상법 프로그램을 진행할 때 관찰기록지로 사용한다. 아래의 5가지 항목을 기준에 따라 평가한다. 평가는 반드시 복수의 사람이 동일한 레미닌을 평가하여 객관적인 평가와 평가자의 평가 기준 표준화를 확보한다.

치매 예방과 개선을 위해서는 본인이 자각하는 것이 중요하다. D체크 결과를 바탕으로 본인의 상태를 자각하도록 돕는다. 본인에게 전달할 때에는 자존심 상하지 않도록 세심한 주의를 기울여야 한다.

D체크하는 방법을 배워 두면 언제 어디서나 가볍게 관찰한 것을 수치화할 수 있으므로 개인의 추이는 물론 타인과 비교도 가능하여 치매 상태를 어느 정도 객관적으로 기록해 둘 수 있다.

평가 내용은 '웃는 얼굴의 표출, 기억 정도, 발언 빈도, 집중력, 만족도' 등 5가지 항목을 5단계로 평가한다.

· 웃는 얼굴의 표출

　① 잘 웃지 않는다. 가끔 웃어도 이내 사라진다

　② 중간

　③ 대화 내용에 맞추어 웃는다

　④ 중간

　⑤ 입을 벌리고 크게 웃는다

· 기억 정도

　① 구체적인 내용이 없다

　② 중간

　③ 개별 명칭이나 고유명사가 가끔 섞여 있다

　④ 중간

　⑤ 장소, 시간, 고유명사를 정확하게 말할 수 있다

· 발언 빈도

　① 거의 수다를 떨지 않는다

　② 중간

　③ 인터뷰에는 대답한다

　④ 중간

　⑤ 수다를 많이 떤다

· 집중력

　① 시선이 흔들린다. 멍하게 있다

　② 중간

　③ 시선이 비교적 안정적이다

　④ 중간

⑤ 눈빛이 빛나고 흥미롭게 수다를 떨고 있는 것 같다

• 만족도

① 지루해하는 모습이다

② 중간

③ 종료 후의 표정이 즐거워 보인다

④ 중간

⑤ 웃음으로 즐거움을 표현한다

■ 기재할 때 주의사항

1. 복수의 사람이 평가할 때는 서로 의견을 교환하면서 결정한다. 이야기를 통해 관찰한 내용과 점수를 공유한다.
2. 레미닌과 레미니션의 이름은 꼭 실명일 필요는 없다. 나중에 그 사람이 누구였는지 특정할 수 있으면 된다. 그러나 특별한 이유가 없다면 실명을 기재한다.
3. 합계 점수는 레미닌을 한마디로 표현할 때에 사용한다. 예를 들면 점수가 좋아지고 있다는 말만으로 효과를 확인할 수 있다.
4. 비고란은 수다를 떤 내용을 요약해서 기재한다. 매번 같은 화제로 이야기하는 것을 좋아하는 경우나 레미니션이 바뀌었을 때 도움이 된다.

■ D체크 기록 용지

레미닌프렌드 진행 보고서

도리데시 위탁사업   보고일 : _____

레 미 닌 : _____   레 미 니 션 : _____

웃는 얼굴의 표출	
기억 정도	
발언 빈도	
집중력	
만족도	
※ 5단계 평가	

진행일자	년 월 일
진행시간	~ (총 시간)
진행장소	
이야기 테마 :	

내용 : 이야기의 포인트, 즐거웠던 스크립트, 반복하는 스크립트, 흥미가 없는 화제 등

_____
_____
_____
_____
_____
_____
_____
_____
_____
_____

비고란 : 쇼핑, 수다 상대, 분실물, 멋부림, 생활 태도 등

회상요법센터 도리데

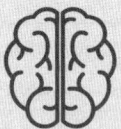

6장

심료회상법의 금기 모음
: 올바른 회상법 학습

6-1 치매에 걸리기 위한 '멋진 생활'?

6-2 잘못된 진행순서

6-3 잘못된 진행기술

6-4 의료 종사자가 회상법을 진행할 때 유의점

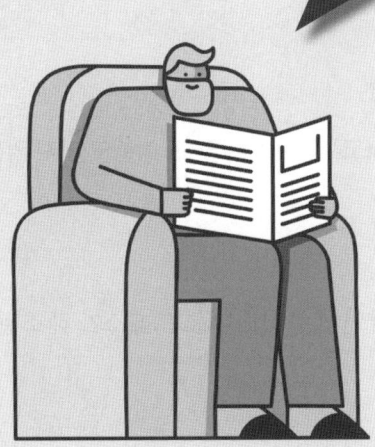

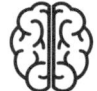
6-1
치매에 걸리기 위한 '멋진 생활'?

정년퇴직 한 사람이 이제 더는 일 하고 싶지 않다며 3개월 동안 집에서 아무것도 하지 않고 빈둥빈둥 지내다 치매에 걸렸다는 보고가 있다. 대뇌를 쓰지 않으면 '폐용성 치매'에 걸린다. 폐용성 치매 단계라면 적절하게 대응하면 개선될 가능성이 있지만, 만약 방치한다면 고착되어 혈관성 치매로 발전해 생활 장애를 초래할 수 있다. 지금부터 고령자가 꿈꾸는 멋진 생활(?)을 살펴보자.

1. 아무것도 하지 않는 '느긋한 생활'
- TV만 본다.
- 식사 시간이 불규칙하다.
- 집 밖으로 나가지 않는다.
- 옷을 갈아입지 않는다.
- 친구와 수다를 떨지 않는다.
- 청소와 요리를 대충 한다.
- 목욕하는 게 귀찮다.

아무것도 하지 않는다는 것은 대뇌를 쓰지 않는다는 것이므로 결과적으로 대뇌 활동이 둔화한다.

2. 낭비하지 않는 '검소한 생활'
- 술 담배 안 하고, 노래방에 안 가고, 춤도 추지 않고, 여행도 가지 않는다.
- 취미에 돈을 쓰지 않는다.
- 무엇을 해야 즐거운지 모른다.

즐거움을 느끼면 대뇌에 도파민이 분비되어 스트레스가 해소된다.

3. 몸을 너무 아끼는 '편안한 생활'

- 골프나 낚시, 바둑, 장기 등 취미 생활을 전혀 하지 않는다.
- 무슨 일이든 귀찮아한다.

  귀차니즘은 노화의 지름길이다. 건강해지려면 몸을 움직여야 한다.

4. 이성에게 관심을 두지 않는 '성실한 생활'

- 멋 부리지 않는다.
- 선물은 하지도 받지도 않는다.
- 옷을 사지 않는다.
- 깔끔하게 꾸미는 것이 귀찮다.

  꾸민다는 것은 사회성을 유지하고 있다는 증거다. 사회와 교류하면 노화를 막을 수 있다.

5. 악을 물리치는 '정의로운 생활'

- 다른 사람의 험담을 추상적으로 한다. (자신이 옳다고 확신한다)
- 사회에 대한 험담을 추상적으로 한다.

간단히 말하면 이 5가지 생활을 하지 않으면 치매에 걸리지 않는다는 뜻이다.

고령자에게 소통이 얼마나 중요한지 '노망나지 않는 노래'에서도 반복해서 말하고 있다.

> 1절. 아무것도 하지 않고 멍하니 TV만 보면 편한 것 같지만 나이 들면 10년 빨리 노망이 나요~~
>
> 2절. 사람들과 어울리지 않고 아무것도 하지 않는 사람은 꿈도 희망도 사라져 젊은 나이에도 노망이 나요~~
>
> 3절. 술도, 담배도, 춤도, 노래도 즐기지 않고 남의 결점만 찾는 사람, 다른 사람보다 3배는 빨리 노망이 나요~~
>
> 4절. 골프, 가라오케, 낚시, 장기 등 취미가 없는 사람, 멋도 없고 이성에 관심 없는 사람, 친구 없는 사람은 노망이 나요~~

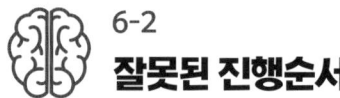
6-2
잘못된 진행순서

최근 많은 노인시설에 회상법이 도입되어 있다. 회상법이 이렇게 확산하는 것은 매우 기쁜 일이지만, 과연 회상법이라 할 수 있는지 의심스러운 사례도 많다. 단어의 이미지를 자기 멋대로 해석해서 진행하거나 전혀 다른 것을 회상법이라고 하는 사례도 심심찮게 보인다. 구체적으로 살펴보자.

■ 잘못된 진행순서

1. 20인 그룹으로 진행

참여 인원이 많으면 한 사람당 발언 시간이 줄어든다.

2. 참가자의 나이 차가 많은 그룹 구성

세대 차이로 화제가 맞지 않아 이야기가 재미없다.

3. 책상을 둘러싸고 앉는다

회의하는 것 같아 수다가 즐겁지 않다.

4. 자료를 손에 들고 한다

받은 자료만을 보게 되어 상대방의 수다를 듣지 않는다.

5. 구연동화를 보여준다

(강사의 구연동화를 보느라) 수다를 떨 시간이 없다.

6. 한 사람씩 순서대로 발표한다

세미나 방식의 발표에 익숙하지 않은 사람은 참여할 수 없다.

7. 강사가 말을 너무 많이 한다

강연회 분위기 같아 참가자가 수다를 떨기 어렵다.

8. 옛날 영화를 보여주기만 한다

참가자는 대화할 기회가 없다.

9. 말없이 색칠하기와 종이접기 등을 시킨다

참가자는 대화할 기회가 없다.

10. 수다를 좋아하는 사람만 수다를 떤다

한 사람이 시간을 독점하므로 다른 사람은 수다 떨 기회가 없어진다.

11. 괴로웠던 일들을 떠올리게 한다

손빨래, 장작 패기, 목욕물 데우기, 우물물 긷기 등의 이야기는 즐겁지 않다.

12. 모르는 노래를 부르고 듣게 한다

들어본 적 없는 노래는 재미가 없다.

13. 마니아적인 화제

결혼식 합환주(合歡酒)의 잔 이야기 등 경험이 없는 사람은 말할 수 없다.

14. 자세하게 자기소개를 시킨다

출신지나 신분에 대한 편견을 조장할 수 있다.

15. 숙제를 내준다

다음 시간에 준비해오라고 숙제를 내주면 참가자는 부담스럽다.

16. 수다를 강요한다

말하고 싶지 않을 때는 고통이 된다.

17. 마스크를 끼고 말한다

목소리가 잘 전달되지 않는다.

18. 더 큰소리로 하라고 지시한다

목소리가 원래 작은 참가자도 있다.

19. 그룹의 침묵을 방치한다

어두운 분위기를 조장한다.

20. 리더와 부리더 간에 소통이 부족하다

이야기의 흐름이 뒤죽박죽된다.

■ **20명으로 진행한 그룹 회상법 사례**

전前 중학교 교장이 그룹 회상법의 리더다. 주간보호센터 레크리에이션 시간. 20인이 둥글게 둘러앉아 있다.

"자, 오늘은 A 씨가 자신의 회상을 이야기하는 순서입니다. 여러분 잘 들어주세요. A 씨 시작해주세요."

"예, 죄송합니다. 말주변이 없어서 종이에 적어왔습니다만 괜찮을까요?"

"예, 훌륭하십니다. 제대로 준비해오셔서 기분이 좋습니다."

"그럼 읽겠습니다. 저는 19XX년에 호쿠리쿠^{北陸}지방 후쿠이^{福井}현에서 태어났습니다. 바다와 가까워서 게와 생선 등 해산물이 풍부합니다. 인구 77만 명으로 88만 명인 도쿄도 세타가야^{世田谷}구보다 11만 명 적습니다. 인구는 적지만 저는 고향인 후쿠이현이 참 좋습니다. 이상입니다."

"예, 매우 잘하셨습니다. A 씨에게 궁금한 점 있습니까? 없으시면 이것으로 끝내겠습니다. 다음 주에는 B 씨가 준비해 주시기 바랍니다."

이것을 회상법이라고 생각하는 사람이 있다니 놀랄 따름이다.

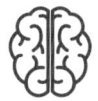

6-3 잘못된 진행기술

■ 잘못된 진행기술

1. 본인의 비밀을 말하게 한다
비밀을 털어놓도록 강요받는 느낌이 든다.

2. 이야기의 내용이 사실인지 아닌지 신경 쓴다
심리적인 사실을 소중하게 생각하지 않는 행위다.

3. 국제 정세 등 추상적인 화제를 이야기한다
신문에서 보니까……. 등 자신과 관계가 먼 화제는 ADL 기억이 아니다.

4. 꼬치꼬치 캐묻는다

5W는 신상 조사를 당하는 느낌이 든다.

5. 알려 달라며 집요하게 묻는다

취조받는 느낌이 든다.

6. 듣기만 하고 대화를 하지 않는다

독백을 강요받는 느낌이 든다.

7. 레미닌을 부끄럽게 만든다

'어머, 그것도 몰라요?'라는 말을 들으면 몰라서 창피하다고 느낀다.

8. 슬픈 기억을 말하게 한다

우울해진다.

9. 과거와 현재를 비교한다

과거(기억 속)의 즐거움이 반감된다.

10. 이야기에 기승전결을 요구한다

5W의 스토리로 전락한다.

11. 푸념과 험담을 하게 한다

나쁜 감정이 떠오른다.

'잘못된 회상법'이라고 표현했지만, 진행자는 나름대로 원하는 효과와 만족감을 얻었을지 모른다. 그러나 '10명 중 3명이 웃었으므로 대성공'이라고 평가하는 것은 옳지 않다. 회상법은 참가자 한 사람 한 사람이 수다를 즐길 수 있도록 하는 것이 목적이다. 참가자가 즐길 수 없는 회상법은 기본적으로 잘못된 것이다.

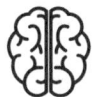

6-4 의료 종사자가 회상법을 진행할 때 유의점

약물도 부작용에 유의해야 하듯이 심료회상법도 진행할 때 유의해야 할 점이 있다. 심료회상법은 첨단 심료기술로 그 실적을 차곡차곡 쌓아가는 단계에 있다. 이러한 현주소를 제대로 이해하고 활용해 주길 바라며, 실제로 입원 환자를 대상으로 회상법을 진행할 때 기본적으로 유의해야 할 점을 재단법인 오하라 종합병원 모리야 히로시 부원장의 특별기고를 통해 알아보자.

■ 의료 종사자가 회상법을 진행할 때 유의점

회상법은 매우 우수하지만, 임상적 유용성이 확립되었다 할 수 없으므로 의사나 간호사들이 의료현장에 도입할 때 다소 주의가 필요하다고 생각합니다.

1. 레크리에이션 기술로서의 회상법

회상이라는 행위 자체는 기억을 활성화하는 훈련이며 때에 따라서는 즐거운 오락이 되기도 합니다. 또 훌륭한 돌봄 예방 도구이자 뇌 기능과 기억을 재활하는 기술입니다. 자연과 계절의 변화를 이벤트를 통해 체험하고 느낄 수 있도록 하면 기억을 활성화하는 데 도움이 됩니다. 음악요법이나 인토네이션을 동반한 말, 노래, 음악, 미술, 영화, 만화, 서적 등과 비슷한 효과를 기대할 수 있습니다. 그러나 의사나 간호사가 본래의 업무 이외에 이런 돌봄 예방 프로그램을 진행하는 것은 현실적으로 어렵습니다. 오히려 가족이나 자원봉사자의 도움을 받아 회상법을 진행하는 것이 현실적일 수 있습니다.

2. 생활 속에서의 회상 시도

과거를 하나하나 떠올리는 행위 자체에서 성취감을 얻습니다. 회상법은 성취감을 반복적으로 느끼게 해주는 것이라고도 할 수 있습니다. 이것은 평소에 기억을 정리해두는 것이 얼마나 중요한지 알게 해줍니다. 일기, 앨범, 물건, 옷 등 살면서 쌓아 온 수많은 인생의 자료와 시각, 청각, 촉각, 미각 등 모든 감각의 기억이 회상법의 자료가 될 수 있습니다. 과거의 자료를 정리하거나 조부모와 함께 가족 비디오를 감상하는 일은 가족에게 성취감을 주고 돌봄 예방 효과를 가져다줍니다. 각 가정에서 돌봄 예방 차원에서 기억을 정리해둔다면 입원한 환자에게 섬망(의식장애) 증상이 나타날 때 적절히 활용할 수 있습니다. 기본적으로 회상법은 소급 행위지만, 적극적인 대응으로서 반복되는 작은 일상도 이벤트라 생각하고 성취한 것을 기억하고 기록으로 남기는 것도 좋은 방법입니다.

3. 회상록 작성에 필요한 기술과 부산물

회상록은 회상법 특유의 산물이라고 할 수 있습니다. 환자와 대화 중에 얻은 정보로 완성한 자서전을 환자에게 선물하면 환자 본인은 물론 의료담당자도 큰 보람을 느낍니다. 준비된 항목을 다 채우지는 못하더라도 나머지 빈칸은 본인이 채워 넣을 수 있습니다. 이런 방식으로 진행한다면 의료 행위를 하면서도 직접 진행할 수 있을 겁니다. 또 학생들 실습이나 신입사원 연수 등에서 상담기술 실습으로도 응용할 수 있습니다.

4. 카운슬링 개입에 대한 주의사항

회상법뿐만 아니라 모든 카운슬링 기법이나 커뮤니케이션 기술도 마찬가지입니다만, 테크닉만 뛰어난 커뮤니케이션은 마이너스적인 면이 있다는 것을 알아야 합니다. 일부 환자에게서 좋은 결과가 나왔다고 해서 모든 환자에게 좋은 결과가 나오는 것은 아닙니다. 역설적으로 매뉴얼에 없는 행위를 오히려 환자가 더 좋아하는 경우도 많습니다.

회상법의 기본은 긍정적인 생각과 모리타요법森田療法(정신요법의 일종으로 불안장애와 공황장애, 강박성 장애 등의 치료를 목적으로 정신과 의사인 모리타 쇼마가 창시한 요법-옮긴이)입니다. 스스로 깨닫도록 하는 개입 강도 면에서는 매우 강한 부류에 속합니다. 본인이 부정적으로 기억하고 있는 추억을 긍정적으로 바꾸는 작업은 개입이 매우 강한 행위입니다. 나쁜 소식을 접한 환자를 대할 때의 기본은 '섣부른 위로는 하지 않는 것'이며 '패턴화된 개입'은 이런 점에서 역효과를 초래할 수 있으므로 항상 주의해야 합니다.

자기 신변에 일어난 '나쁜 일'을 이해해가는 과정은 어떤 계기를 통해 능동적·자발적으로 진행되어야 한다는 사고방식도 있습니다. 이 계기는 같은 처지에 있는 사람일 수도 있고 음악일 수도 있으며 가족일 수도 있습니다.

우연히 일어난 사건을 이해하는 계기 또한 우연히 찾아오기도 합니다. 우연히 자신에게 중요한 의미로 다가올 때까지는 자발적인 사고의 정리가 필요합니다. '의미 있는 우연의 일치(칼 구스타프 융)'는 패턴화된 개입은 부적절합니다. 따라서 회상법을 포함한 카운슬링 기법은 그 효과와 나쁜 영향을 검토한 후 상황에 맞게 적절하게(case-by-case) 활용해야 합니다.

또 의료 종사자는 기술을 체득했다고 해서 '순수한 눈물'을 잃어버려서는 안 됩니다. '환자의 불안에 공감하는 것'이 기본자세이며, 이를 위해서는 감수성이 필요합니다. 패턴화된 회상법 기술을 사용한다고 해서 감수성을 잃어버려서는 안 됩니다. 슬픔과 불안을 이해하려고 노력하고 '공감하려는 자세'가 필요합니다. 이런 자세가 본연의 업무인 전문적인 의료 행위에 반영되지 않는다면 립서비스에 지나지 않는다는 비난을 받게 됩니다.

그저 옆에 있거나 앉아서 이야기를 듣는 행위가 기본이라는 것을 잊지 마십시오. 상대방의 페이스를 배려한 '조용한 시간'이 필요합니다. 이런 마음가짐 없이 환자의 감정을 무리하게 끌어내려고 한다면, 결국 임시방편적인 대응에 지나지 않게 되고 실력도 없으면서 잘난 척하는 것으로 비칠 수 있습니다.

5. 상담 및 대인관계의 기술 습득, 커뮤니케이션 도구로서의 회상법

회상법은 상담기술 중 하나라 할 수 있습니다. 상담기술은 의학 교육에서도 아주 중요시되는 기술이지만, 교육이나 학습이 어려운 영역이기도 합니다.

질문 내용이 정형화된 회상법은 습득하기 쉽고 매우 효율적으로 효과적인 커뮤니케이션 기술을 배울 수 있습니다. 젊은 의료인이 환자와 마주할 때 생길 수 있는 세대 간의 차이를 메우는 도구로 유용하게 사용할 수 있습니다. 의료 상담이나 문진할 때 많든 적든 회상법에 나와 있는 내용이 반드시 언급됩니다. 실제로 회상법 텍스트의 질문항목대로 상담을 진행해 보면 하기 쉽고 형식적인 면부터 진행한다는 의미에서 합리적이라는 생각이 듭니다. 몇 가지 항목을 기억해 두면 대화의 연결고리로도 활용할 수 있습니다. 또 의료인이 습득해야 할 상담기술이나 커뮤니케이션 기술의 시작 단계의 학습으로 활용할 수도 있습니다. 그러나 앞서 기술했듯이 상담기술의 습득 방법으로는 그저 옆에서 이야기를 듣는 형식적인 면부터 시작하는 방법도 있습니다.

다시 한번 강조하지만, 고정화 및 정형화된 질문을 하는 회상법이 되어서는 안 됩니다. 회상법, 카운슬링 기법, 커뮤니케이션 기술은 그 결과와 악영향을 파악한 후 상황에 맞춰 적절하게 사용해 주시기 바랍니다.

6. 병원에서 회상법을 진행할 때 주의점

회상법을 무엇 때문에 진행하는지 목적을 명확히 해야 합니다. 현시점에서는 의료 행위로서의 평가가 부족하므로 입원 상담이나 장기입원 말기 환자를 대상으로 한 회상록 제작 지원 등이 현실적인 활동이 될 것입니다.

의료 종사자는 각자의 역할이 있는 의료 전문가라는 사실을 잊지 말고 진행해야 합니다. 예를 들어 검진을 받으러 온 환자는 검진 기술이 믿을 만한지 큰 병에 걸리지는 않았는지 등 여러 가지 면에서 불안합니다. 검진 전에는 안심할 수 있도록 배려해 줍시다. 검진 후에는 검진이 잘 이루어졌다는 것을 알리고 검진 결과를 신속하게 설명하는 것이 좋습니다. 만약 이런 설명을 생략하거나 5분, 10분 지연시키면 환자는 더욱 불안해집니다. 빠른 대응을 바라는 환자에게는 신속하게 대응하는 것이 최고의 서비스입니다.

전문가로서 의료기술을 신속 정확하게 펼쳐야 하므로 적절한 시기에 설명하고 심리적 개입을 한다면 환자의 불안도 없애고 좋은 인상을 줄 수 있어 결과적으로 기술의 완성도를 높일 수 있습니다. 환자의 불안을 헤아리지 않고 다른 화제로 커뮤니케이션을 하려고 한다면 환자의 불안은 더욱 가중될 것입니다.

7. 전문가로서의 대응

환자가 의료인에게 기대하는 것이 무엇인지 잊지 말아야 합니다. 환자는 안전하고 표준적, 전문적 의료 행위를 원합니다. 이를 실천하기 위해서는 늘 최신 지식과 표준 기술을 보유하고 있어야 합니다. 그리고 전문가로서의 대응 방법이 본의 아니게 환자에게 상처가 되지 않는지 끊임없이 되짚어 보아야 합니다.

8. 암 환자 대응 방법

진행 암이나 말기 암 등 암이 악화하고 있는 만성질환자는 병세가 호전되기를 바라는 마음과 악화하는 것에 대한 불안한 마음이 공존합니다. 이런 환자에게 듣기 좋은 위로는 오히려 역효과가 나므로 의료인으로서 과학적인 사실에 근거한 대응을 우선적으로 해야 합니다. 환자가 의료 종사자에게 바라는 것은 안전과 올바른 의료 행위입니다.

특히 말기 암 환자의 심리상태는 많은 의료 종사자가 경험해 보지 못한 심리상태이므로 바람직한(의료인이 생각하는) 방향으로 가고자 테크닉으로 유도해서는 안 됩니다. 환자는 의료 종사자에게 심리적인 힐링까지 기대하지는 않습니다. 오히려 비슷한 처지에 있는 환자 집단에서 힐링을 받고 싶어 합니다. 따라서 초심자이고 자신감이 없다면(과도한 자신감도 곤란합니다만) 무리하게 진행하지 말고 순수하게 커뮤니케이션을 하는 것이 더 신뢰감을 줄 수 있습니다.

회상법 초보자가 환자를 응대할 때는 '회상법 테크닉에서 일단 벗어나 순수하게 대응하자는 마음가짐'과 '회상록 인터뷰 항목을 환자에게 보여주고 솔직하게 대응하자는 마음가짐'으로 다가가는 것이 안전합니다.

말기 환자에게는 내용이나 테크닉보다는 '옆에 있어 준다.', '섣부른 위로는 하지 않는다.'는 생각으로 임하는 것이 효과적입니다.

회상법을 진행할 때는 지속해서 임할 것을 약속하고 가능하면 기록으로 남깁니다. 자신이 깜박 잊어버린 항목에 대해서는 잊어버렸다는 사실을 밝히고 사과하는 자세도 필요합니다. 절대로 일시적으로 진행해서는 안 됩니다. 특히 의사나 간호사가 진행하는 경우 회상법의 진행

여부와 상관없이 의료 종사자로서 계속 환자와 관계를 맺어가야 하므로 즉흥적으로 임해서는 안 됩니다.

말기 암 환자라고 해서 추억만 먹고살지는 않습니다. 어떤 환자든 미래에 대한 기대는 있습니다. 말기 의료의 기본자세는 일상생활에서 얻은 작은 성취감을 쌓아가는 것입니다. 실행 가능한 작은 목표를 설정하고 그것이 실행되었을 때 같이 기뻐하는 자세입니다. 목표 설정이야말로 의료인이 전문적 지식과 기술을 발휘할 수 있는 영역입니다. 과거를 되돌아보는 것만 고집하지 말고 미래에 대한 '긍정적인 것 찾기'도 시도해 주시기 바랍니다.

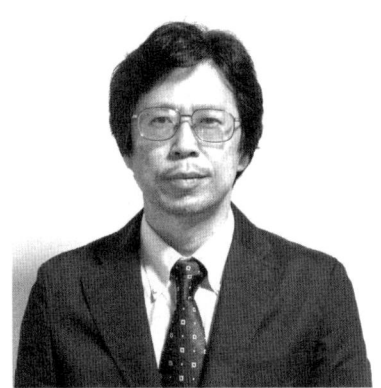

의사 모리야 히로시

7장

초기 치매와 우울증을 구분하는 DCL
(초기 치매 체크리스트)

7-1 치매 초기 증상을 측정하는 DCL(Dementia Check Lists) 초기 치매 체크리스트

7-2 DCL 진단 설명서

7-3 DCL 기록 용지

7-4 가쓰시카^{葛飾}구 시니어 활동 지원센터 회상법교실에서 활용한 DCL

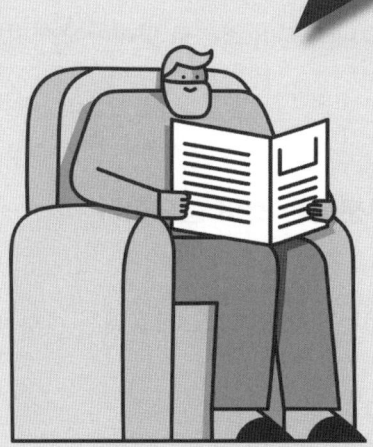

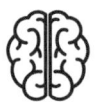

7-1
치매 초기 증상을 측정하는 DCL(Dementia Check Lists) 초기 치매 체크리스트

■ 치매 증상이 나타나는 원인은 크게 3가지로 나눌 수 있다

　치매 증상은 건망증을 비롯해 이물질 섭취 등의 행동 장애에 이르기까지 범위가 넓다. 치매는 그런 '증상'을 의미하는 말이지 질병의 원인을 규정하는 말이 아니다. 치매 증상이 나타나는 원인은 크게 3가지로 나눌 수 있다.

　첫 번째, '뇌 수축으로 인한 치매'는 노화로 뇌가 수축하면서 나타나는 증상을 말한다. 모든 인간의 뇌는 노화로 인해 뇌 수축이 일어나는데 육체보다 뇌가 먼저 노쇠한 상태를 말한다. 온종일 멍하게 보내는 사람도 있고 웃을 일도 아닌데 늘 웃으며 기분 좋게 보내는 사람도 있다.

　두 번째, '알츠하이머병으로 인한 치매'는 뇌세포에 쌓인 아밀로이드 베타가 서서히 뇌 신경세포를 파괴해 나타나는 증상이다. 신경세포는 죽어도 세포와 세포를 연결하는 뉴런(신경돌기)이 남아있기 때문에 잘못된 정보가 뇌 내에 전달되기도 한다. 그리고 기억 자체가 소실되는 것이 특징이다. 잘못된 정보(건망증 포함)로 판단력이 떨어지기 때문에 수도꼭지와 가스 밸브를 오인하거나 화장실과 목욕탕을 착각하기도 한다.

　세 번째, '뇌 혈관성 장애로 인한 치매'는 주로 노화로 뇌혈관에 장애가 발생하고 이로 인해 뇌세포가 파괴되어 나타나는 증상이다. 이 증상의 특징은 모르겠다는 말을 반복한다. 당연히 알고 있어야 하는 단어가 도저히 생각나지 않아 스스로 딜레마에 빠지기도 한다.

■ 초기 치매와 우울증을 구분하는 것이 중요하다

　제임스 매킬럽 씨(63세, 영국)는 2005년 10월, 교토에서 개최된 제20회 국제알츠하이머병 협회 국제회의에 참가하기 위해 일본을 방문했다. 초로기 알츠하이머병을 앓고 있던 그는 요리우리신문과의 인터뷰에서 다음과 같이 답했다.

"언제부터 심신의 이상 징후를 느끼셨나요?"

"55세 때부터였습니다. 은행원이었는데 계산이 잘 안 되고 사람 이름을 자주 잊어버렸습니다."

"병원에서는 뭐라고 하던가요?"

"병원에서 우울증 진단을 받고 항우울제를 처방받았습니다만 약을 먹어도 증세가 좀처럼 호전되지 않아 멍하니 소파에 앉아서 TV만 쳐다보며 몇 년을 보냈습니다."

"병명을 정확하게 알게 된 것은 언제였습니까?"

"59세 때 뇌 정밀검사를 받고 알츠하이머병이라는 것을 알게 되었습니다. 정말 충격을 받았습니다. 내가 치매라는 사실을 도저히 받아들일 수 없었으니까요."

"지금은 어떻습니까?"

"약을 먹고 2~3개월이 지났을 무렵부터 증상이 호전되기 시작했고 치매라는 사실을 받아들이게 되었습니다."

"어떻게 받아들일 수 있었습니까?"

"무엇이 문제인지 알면 더는 문제가 아니잖아요. 예를 들어 안경이 없어졌을 때 다른 사람이 훔쳐 갔다고 생각하는 것이 아니라 내가 깜박하고 어딘가에 두고 온 거라고 생각하게 되었습니다."

제임스 매킬럽 씨는 치매가 나은 것은 아니지만 문제를 최소화해서 일상생활을 개선할 수 있었다.

■ 초기 치매 검사 DCL

제임스 매킬럽 씨의 사례에서도 알 수 있듯이 치매와 우울증 진단은 매우 어렵다. 일본에서는 치매를 진단할 때 '하세가와식長谷川式 치매 진단 테스트'를 많이 사용한다. 하세가와식은 치매가 명백하고 의료적으로 어느 정도 레벨의 '중증'인지를 측정하는 척도로 사용된다. 그러나 초기(경도) 치매 증상 측정에서 관찰 실태와 측정치를 비교했을 때 차이가 있었다. 그래서 별도로 초기 치매 증상을 진단하기 위해 개발된 것이 DCL이다. 해마 기능과 대뇌 기능의 역할에 주목한 인지검사로 소위 '생각해낼 수 없다'와 '기억할 수 없다'의 차이를 명확하게 구분하는 것이 특징이다. '기억할 수 없다'는 해마 기능 계통의 장애이며 노화로 인한 기명력 저하를 의미한다. '생각해낼 수 없다'는 본래 자신이 확실히 기억하고 있는 것을 제대로 논리적으로 표현할 수 없게 되는 것으로 대뇌 기능장애, 즉 치매를 의미한다.

■ DCL의 측정 영역

DCL은 초기 치매와 우울증을 구분하기 위해 사용하며 DCL을 진행하기 위해서는 진행 일자, 본인 이름, 나이, 생년월일, 주소 등을 말할 수 있어야 한다. 본인의 생년월일을 몰라도 진행은 할 수는 있지만, 이때는 반드시 심료회상사가 진행해야 한다. 하세가와식에서는 본인의 생년월일과 시계, 주소 정도만 알아도 대부분 과제를 수행할 수 있으므로 초기 치매 여부를 파악하기 어렵지만, DCL에서는 영역별로 체크하기 때문에 초기 치매 여부를 알 수 있다. DCL은 생활 분야, 감정 분야, 인지 분야(기억 영역과 심적조작 영역)의 4개의 영역별로 측정하기 때문에 측정 결과에 따라 어느 영역이 약한지 어떤 자극을 주면 좋은지 알 수 있어서 의료나 간호를 계획하는 데 참고할 수 있다.

■ 생활적응의 평가 기준

DCL의 생활 분야 측정항목은 빈발 행동, 공격 행동, 은둔형 외톨이, 위생 관념 등 4가지 영역으로 구성되어 있다. 이 4가지는 일상생활에 장애가 되는 대표적인 행동을 측정하는 것으로 생활 분야의 측정 방법에는 '생활적응평가법(LAA)'을(7-2 참조) 사용하고 있다.

지금까지는 일상생활 수행능력 평가에서도 의료적 관점에서 평가하는 방법을 많이 사용해왔다. 목적은 측정 결과를 보고 어느 정도 레벨의 '의료 행위'를 하면 좋을지 참고하기 위해서다.

따라서 각각의 평가 방법은 평가 결과를 어디에 쓸지 정해져 있으므로 다른 곳에 사용하면 오차가 발생한다.

생활적응평가법은 생활 장애의 레벨을 측정하는 것이므로 레미닌이 처한 환경에 따라 같은 사실이라도 평가가 달라질 수 있다. 예를 들어 목욕을 싫어한다고 할 때 도시에서 생활하고 있다면 오염 등으로 생활부적응 레벨이 높아질 수 있지만 넓은 초원에서 생활하고 있다면 그다지 큰 생활부적응이라고 할 수 없다.

또 빈뇨의 개념도 야간에 4회 이상 화장실에 가는 것을 빈뇨라고 규정하지 않고 비록 3회라고 해도 환자가 빈뇨로 인해서 잠을 설친다고 호소하면 생활부적응이라고 판단한다. 모든 평가는 철저하게 본인의 생활을 기준으로 한다.

■ 단계별 평가의 활용 방법과 피드백

생활 분야와 감정 분야는 7단계로 평가한다. 평가단계가 많다고 생각할지도 모르지만 생활적응행동의 작은 변화도 놓치지 않고 파악하기 위해 7단계로 했다. 일상생활을 기준으로 삼아 장애 발생 상태를 파악하고, 그 결과를 환자 본인에게 피드백하여 스스로 생활을 고칠 수 있도록 지도한다.

DCL 진단평가를 받으러 온 레미닌은 매우 걱정되고 불안한 상태이므로 DCL 종료 후에는 가능한 한 쉽고 간결하게 보충 설명을 한다.

DCL 진단평가를 받는 레미닌은 치매 증상이 막 나타나기 시작한 사람이 많으므로 표현에 세심한 주의를 기울여야 한다. 예를 들면 "나이에 맞게 대뇌 기능이 노화하고 있습니다."라는 표현을 사용하자. 보충 설명의 포인트는 '생각해낼 수 없다'인지 '기억할 수 없다'인지를 확인하는 것이다.

기억할 수 없는 것은 '생각해낼 수 없다'나 '모른다'와는 다르다고 이해시키고 본인이 치매일지도 모른다는 불안을 가중시키지 않도록 한다.

'기억할 수 없다'는 나이가 들면 당연히 나타나는 현상이므로 걱정할 필요는 없다. 기억하지 못할 뿐이라고 자각하는 것만으로도 대부분의 레미닌은 심리적으로 안정이 된다. 본인이 당연히 알고 있어야 하는 것이 도무지 생각나지 않는 것이 문제다. 이때는 회상법이나 책을 소리 내서 읽는 등 대뇌를 자극하는 방법을 소개한다.

또 시력 저하나 영양부족은 치매를 빠르게 진행시킨다. 시각적 자극이 약해지면 대뇌에 미치는 자극도 줄어들고 육식을 하지 않으면 대뇌의 에너지가 저하되어 기능 저하를 초래한다. DCL을 활용해서 일상생활에 필요한 조언을 잊지 말고 하자.

심료회상법은 전두전야에 언어적 자극을 주어 치매를 예방하고 치매 진행도 억제하지만, 이 진행 상태를 측정하는 평가 방법이 현재로서는 없다고 해도 과언이 아니다. DCL을 건강검진 항목에 추가하는 것도 좋을 것 같다.

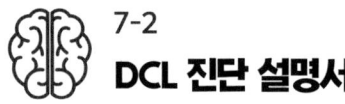

7-2 DCL 진단 설명서

■ 사용 목적과 사용 방법

DCL은 초기 치매 증상을 '발견, 측정, 예방 지도'를 하기 위해 사용한다. 70세 이상은 정기검진에 맞춰 지속해서 실시하는 것이 바람직하다. 결과를 총점만으로 판단하는 것이 아니라 각 항목의 추이를 관찰함으로써 초기 치매 증상을 발견할 수 있다. 측정 결과에 따라 치매 등이 의심되면 신속히 전문의의 진단을 받아야 한다. DCL은 심료회상사가 진행하지만 부득이하게 그 외의 사람이 진행할 때는 심료회상사의 지도하에 진행해야 한다.

■ 측정 조건

DCL 측정대상 범위는 표지에 기재된 '기초항목'에 대부분 답할 수 있는 사람으로 한다. 그 외의 사람을 대상자로 할 때는 무리하지 말고 천천히 진행한다.

■ LAA 평가법(생활적응평가법)

LAA(Life Adjustable Assessment) 평가는 대상자의 일상생활을 관찰할 수 있는 사람이 진행하는 평가이고 '일상생활 수행능력에 적응(대응) 가능 여부'를 평가한다. 특히 ①~④의 기준은 일상생활 수행능력의 부적응 상태를 조기 발견하는 데 도움이 되므로 평가 기준을 정확하게 이해해야 한다. LAA는 생활 분야와 감정 분야 평가에 사용하고, LAA 평가자를 반드시 표지에 기재한다. 병원이나 시설에서는 특수성을 고려해서 평가한다.

① 생활에 전혀 지장이 없는 정도
② 생활에 그다지 지장이 없는 정도
③ 생활에 가끔 지장이 있는 정도
④ 생활에 자주 지장이 있는 정도
⑤ 도와주면 생활이 가능한 정도
⑥ 돌봄이 없으면 생활이 곤란한 정도
⑦ 생활에 간호가 필요한 정도

DCL은 질병의 정도를 판정하는 것이 아니므로 측정 결과를 본인에게 설명하고 치매 예방의 중요성을 지속해서 심어주기 위한 생활 조언을 한다. 측정 결과가 영역 평균치 3.5포인트 이상이면 의사에게 진단받을 것을 권한다. 3.5포인트 이하로 나와도 생활 속에서 치매를 예방할 방법을 조언한다.

생활 분야의 평가

심료회상사는 가장 가까이에서 돌보는 사람을 통해 정보를 수집한다. 대상자의 통상 횟수와 비교해서 어떤지를 평가한다. 반복해서 확인하되 횟수에 집착하지 않는다. 횟수는 개인차가 크고 관찰 관점은 생활에 대한 부적응의 정도이므로 횟수를 확인하고 안심하는 일이 없도록 한다. 또 심리적인 환경과 행동 패턴이 반드시 일치하는 것은 아니며, 언어적 행동과 실제 행동도 반드시 일치한다고 할 수 없다. 따라서 이 LAA는 '변동 기록'이라 생각하고 사용한다. 다음의 평가는 예시이며 절댓값은 아니다.

■ 빈발 행동 영역

1. 식사

화장실 등을 포함한 생리적 욕구의 기초 행동. 식사는 반드시 하루 3번 먹어야 하는 것은 아니다. 시설과 달리 집에서는 조금씩 여러 번 나누어 먹는 고령자도 있으므로 본인이나 가족 등 돌봄자와 인터뷰를 진행한 후 판단한다. 화장실 횟수도 마찬가지다.

① 생활에 전혀 지장이 없다
② 횟수를 기억할 수 없지만, 생활에 지장은 없다
③ 횟수를 기억할 수 없다. 또는 식사한 것을 잊고 또 달라고 한다(월 1회). 교정 가능
④ ③의 빈도(월 2회). 교정 가능
⑤ ③의 빈도(주 1회). 교정 가능
⑥ ③의 빈도(주 2회 이상). 가족의 설명으로는 행동교정이 불가능하지만, 타인이 하면 가능
⑦ 약물을 통한 제어와 의료 개입이 필요하다

2. 물 주기

배회 등을 포함한 대인對人 이외의 사회적 행동의 제어. 실내외에서 인간 이외의 대상에 대한 빈발 행동을 가리킨다. 사람을 상대하는 행동이 아니므로 버릇이나 자기통제 유무를 확인할 수 있다.

① 생활에 전혀 지장이 없다
② 애완동물에게 먹이 주기, 집안일, 물건 이동 등 지나치게 신경을 쓰지만, 행동으로 옮기지 않는다
③ 애완동물에게 먹이 주기, 집안일, 물건 이동, 문을 여닫는 것 등에 지나치게 신경을 쓰고 행동으로 옮긴다(월 1회). 교정 가능
④ ③의 빈도(월 2회). 교정 가능
⑤ ③의 빈도(주 1회). 교정 가능
⑥ ③의 빈도(주 2회 이상). 가족의 설명으로는 행동교정이 불가능하지만, 타인이 설명하면 가능할 때도 있다
⑦ 약물을 통한 제어와 의료 개입이 필요하다
※ 그 외의 빈발 행동은 기록해둔다.

■ 공격 행동 영역(행동의 방향성에 주목한다)

1. 언어, 폭력, 저항 등

에너지가 타인을 향한다. 순종적이지 않은 행동에 주목하고 생활에 대한 부적응을 평가한다. 공격 대상이 행동을 저지하는 인물인지, 단순히 대상자를 공격하는 것인지를 관찰한다.

① 차분하게 생활할 수 있다
② 가끔 표정이 굳어지기도 하지만 생활에 지장은 없다
③ 작은 일에도 흥분하고 말투가 거칠어진다(월 1회). 교정 가능
④ ③의 빈도(월 2회). 교정 가능
⑤ ③의 빈도(주 1회). 교정 가능

⑥ ③의 빈도(주 2회 이상). 강하게 저항하고 폭력을 행사함. 가족의 설명으로는 행동교정이 불가능하지만, 타인이 설명하면 가능할 때도 있다
⑦ 약물을 통한 제어와 의료 개입이 필요하다

2. 파괴, 도둑질 등(에너지가 물건을 향한다)

① 생활에 전혀 지장이 없다
② 가끔 표정이 굳어지기도 하지만 생활에 지장은 없다
③ 물건을 부수거나 훔쳐 온다(월 1회). 교정 가능
④ ③의 빈도(월 2회). 교정 가능
⑤ ③의 빈도(주 1회). 교정 가능
⑥ ③의 빈도(주 2회 이상). 가족의 설명으로는 행동교정이 불가능하지만, 타인이 설명하면 가능할 때도 있다
⑦ 약물을 통한 제어와 의료 개입이 필요하다. 교정 불가
※ 그 외의 대상자와 대상물을 기록한다. 바로 기분이 풀리는지 등도 기록한다.

■ 은둔형 외톨이 행동 영역

1. 자기 방, 거실, 집 밖 외출 거부 등

사회와 교류를 차단하려고 한다. 에너지가 내면을 향해 있는 상태이며 사회부적응에 관한 중요한 평가 지표가 된다. '가정 내 독거'라는 표현이 있듯이 가족과 한집에 기거한다고 해서 은둔형 외톨이가 아니라고 판단해서는 안 된다. 가족과 함께 있다 하더라도 방이나 거실, 또는 건물 밖으로 나가지 않는 것에 주목한다.

① 생활에 전혀 지장이 없다
② 외출이나 다른 사람과의 교류를 거부하는 경향이 있는데 본인은 신경 쓰지 않는다
③ 외출이나 다른 사람과의 교류를 거부한다(월 1회). 권유하면 외출 가능

④ ③의 빈도(월 2회). 권유하면 외출 가능

⑤ ③의 빈도(주 1회). 권유하면 외출 가능

⑥ ③의 빈도(주 2회 이상). 가족이 권유하면 거부하지만 다른 사람이 권유하면 가능할 때도 있다

⑦ 약물을 통한 제어와 의료 개입이 필요하다. 외출하지 않는다

※ 실내에서 하는 행동도 주목한다.

2. 수집

외출은 하는데 물건을 가지고 온다. 반대로 버리고 올 때도 있다.

① 생활에 전혀 지장이 없다

② 물건을 가지고 오려고 한다(월 1회). 다른 사람이 설명하면 교정 가능

③ ②의 빈도 (월 2회). 다른 사람이 설명하면 교정 가능

④ ②의 빈도 (주 1회). 다른 사람이 설명하면 교정 가능

⑤ ②의 빈도 (주 1회). 가족이 설명하면 교정 가능

⑥ ②의 빈도 (주 2회 이상). 다른 사람이 설명하면 어느 정도 교정할 수 있으나 때에 따라서는 불가능할 때도 있다

⑦ 약물을 통한 제어와 의료 개입이 필요하다. 교정 불가

※ 그 외 본인의 방 정리 상태 등을 살핀다.

■ 위생 행동 영역

1. 배설 처리

생활 행동의 기본. 자연스럽게 행동하고 있는가? 자해 증상을 포함한다. 목욕을 싫어한다면 우울증이 심해졌다고 볼 수 있다. 더러운 것을 아무렇지 않게 생각하는 경향이 있다.

① 생활에 전혀 지장이 없다

② 가끔 본인이 사용하고 나서 화장실이 더러워져 있을 때도 있다

③ 본인이 사용하고 나서 화장실이 더러워져 있다(주 1회). 교정 가능

④ ③의 빈도(주 2회 이상). 교정 가능

⑤ ③의 빈도(주 2회 이상). 배설 장소를 잊어버린다. 교정 가능

⑥ ③의 빈도(주 2회 이상). 본인의 손이 더러워져 있다(가족 이외의 요양보호사가 목욕을 도와주면 청결을 유지할 수 있다)

⑦ 약물을 통한 제어와 의료 개입이 필요하다

2. 수면

수면은 건강 상태의 척도다. 목욕 → 옷 갈아입기 → 수면의 일련의 흐름.

① 생활에 전혀 지장이 없다

② 가끔 잘 못 잘 때도 있지만 본인은 신경 쓰지 않는다

③ 잠을 못 자서 생기는 자각증상을 호소한다(월 1회). 때때로 낮에 앉아서 존다

④ ③의 빈도(월 2회). 자각증상을 호소하고 수면 부족으로 심기가 불편할 때도 있다

⑤ 가족이 지켜봐 주고 조언을 하면 생활이 가능하다. 잠들 때 지켜봐 주면 안심하고 잔다

⑥ 돌봄(가족 이외의 요양보호사)이 필요. 잠들 때 반드시 지켜봐 주어야 한다. 수면 시간에 맞춰 정기적으로 점검하기

⑦ 약물을 통한 제어와 의료 개입이 필요하다. 파킨슨병 증상 등이 보인다

※ 그 외 생활 감각과 위생 감각 확인하기.

감정 분야의 평가

고령자의 초기 우울증과 초기 치매 증상이 매우 비슷하므로 여기서는 우울증을 발견하고 진행을 관찰한다.

1. 피해망상

　도둑맞았다, 괴롭힘을 당하고 있다 등.

　① 생활에 전혀 지장이 없다

　② 도둑맞았다, 괴롭힘을 당하고 있다고 말한다(월 1회)

　③ ②빈도(월 2회)

　④ ②빈도(주 1회)

　⑤ ②의 빈도(주 2회 이상). 가족이 설명하면 교정 가능

　⑥ ②의 빈도 (주 2회 이상). 다른 사람이 설명하면 어느 정도 교정할 수 있으나 때에 따라서는 교정이 불가능할 때도 있다

　⑦ 약물을 통한 제어와 의료 개입이 필요하다. 교정 불가

　※ 그 외 가해자 특정 등을 기록.

2. 불안 감정

　험담, 허언, 요구 등.

　① 생활에 전혀 지장이 없다

　② 항상 불안해한다. 다른 사람의 험담이나 거짓말을 한다(월 1회). 교정 가능

　③ ②의 빈도(월 2회)

　④ ②의 빈도(주 1회)

　⑤ ②의 빈도(주 2회 이상). 가족이 설명하면 교정 가능

　⑥ ②의 빈도(주 2회 이상). 다른 사람이 설명하면 어느 정도 교정할 수 있으나 때에 따라서는 교정할 수 없을 때도 있다

　⑦ 약물을 통한 제어와 의료 개입이 필요하다. 교정 불가능

　※ 그 외 호소 내용 등을 기록한다.

3. 우울감

　삶의 의욕 저하, 죽고 싶다, 집에 가고 싶다 등.

① 생활에 전혀 지장이 없다

② 귀찮다, 쓸쓸하다, 죽고 싶다고 호소한다(월 1회)

③ ②의 빈도(월 2회)

④ ②의 빈도(주 1회)

⑤ ②의 빈도 (주 1회 이상). 가족이 설명하면 교정 가능. 화제를 바꾸면 대화가 지속된다

⑥ ②의 빈도(주 2회 이상). 다른 화제에도 흥미가 없고 대화가 지속되지 않는다

⑦ 약물을 통한 제어와 의료 개입이 필요하다

※ 그 외 감정 표출 경향 등을 기록한다.

4. 자의식

본인이 누구이고 무엇을 하고 싶은지 등.

① 생활에 전혀 지장이 없다

② 본인 이외의 가족이나 다른 사람의 물건을 무단으로 사용하거나 지나치게 남에게 물건을 주려고 한다(월 1회). 교정 가능

③ ②의 빈도(월 2회). 교정 가능

④ ②의 빈도(주 1회). 교정 가능

⑤ ②의 빈도(주 2회 이상). 교정 가능

⑥ ②의 빈도(주 2회 이상). 가족의 설명으로는 교정이 불가능. 가족 이외의 사람이 설명하면 가능할 때도 있다

⑦ 약물을 통한 제어와 의료 개입이 필요하다. 교정 불가능

※ 그 외 사회성에 대한 의식 등을 기록한다.

인지 분야 평가

심료회상사가 진행한다. 회상법의 효과가 가장 기대되는 분야이므로 추억을 떠올렸다면 그에 얽

힌 에피소드 등을 질문해도 좋다. 그러나 의도적으로 과거의 기억을 거부하면 무리하게 하지 말고 거부 내용을 기록해둔다.

① 완료: 나이에 맞는 수준에서 완료

② 약간 부족: 절반 이상 수준까지 완료

③ 많이 부족: 절반 이하 수준까지 완료

④ 불가능: 시간 내에 완료 불가

※ 제한 시간이란 질문을 받고 난 후 답변을 완료할 때까지의 시간제한.

※ 반응 시간이란 질문을 받고 난 후 답변을 시작할 때까지 걸리는 시간.

■ 기억

1. 어렸을 때 맛있었던 음식은? 제한 시간 1분(반응 시간)

① 10초 이내 ② 20초 이내

③ 30초 이내 ④ 31초 이상

- 그 시절 추억을 말하기 시작할 때까지 걸린 시간.
- 그 시절 추억담은 3분 안에 끝낸다.
- '없었다'는 ④.

2. 어렸을 때의 특기는? 제한 시간 1분(반응 시간)

① 10초 이내 ② 20초 이내

③ 30초 이내 ④ 31초 이상

- 시기도 포함해서 말하기 시작할 때까지 걸린 시간.
- 예를 들어달라고 하면 레미니션의 경험을 이야기해도 좋다.
- 그 시절의 추억담은 2분 안에 끝낸다.
- '없었다'는 ④.

3. 부모님의 이름과 직업은? 제한 시간 1분(반응 시간)

부모님의 이름과 직업은 동시에 인터뷰한다.

① 10초 이내　　② 20초 이내

③ 30초 이내　　④ 31초 이상

- 동시에 질문해도 되고 따로 질문해도 된다.
- 대체로 동시에 대답한다.
- '모르겠다'는 ④.

4. 성장한 곳의 지명은? 제한 시간 1분(반응 시간)

① 10초 이내　　② 20초 이내

③ 30초 이내　　④ 31초 이상

- 시기도 포함해서 말하기 시작할 때까지 걸린 시간.
- 시기를 말하지 않고 지명만 대답한다면 "언제 살았었나요?"라고 질문한다.
- '모르겠다'는 ④.

5. 초등학교와 중학교의 이름은? 제한 시간 1분(반응 시간)

① 10초 이내　　② 20초 이내

③ 30초 이내　　④ 31초 이상

- '안 다녔다'라고 답하면 초등학교인지 중학교인지 확인한다.
- 어느 쪽도 '다녔다/안 다녔다'라는 답변이 없다면 ④.

6. 어제저녁 메뉴는 무엇이었나요?(제한 시간 1분)

① 대체로 대답할 수 있다

② 절반 이상

③ 절반 이하

④ 시간 초과

- 된장국 등 '요리 이름'으로 답하거나 두부, 파, 무 등 음식 재료로 답하기도 한다.
- 요리를 전체적으로 생각하고 판단한다. 된장국이라고 대답하면 "무슨 된장국이었습니까?"라고 추가 질문을 한다. 그 재료를 대답하면 ①, 대답하지 못하면 ②.
- 가능한 한 많이 대답하려고 음식 재료 이름으로 대답하면 ①, 저녁 메뉴가 한 가지나 두 가지뿐이라면 사정을 확인하고 ①.

7. 채소 이름 다섯 가지(제한 시간 1분)

① 5개　　　② 3개　　　③ 2개　　　④ 시간 초과

- 바나나와 귤은 채소가 아니다.
- 채점을 엄격하게 한다.
- 힌트를 주지 않는다.

8. 하이쿠俳句(5·7·5 운율을 바탕으로 창작하는 일본의 단시短詩-옮긴이)(제한 시간 1분)

① 5·7·5로 되어 있다
② 5·7·5로 되어 있지는 않지만, 의미는 이해할 수 있다
③ 하이쿠는 5·7·5로 구성되어 있다는 것을 알고 있다
④ 시간 초과

- 자작한 하이쿠로 대답한다 ①.
- 새끼 참새야 저리 비켜라 저리 비켜라……불완전하면 ②.
- 새끼 참새야 새끼……? ③.

9. 금성, 강아지, 나룻배(제한 시간 1분)

① 3개　　　② 2개　　　③ 1개　　　④ 시간 초과

- 개, 배, 별 등 불완전하면 ②.
- 조언은 하지 않는다.

10. '모모타로 이야기(일본의 옛날이야기-옮긴이)' (제한 시간 3분)

　① 줄거리를 7포인트로 말할 수 있다

　② 4포인트

　③ 3포인트

　④ 제한 시간 초과(모른다)

　　　(1) 냇가에 복숭아가 떠내려왔다.

　　　(2) 복숭아에서 태어난 모모타로.

　　　(3) 원숭이, 꿩(새), 개를 부하로 삼는다.

　　　(4) 수수경단을 가지고 도깨비 섬으로.

　　　(5) 도깨비를 물리친다.

　　　(6) 보물을 가지고 돌아온다.

　　　(7) 부모님을 행복하게 했다.

・이야기의 구성이 논리적인지가 포인트.

・7가지의 포인트 이외의 이야기는 말해도 점수는 없다. 왜냐하면, 상황 설명일 뿐 줄거리 설명이 아니기 때문이다.

・부하로 개만 이야기하면 포인트가 충족되지 않는다.

・모모타로 이야기를 했더라도 채점 포인트 이외의 이야기는 해도 점수는 없다.

■ **심적조작** 心的操作

레미닌이 서툰 항목은 배려하면서 진행한다.

1. 듣고 순서대로 말하기(제한 시간 30초)

9298	4836	3627	
① 3개	② 2개	③ 1개	④ 시간 초과

- 예시는 1회만.
- 한 번에 기억하는 집중력도 검사에 포함된다.
- 단, 귀가 어두운 경우는 가까이 대고 진행한다.

2. 의미 없는 단어 복창(제한 시간 30초)

쏘 뽀 라 헤 하 로 누

① 막힘없이 말한다

② 여러 번 나누어서 말한다

③ 반 정도만 가능하다

④ 시간 초과

- 된소리가 안 되면 ②.

3. 듣고 반대로 말하기(제한 시간 30초)

428   358   192

① 3개   ② 2개   ③ 1개   ④ 시간 초과

4. 가운데 구멍이 뚫린 원통형 긴 어묵을 위, 옆에서 보면 각각 어떤 모양인가?(제한 시간 2분)

① 장방형과 원이라 답하면 통과

② 한쪽만 답함

③ 알고는 있는데 말이 나오지 않는다

④ 불가능

①의 예

위에서 볼 때: 둥글다, 이중 환, 원통형, 타원, 이중 원.

옆에서 볼 때: 장방형, 직사각형.

②의 예

위에서 볼 때: 도넛 모양, 구, 옹이구멍, 반달, 원통, 둥근 재떨이.

옆에서 볼 때: 숫자 일, 배 모양, 피리, 둥근 봉, 종형, 통나무, 긴 홈.

③ 다양하게 표현하지만, 형태를 나타내는 명사를 말하지 못한다

위에서 볼 때: 구멍이 뚫려있다, 반으로 보인다, 움푹 패이다, 움푹 들어감.

옆에서 볼 때: 가늘고 길다, 찌그러져 있다.

④ 시간 내에 대답하지 못한다

※ 기억항목 9를 확인한다(금성, 강아지, 나룻배).

5. 덧셈, 뺄셈, 곱셈(제한 시간 1분)

13 + 16 =   27 - 8 =   9 X 7 =

① 모두 정답   ② 2개 정답   ③ 1개 정답   ④ 시간 초과

• 못하겠다고 호소하면 바로 패스.

• 싫다는 느낌이 들지 않도록 한다.

6. 생선 이름 다섯 개 적기(제한 시간 1분)

생선이면 O, 생선이 아니면 X.

O → 송사리, 정어리, 홍살치, 상어 등

X → 돌고래, 고래, 문어, 오징어, 게, 과메기, 생선토막

① 5개   ② 3개   ③ 2개   ④ 시간 초과

• 문어, 전복, 고래 등 어류가 아닌 것은 점수로 인정하지 않는다.

• 어류만 점수로 인정한다.

• 10개 적은 것 중 5개가 어류면 ①.

7. 주사위를 그려주세요(제한 시간 2분)

주사위 면의 점모양이나 개수는 무시한다.

① 주사위의 사선을 정확하게 그렸다

② 정사각형을 그렸다

③ 그냥 네모다

④ 시간 초과

- '마름모 모양'을 체크한다. 마름모 모양이 정확하면 공간 감각이 있는 것이다.
- 주사위의 검은 점은 무시한다.
- 아래 선의 각도와 마름모의 각도가 평가의 포인트.

①의 사례

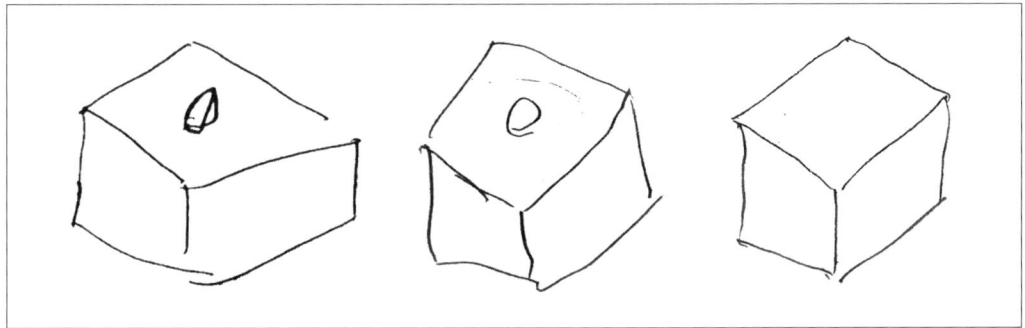

②의 사례

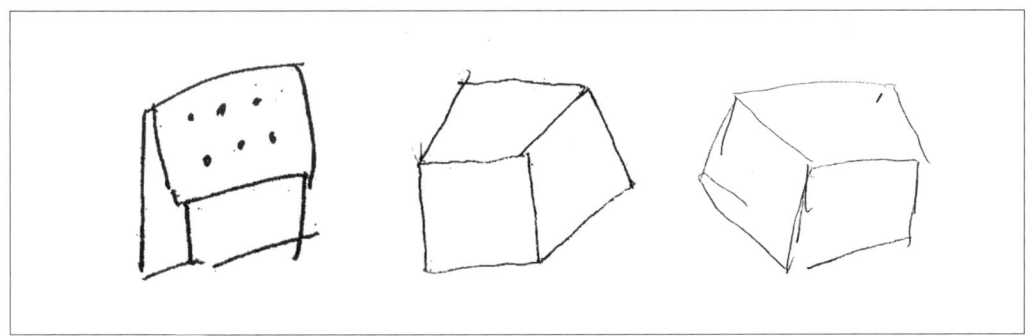

③의 사례

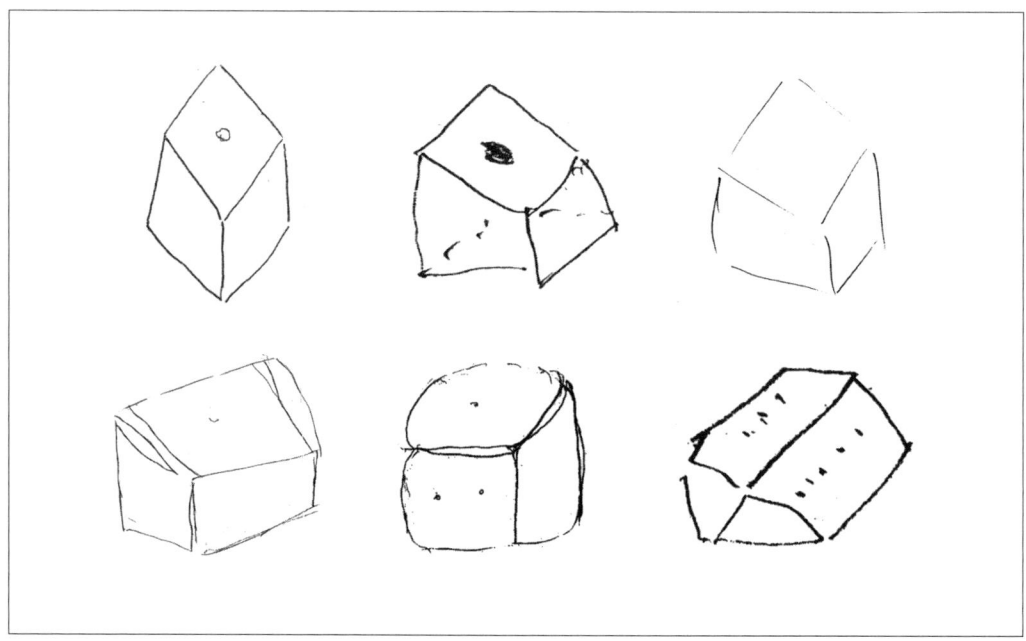

④의 사례

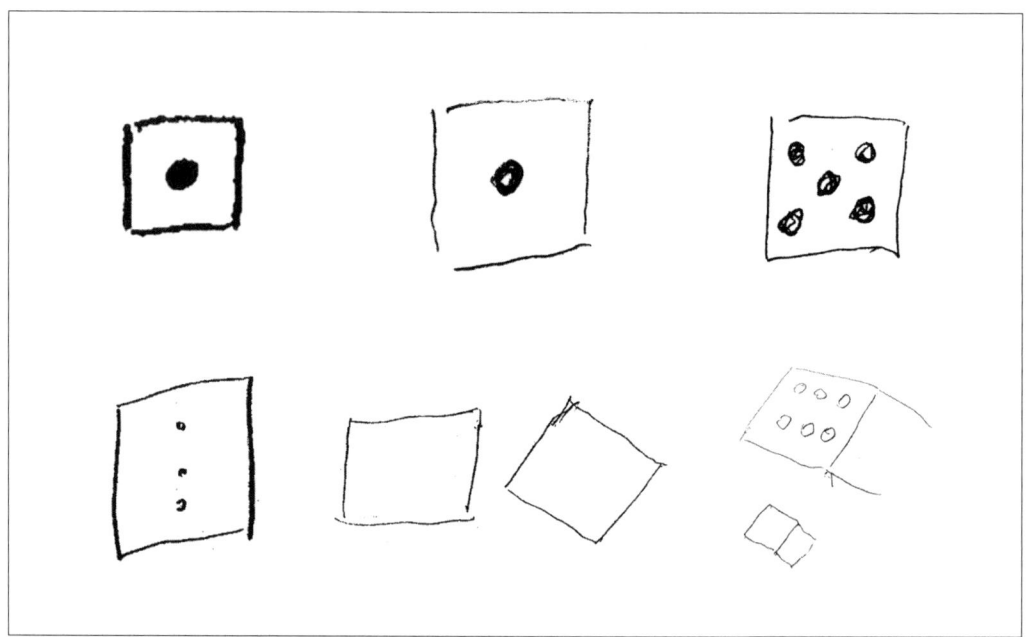

8. 베껴 쓰기(제한 시간 2분)

베껴 쓰기의 가로획 중지, 갈고리, 삐침은 허용.

薔薇　　　鰐　　　兎

① 3개 모두 통과　　② 2개　　③ 1개　　④ 시간 초과

• 글자를 비슷하게 쓰려고 했다면 OK.

①의 허용 포인트

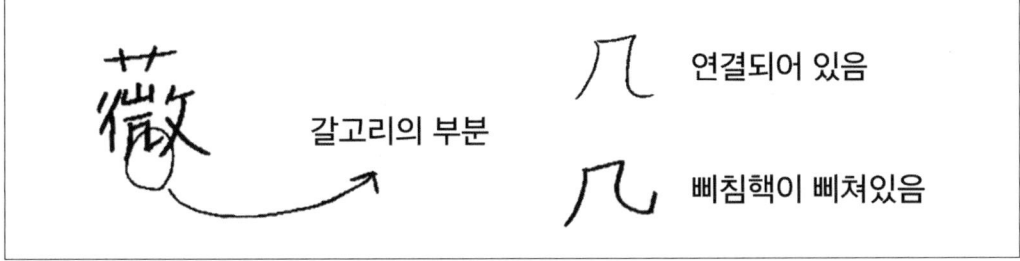

①의 사례

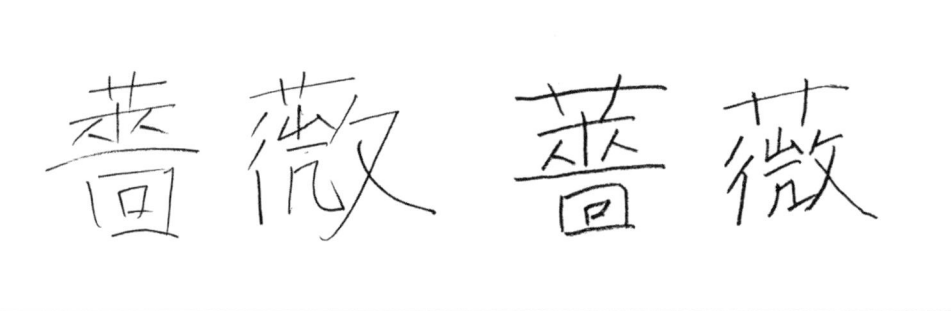

②의 사례

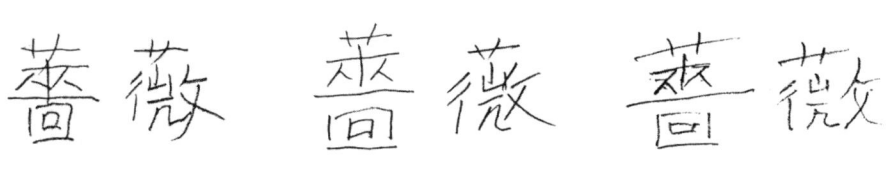

③의 사례

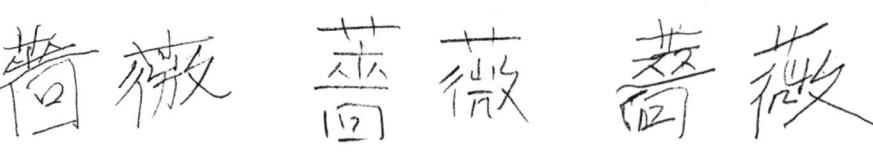

④의 사례(없음)

①의 사례

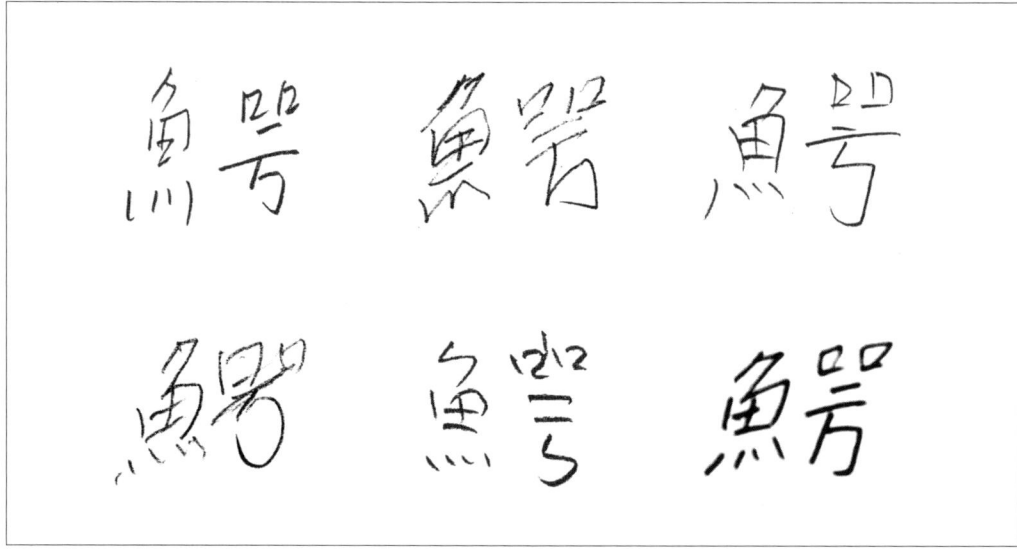

②~④ 사례(없음)

①의 허용 포인트

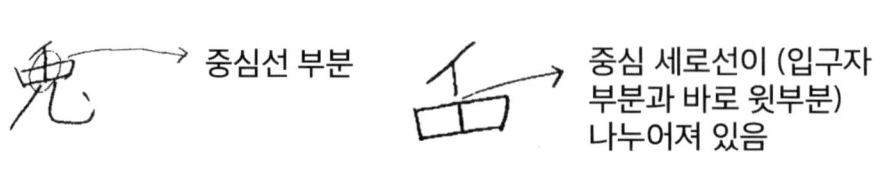

①의 사례

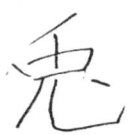 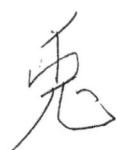 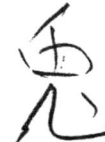 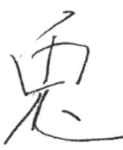

②의 사례

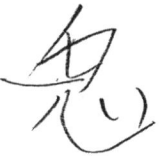 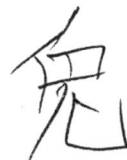 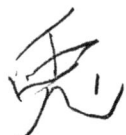

③~④의 사례(없음)

9. '가' 찾기(제한 시간 1분)

> 저는 당신과 가평으로 여행 갔을 때가 가장 즐거웠습니다.
>
> 가슴이 벅찬, 소중한 한때였습니다.
>
> 거리가 가까워 가벼운 마음으로 갈 수 있었던 가평.
>
> 지금도 그때가 그립습니다.

① 9~8개 발견   ② 7~5개   ③ 4~1개   ④ 제한 시간 초과

10. 틀린 그림 찾기(제한 시간 30초)

B 그림을 가리고 A 그림을 5초 동안 보여준 다음, A 그림을 가리고 B 그림을 5초 동안 보여준다. A와 B 그림을 모두 가리고 틀린 곳을 찾아 어디가 틀렸는지 말로 설명하도록 한다. 진행자는 찾은 부분을 그림에 표시한다.

① 3개 모두 찾음　　　② 2개　　　③ 1개　　　④ 제한 시간 초과

① 이해하고 있다

- 날개 부분이 2개에서 1개로 바뀜.
- 날개의 검은색이 2개에서 1개로 바뀜.
- 등의 줄무늬가 2개에서 1개로 바뀜.
- 줄무늬가 부족함.
- 줄무늬가 1개 부족함.
- 검은 부분이 줄었다.

② 다소 이해하고 있다

- 두 번째 그림의 막대기가 한 개 더 많다.
- 날개 부분이 하나 부족하다.
- 뒤쪽 다리의 모양이 다르다.
- 눈 모양이 다르다.

③ 틀림

- 혹 크기가 다르다.
- 날개 색이 다르다.
- 날개의 꼬리가 다르다.
- 몸이 컸다.
- 날개 두께가 다르다.

- 코의 혹이 크다.
- 귀여운 것과 귀엽지 않은 것.

> 이 페이지는 보여주고 설명하게 한다.

10) 지금부터 두 마리의 새 그림을 순서대로 보여드리겠습니다. 첫 번째 그림과 두 번째 그림의 차이를 말해주세요.

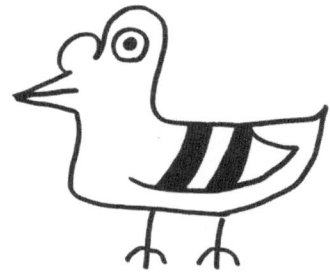

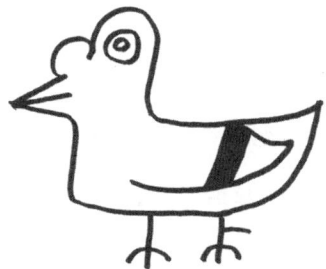

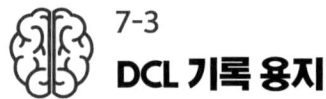

7-3
DCL 기록 용지

■ **DCL의 Q&A**

DCL 진행에 앞서 몇 가지 일반적인 질문과 답변을 살펴보자.

1. 하세가와식과 DCL이 평가에서 차이가 나면 각각 어떻게 생각하면 좋을까요?

하세가와식은 의료분야에서 의료가 필요한 사람(중증 환자)을 대상으로 평가하는 도구이고, DCL은 치매에 걸리면 생활에 어떤 장애가 있는지를 측정하는 도구다. 하세가와식은 판정이 가벼운데도 생활 분야에서는 간호나 돌봄이 필요하다고 나오는 예도 있다. 그러므로 관찰사실을 제대로 점수화하는 도구로서 DCL이 필요하다. 심료회상법을 진행해 DCL 항목 중 할 수 없었던 항목을 1개라도 할 수 있게 되면 좋은 일이지만 더 중요한 것은 더는 악화하지 않도록 하는 것이다. DCL 점수가 떨어지지 않도록 정기적인 체크를 해야 한다. 지금까지 간호나 돌봄에서 수치화하기 어려웠던 내용을 수치화할 수 있게 되었다.

2. 질문사항을 알기 쉽게 설명하는 데 시간이 걸립니다.

인지 분야는 테스트 항목이지만 LAA 평가의 생활 분야 및 감정 분야는 관찰항목이므로 본인에게 직접 질문을 하는 것은 아니다. 관찰자(돌보는 사람 등)에게 정보를 얻어서 판단한다.

3. DCL의 평가 기준이 모호하다고 생각합니다. 다빈도^{多頻度}라면 몇 회를 말합니까?

일반적으로는 구체적인 사실을 바탕으로 평가하고 있으나 여기서는 생활에 지장이 있는지를 보고 평가한다. 예를 들어 밤에 화장실을 4회 가는 것이 부담이라면 생활에 지장이 있는 것이고 그렇지 않다면 거의 생활에 지장이 없다고 판단한다. 하지만 본인이 부담으로 느끼지 않는다고 하더라도 10회나 화장실에 간다면 지장이 없는 것은 아니다. 객관적인 의료적 관점에서 봤을 때 일상적이지 않다면 지장이 있다고 판단하고 본인에게 알린다. 횟수를 기록해두자.

예) 식사를 하루에 네 번 하고 있지만 요즘 자주 배가 고프다며 이유를 설명할 수 있는 상태. 먹었다는 사실을 기억하고 있으면 지장이 없다고 판단해도 된다. 치매의 경우는 먹었다는 사실을 잊고 식사를 또 하는 것을 '지장이 있다'로 받아들인다. 다빈도 경향이 있다고 기록한다.

예) 사지 않아도 되는 물건을 샀을 때 싸길래 간호사님이랑 차 마시며 먹으려고 과자를 샀다고 하는 등 이유도 명확하게 말하고 가진 돈에서 어느 정도까지 쓸 수 있는지 판단할 수 있으면 된다. 낭비하는 경향이 있다고 기재한다.

예) 딸의 험담을 딸 본인에게는 하지 않지만, 간호사에게는 한다. 화가 나지만 본인만 참으면 된다고 말하고 남편도 같은 생각인 상황. 가족에 대해 감사의 마음을 말할 수 있으면 ① 지장 없는 것으로 본다. 이 사례는 ②로 평가한다. 다른 사람에게 전화하는 등 타인에게까지 영향이 미칠 때는 ③이나 ④로 정도에 따라 평가한다.

4. DCL의 점수를 매기는 방법은?

평균값을 산출할 때는 소수점 첫째 자리까지 기재한다.

5. 질문 내용을 이해하는 데 시간이 걸리고 피곤해서 중단했다면 대답할 수 없다고 평가해도 됩니까?

불가능으로 판단해도 된다. 피곤해하기 전에 종료하도록 한다. DCL을 심료회상법의 출발점이라고 생각하고 즐겁게 할 수 있도록 하자. 사실을 기록하는 것이 목적이다. 불가능하면 불가능한 이유를 기록한다.

6. 중등도 치매는 하세가와식에서 점수가 낮고 DCL 체크에서는 점수가 높게 나옵니다. 현 상태로는 생활에 지장은 없다고 생각됩니다만, 심료회상법의 효과를 어떻게 규정하면 좋을까요?

인지기능 장애가 나타나고 그다음 생활이나 감정 분야의 장애가 나타나는 경향이 있다. 기억의 혼란이나 건망증은 심료회상법을 지속해서 진행하면 뇌가 자극되어 개선될 가능성도 있으므로

6개월은 지속하는 것이 좋다. 인지기능 유지가 ADL의 유지에 상관관계가 있는 경우가 많다.

7. 시간이나 달력 날짜를 모르는 사람에게 DCL을 어떻게 진행하면 좋을까요?

설명서에도 나와 있지만, 원칙적으로 시간과 달력을 볼 줄 모르는 사람에게는 진행하지 않는다. 그 수준이라면 검사 자체가 불가능할 수 있다. 응답할 수 있는 영역은 제한되어 있지만, 생활 영역도 있으므로 기록으로 남겨두는 의미에서 할 수 있는 부분만 기록한다.

8. '모모타로 이야기'가 도중에 '꽃피우는 할아버지'로 바뀌었습니다.

이야기 마지막에 지금까지 말한 내용이 모모타로 이야기가 맞는지 물어본다. 다른 날에 모모타로 이외의 옛날이야기를 물어보는 것도 좋다.

9. 외우고 있는 하이쿠가 없어서 레미닌이 만들었습니다.

5·7·5의 형식을 사용할 수 있다는 것만 파악하면 되므로 질문할 때 그 자리에서 하이쿠를 만들어도 된다.

10. 숫자 또는 구구단을 못 합니다.

적어서 보여주고 읽게 한다. 6개월 후에 다시 테스트한다. 학교에서 구구단을 배웠는지 확인한다.

DCL

Dementia Check Lists

진 행 일 :	년 월 일 시 분 ~ 시 분
이 름 :	
생 년 월 일 :	년 월 일
주 소 :	
전 화 번 호 :	
동거인 이름 :	
진 행 장 소 :	
심료회상사 이름 :	
L A A 평 가 자 :	
비 고 :	

® 일본회상요법학회

DCL 평가표　　이름 _____　기입일 _____　기입자 _____

생활분야	다빈도	1) 화장실·식사 등	①	②	③	④	⑤	⑥	⑦	
		2) 물주기·배회 등	①	②	③	④	⑤	⑥	⑦	
		그 외 :								
	공격	1) 언어·폭력·저항 등	①	②	③	④	⑤	⑥	⑦	
		2) 파괴·도둑질 등	①	②	③	④	⑤	⑥	⑦	
		그 외 :								
	은둔형 외톨이	1) 자기 방·거실·외출거부 등	①	②	③	④	⑤	⑥	⑦	
		2) 수집·방치 등	①	②	③	④	⑤	⑥	⑦	
		그 외 :								
	위생	1) 식사·배설처리·자해 등	①	②	③	④	⑤	⑥	⑦	
		2) 옷 갈아입기·목욕·수면 등	①	②	③	④	⑤	⑥	⑦	
		그 외 :								
감정분야		1) 피해망상(도둑질·괴롭힘) 등	①	②	③	④	⑤	⑥	⑦	
		그 외 :								
		2) 불안 감정(험담·허언·요구) 등	①	②	③	④	⑤	⑥	⑦	
		그 외 :								
		3) 우울경향(저하·죽고 싶다·귀가) 등	①	②	③	④	⑤	⑥	⑦	
		그 외 :								
		4) 자의식(혼탁·저하) 등	①	②	③	④	⑤	⑥	⑦	
		그 외 :								
인지분야	기억	1) 맛있는 음식	구술	①	②	③	④			
		2) 어렸을 때의 특기	구술	①	②	③	④			
		3) 아버지(어머니)의 이름과 직업	구술	①	②	③	④			
		4) 성장한 곳의 지명	구술	①	②	③	④			
		5) 초등학교와 중학교의 이름	구술	①	②	③	④			
		6) 어제저녁 메뉴	구술	①	②	③	④			
		7) 채소 이름 다섯 가지	구술	①	②	③	④			
		8) 하이쿠	구술	①	②	③	④			
		9) 금성·강아지·나룻배	구술	①	②	③	④			
		10) 모모타로 이야기	구술	①	②	③	④			
	심적 조작	1) 순서대로 말하기(9298, 4836, 3627)	구술	①	②	③	④			
		2) 의미 없는 단어 복창(쏘뽀라헤하로누)	구술	①	②	③	④			
		3) 반대로 말하기(428, 358, 192)	구술	①	②	③	④			
		4) 구멍 뚫린 긴 어묵의 위, 옆모양 말하기	구술	①	②	③	④			
		5) 덧셈·뺄셈·곱셈(필기가능)	기재	①	②	③	④			
		6) 생선 이름 다섯 개 적기	기재	①	②	③	④			
		7) 그림묘사(주사위 그림과 형태)	묘화	①	②	③	④			
		8) 베껴 쓰기(薔薇·鰐·兎)	필기	①	②	③	④			
		9) '가' 찾기(9군데)	기재	①	②	③	④			
		10) 틀린 그림 찾기(3군데)	구술	①	②	③	④			

® 일본회상요법학회

DCL 진행 시 주의사항

1. 진행 설명서를 잘 읽고 DCL을 진행해주십시오.

2. DCL은 심료회상사가 진행합니다. 심료회상사가 아닌 분이 진행한다면 심료회상사의 지도하에 진행해주십시오.

3. DCL의 측정범위는 'DCL'(표지)의 인터뷰에 답할 수 있는 분을 원칙으로 합니다. 날짜와 시간을 잘 모르는 분에게도 진행할 수 있지만, 무리하지 않도록 각별한 주의를 기울여주십시오.

4. 진행 시 레미닌(상대 또는 대상자)에게 공개하는 문항과 구술하는 문항이 있으므로 반드시(공개 또는 비공개) 주의해서 사용해 주시기 바랍니다.

5. 진료 기록부 등에 붙이려면 '표지'를 잘라서 사용하십시오.

6. DCL은 평가표의 항목 추이를 보는 것이므로 같은 평가표에 다른 색으로 항목 추이를 기재하면 알아보기 쉽습니다.

7. DCL은 치매 예방과 초기 치매를 발견하기 위한 체크리스트이므로 70세 이상의 분들에게 정기적으로 진행한다면 치매 증상을 조기에 발견할 수 있습니다.

8. 진행 설명서는 DCL 50권 당 1부 첨부되어 있습니다.

인지분야 기억

이 페이지는 보여주지 않는다.

1) 어렸을 때 '아주 맛있다'고 느낀 음식이 있습니까? 생각나는 그 시절의 추억이 있습니까? (구술내용을 받아적는다. 추억을 중심으로 기술)

2) 어렸을 때 '특기'가 있었나요? 어떤 것인지 말해주세요.
또, 그것은 몇 살 때의 이야기입니까? (구술내용을 받아적는다.)

3) 아버님, 어머님의 이름을 말해주세요. 아버님(어머님)의 직업은 무엇이었습니까? (구술내용을 받아적는다.)

4) 당신(○○씨)이 자란 곳의 지명을 알려주세요. 몇 살 때까지 거기서 살았습니까? (구술내용을 받아적는다.)

5) 당신(○○씨)이 다녔던 초등학교와 중학교의 이름을 기억하고 있습니까? 초등학교와 중학교의 이름을 알려주세요. (구술내용을 받아적는다.)

> 이 페이지는 보여주지 않는다.

인지분야 기억

6) 당신(○○씨)은 어제저녁으로 무엇을 드셨나요?
   기억나는 것이 있다면 모두 말해주세요. 한 가지라도 좋습니다.
   '○○입니다' 잘 기억하시네요. 그 외 다른 건 없습니까? (구술내용을 받아적는다.)

7) 당신(○○씨)이 알고 있는 '채소 이름' 다섯 가지를 말해주세요.
   (구술내용을 받아적는다.)

10) 당신(○○씨)이 알고 있는 하이쿠를 아무거나 하나만 말해주세요. 유명한 하이쿠도 좋고, 자신이 만든 하이쿠도 상관없습니다. (구술내용을 받아적는다.)

9) 지금부터 하는 말을 기억해 주세요. 나중에 다시 질문합니다.
   금성, 강아지, 나룻배 ('심적조작' 문항 4 다음에 다시 질문)

10) 당신(○○씨)이 알고 있는 '모모타로 이야기'를 들려주세요.
    (내용에 코멘트가 있으면 기술한다.)
    1, 2, 3, 4, 5, 6, 7

인지분야 심적조작

1) 지금부터 숫자를 4개 말할 테니 그대로 따라해 주세요. 그럼 연습문제입니다.
   준비됐나요? 1234. 네 잘하셨습니다. 그럼 실전으로 들어갑니다.

   9298   4836   3627

2) 다음은 의미 없는 단어를 말할 테니 그대로 따라해 주세요.
   이번에는 연습문제가 없습니다.

   쏘 · 뽀 · 라 · 헤 · 하 · 로 · 누

3) 지금부터 숫자를 3개 말할 테니 이 숫자를 반대로 말해주세요.
   이번에도 연습문제는 없습니다.

   428   358   192

4) 가운데 구멍이 뚫린 원통형 긴 어묵을 위와 옆에서 본 모양을 각각 말해주세요.
   (구술내용을 받아적는다)

※ 그럼 조금 전에 '기억해 두세요'라고 부탁드린 단어를 말해주세요.
   시작. (금성, 강아지, 나룻배)

> 이 페이지는 보여주지 않는다.

이 페이지는 보여주고 필기하게 한다.

5) 다음 문제를 읽고 암산으로 답을 구해주세요. 암산이 어려우면 적어서 풀어도 됩니다.

①   13 + 16 =

②   27 - 8 =

③   9 X 7 =

6) **생선 이름 다섯 개를 적어주세요.**

이 페이지는 보여주고 필기하게 한다.

7) 주사위 그림을 그려주세요.
위에서 비스듬히 내려다 본 모양을
윗면이 마름모꼴이 되도록 그려주세요.

이 페이지는 보여주고 필기하게 한다.

8) 아래 한자를 베껴 써주세요.

薔薇

鰐

兎

> 이 페이지는 보여주고 필기하게 한다.

9) **네모 안의 문장 중 '가'를 모두 찾아서 동그라미를 쳐 주세요.**

저는 당신과 가평으로 여행을 갔

을 때가 가장 즐거웠습니다.

가슴이 벅찬, 소중한 한때였습니다.

거리가 가까워 가벼운 마음으로

갈 수 있었던 가평.

지금도 그때가 그립습니다.

이 페이지는 보여주고 설명하게 한다.

10) 지금부터 두 마리의 새 그림을 순서대로 보여드리겠습니다. 첫 번째 그림과 두 번째 그림의 차이를 말해주세요.

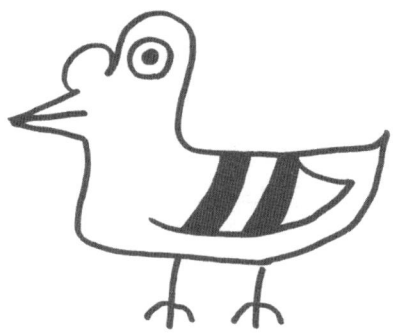

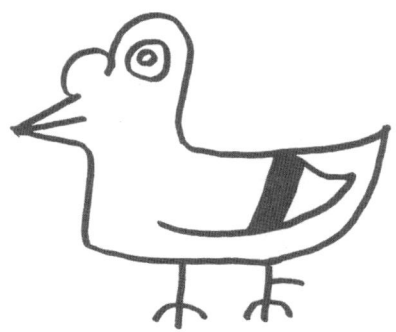

7-4
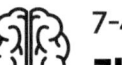
가쓰시카구 시니어 활동 지원센터 회상법교실에서 활용한 DCL

도쿄도 가쓰시카구 시니어 활동 지원센터 회상법교실 분석 결과

2007년 5월~2008년 9월까지 4기 동안 개최된 '회상법교실'에서 측정한 37명의 DCL을 분석했다. 연령은 아래와 같이 5개 군으로 구분했다.

1) 65~69세   2) 70~74세   3) 75~79세   4) 80~84세   5) 85세 이상

각 구분별 인원은 6~11명으로 데이터 수는 적지만, 전체적인 경향을 파악하는 데는 충분하다고 판단했다. 다만 65~69세 구분은 2명이므로 참고 수치로만 삼았다.

■ 기억 영역

그림 4는 연령별 기억 영역의 회상법 효과를 수치화한 것으로 전 연령에서 첫 회보다 최종회의 수치가 개선되었다. 특히 85세 이상 구분에서 효과가 가장 높게 나타났다. 연령이 높아짐에 따라 점수가 높게 나타난다는 것(기억 기능 저하)은 DCL이 기억 기능을 정확하게 측정하고 있다는 것을 의미한다.

그림 4. 기억 영역의 연령별 추이

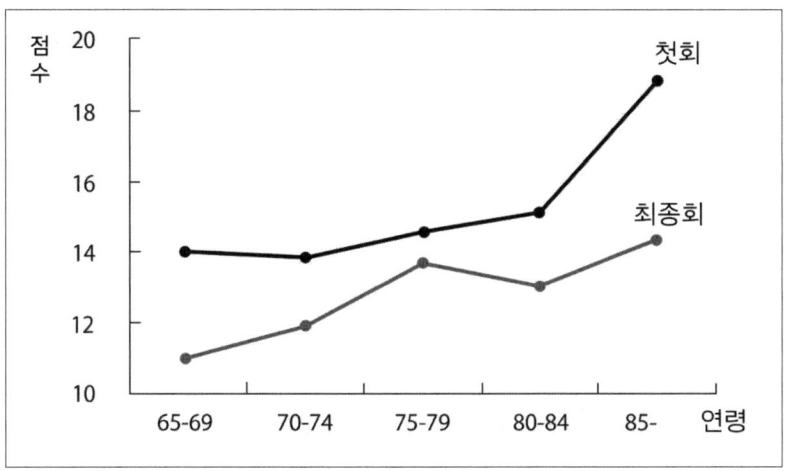

■ 심적조작 영역

그림 5는 연령별 심적조작 영역에서의 회상법 효과를 수치화한 것이다. 인지기능이 전 연령에서 첫 회보다 최종회의 수치가 개선된 것으로 나타났다. 특히 85세 이상 구분에서 인지기능의 수치 저하(개선 효과)가 두드러진다.

그림 5. 심적조작 영역의 연령별 추이

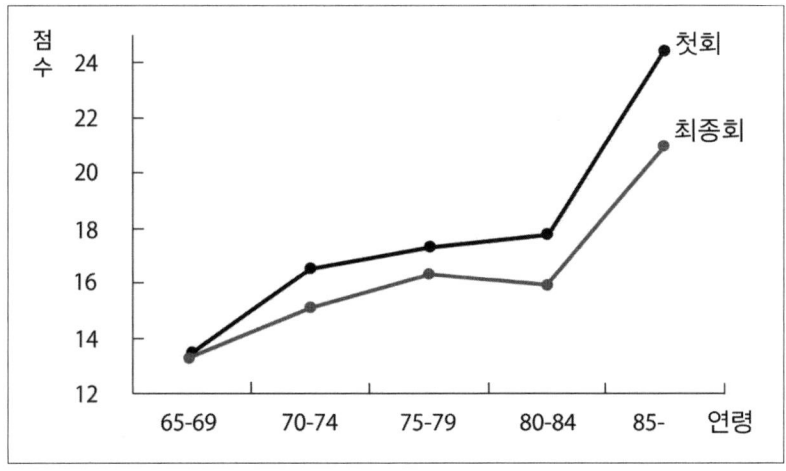

■ 기억과 심적조작의 효과

그림 6은 연령별 기억 영역과 심적조작 영역 중 어느 쪽이 회상법의 효과가 높은지를 수치화한 것으로 5개 구분 모두 기억 영역이 큰 폭으로 개선되었다. 이는 기억을 자극하는 회상법의 목적과 일치한다. 즉 DCL의 타당성이 높다고 할 수 있다. 75세 이상은 연령이 높아짐에 따라 기억과 심적조작 모두 높은 개선 효과를 보였다.

그림 6. 영역별 연령 변화

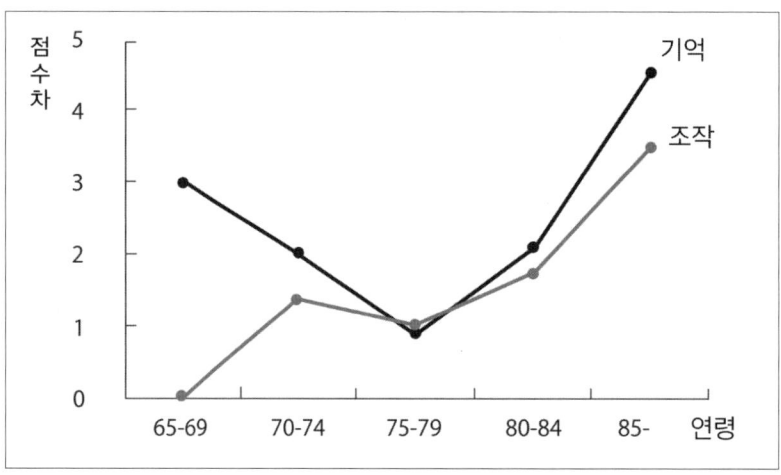

■ 결론

데이터 수(37명)는 적었지만 회상법 측정용으로 개발된 DCL을 활용하여 체계적인 데이터 처리가 가능했다. 이 데이터는 회상법 진행의 방향성을 시사하기에 충분하다고 생각한다. 회상법은 자신에 관한 기억정보를 끌어냄으로써 쾌감정을 상기시키고 자기 긍정으로 유도하는 훈련이기도 하지만, 그 영향으로 인지기능이 회복되고 단기기억 기능도 활성화한다는 것을 알 수 있다. 물론 개인차는 있으나 회상법은 75세 이상의 고령자에게 간편하고 즐겁게 치매를 예방할 수 있는 방법이라는 것이 확인되었다.

8장

R-ADL
(Reminiscence Memory & ADL)
: 기억이 회복되면 ADL도 회복된다

8-1 기억과 ADL을 기록하는 R-ADL 진단 매뉴얼

8-2 R-ADL 항목 설명

8-3 회상항목에 대해

8-4 R-ADL 기록 용지

8-5 노인시설에서 개발된 R-ADL

8-6 R-ADL 활용시설 사례

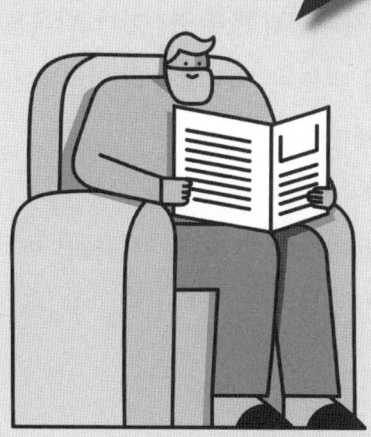

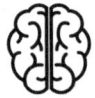

8-1
기억과 ADL을 기록하는 R-ADL 진단 매뉴얼

■ 목적

R-ADL은 기억과 ADL의 상태를 측정하는 것이다. ADL을 유지 또는 회복을 시키기 위해 기억 유지 및 회복을 촉진하는 돌봄을 실시해야 하는데 이때 필요한 수치 자료로 쓰기 위해 만들었다.

기억과 ADL의 상관관계가 높아서 ADL 저하는 기억력 저하를 통해 어느 정도 예측할 수 있다. 언어성이 저하하면 ADL도 함께 저하한다. 따라서 실제로 레미닌의 ADL 저하를 예측하여 식사 보조나 방 배치 등 필요한 준비를 할 수 있다.

한 레미닌은 언어능력이 10세 수준으로 떨어질 때까지만 해도 그럭저럭 ADL이 유지되었는데 5세 아래로 떨어지자 돌아다니는 것 외에는 '완전 보조' 상태가 되었다.

■ 방법과 주의사항

먼저, 레미닌의 'ADL 항목'을 관찰 조사하여 기재한다. 5단계 평가이므로 평가하기 어려운 부분은 레미닌을 잘 아는 시설 직원과 상담한 후 결정한다. 다음은 레미닌에게 어렸을 때 어땠는지 말해달라고 정중하게 허락을 받은 후 '회상항목'의 인터뷰를 시작한다. 모든 내용은 레미닌이 볼 수 없도록 조심스럽게 기재한다.

레미니션은 표지의 빈칸에 레미닌의 이름, 주소, 생년월일, 만 나이, 진행 일자, 레미니션 이름 등을 기재한다. 표지를 넘겨 레미닌과 레미니션 이름을 기입하고 ADL 항목 30항목을 5단계로 평가한다. 추가 설명이 필요할 때는 빈 곳에 메모한다.

마지막으로 회상항목을 인터뷰한다. 즐겁게 진행하는 것이 핵심이다. 싫어하는 내용은 묻지 않는다. 싫어하는 것은 메모해둔다. 회상항목에는 레미닌의 말을 그대로 기재한다. 다른 말로 바꾸어 표현하지 않는다.

■ 채점과 주의사항

ADL 항목에서 평가한 ①, ②, ③, ④, ⑤를 그대로 점수화하여 1~6의 합계 점수는 신체란에, 7~10의 합계 점수는 사지^{四肢}란에, 11~15의 합계 점수는 전신란에, 16~20의 합계 점수는 안면란에, 21~24의 합계 점수는 식사란에, 25~30의 합계 점수는 커뮤니케이션란에 각각 계산해서 기재한다. 회상항목 채점은 ①이해 가능, ②어느 정도 이해 가능, ③대부분 이해 불가의 3단계로 채점해서 기재한다. 30점이 만점이다.

표지의 그래프란에 각 영역의 점수를 꺾은선 그래프로 나타낸다. 회상항목의 점수는 기억란에 기재한다.

■ ADL 평가의 관점

R-ADL에서의 ADL(일상생활 수행능력)은 어느 정도 돌봄이 필요한가의 관점이 아니라 스스로 어디까지 가능한가의 관점에서 만들어졌다. 평가단계에는 '일부 보조', '완전 보조'라는 선택지도 있으나 인적 도움이 필요 없다면 어디까지 가능한지를 평가한다. '보장구'란 인적 도움 이외의 것을 의미하며 손잡이, 난간, 연하식^{嚥下食}, 손잡이가 굵은 숟가락 등도 여기에 포함된다.

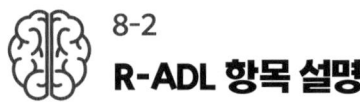

8-2 R-ADL 항목 설명

■ **수행능력 · 신체**

전신의 운동 균형을 본다. 서거나 앉을 때 몸 전체의 균형과 비틀거림을 관찰한다. 본인의 의도대로 움직이는지 관찰한다.

1. 옥외 보행

산책할 때 평가한다.

① 전신을 사용해서 움직이고 기본적인 신체의 움직임이 자연스러우면 자립
② 지팡이를 사용해 안정된 보행을 한다
③ 실버카, 보행 보조차를 사용해 자연스럽게 움직인다
④ 휠체어 보조가 필요하지만, 옥외로 나가고 싶어 한다
⑤ 보행과 휠체어 이동을 스스로 하려는 생각이 없다. 스트레처 사용

2. 실내 보행

화장실 등으로 이동할 때 관찰한다.

① 화장실까지 두 발로 보행하고 혼자 갈 수 있다. 넘어지거나 배회할 우려는 없다
② 지팡이나 난간, 벽 등을 짚고 걷기 포함. 의족을 착용하고 있음
③ 보행기나 실버카를 이용해 화장실까지 간다. 신체 기능적으로는 걸을 수 있지만, 배회의 위험이 있으므로 지켜봐야 한다. 혼자 휠체어로 이동한다
④ 휠체어를 타고 직진은 가능하지만 정교한 방향 조작은 도움이 필요하다. 화장실까지 휠체어를 밀어주어야 한다
⑤ 기저귀 착용으로 화장실에 가지 않는다. 보행의 필요성을 느끼지 못한다. 휠체어를 전혀 조

작할 수 없다. 이동 시 2명의 도움이 필요

3. 옮겨 앉기 移乗

휠체어에 앉거나 차에 탈 때 관찰한다.

① 손을 사용해 몸을 지탱해도 자립

② 천천히 순서대로 실행할 수 있다. 난간이나 미끄럼 방지 매트를 사용하면 가능하다

③ 잡을 곳이나 방향을 말로 설명해야 하고 휘청거릴 때도 있으므로 지켜봐야 한다

④ 둔부나 겨드랑이를 보조한다. 손으로 거든다. 욕조에 들어가고 나올 때 다리를 잡아 옮겨준다. 많이 들어 올려 주어야 한다

⑤ 협력 동작이 없다. 목욕 타월로 평행이동한다

4. 앉은 자세 유지

① 등받이가 없는 의자에 15분 이상 앉아 있는 상태라면 자립

② 등받이가 없는 의자에 5분 정도 앉아 있을 수 있다. 팔걸이가 있는 의자에서 15분 이상 앉아 있을 수 있다

③ 팔걸이가 있는 의자가 필요. 흐트러진 자세를 옆에서 이야기하면 듣고 고친다

④ 자세를 고쳐 앉을 때 앞으로 숙인다. 팔걸이를 사용하는 등의 협력 동작을 한다

⑤ 자세 유지가 전혀 안 된다. 자세를 고칠 때 2명의 도움이 필요

5. 돌아눕기(체위변경)

① 자다 깼을 때 돌아눕기가 가능하면 자립

② 침대 난간을 잡으면 돌아눕기가 가능하다

③ 지시나 옆에서 조언해주면 돌아누울 수 있다

④ 엉덩이, 등, 머리를 받쳐주거나 침대 울타리까지 손을 뻗도록 도와주면 돌아누울 수 있다

⑤ 전혀 돌아눕지 못한다. 욕창 방지 에어매트를 사용하고 있다

6. 일어서기

① 손을 사용해서 몸을 지탱해도 자립으로 간주. 손을 사용하지 않고도 일어선다

② 난간이 필요할 때는 보장구에 체크

③ 일어설 때 얘기해 주고 여러 번 시도해야 일어설 수 있다

④ 비틀거리지 않도록 옆에서 부축하면 일어설 수 있다

⑤ 2명의 도움이 있어야 일어설 수 있다

■ 수행능력 · 사지

단추를 채우거나 신발을 신을 때 필요한 집중력과 손가락을 의지대로 움직일 수 있는지를 관찰한다. 옷에 오염이 묻었을 때 그곳을 손으로 만진다. 이런 느낌과 손의 움직임을 관찰한다.

7. 상의 입고 벗기

긴 소매 상의를 입고 벗기.

① 위에서 아래까지 단추 채우기 가능. 도움 없이 스스로 옷장에서 옷을 고를 수 있으면 자립

② 장애인용 단추 채워주는 보조도구(button aid)나 다용도 만능 집게 등 보장구를 사용하여 입고 벗기가 가능함. 시간은 걸리지만 도움 없이도 가능

③ 벨크로 테이프나 지퍼, 개조한 상의, 옷 고르기 등은 지켜봐야 한다. 옷 정리, 갈아입기를 돌보는 사람이 옆에서 조언하면 가능

④ 도움이 필요하지만, 협력 동작이 있다. 단추를 채울 때 도움이 필요

⑤ 팔 끼우기, 목을 끼워 뒤집어쓰기, 앞 단추 잠그기는 불가능

8. 바지 입고 벗기

긴 바지 입고 벗기.

① 러닝셔츠를 바지 안으로 넣을 수 있다. 의족을 스스로 착용할 수 있다

② 천천히 하면 할 수 있다

③ 10회 중 2~3회 잘못하면 지켜보기. 준비돼 있으면 가능하다. 종이 기저귀 사용만 도움이 필요하고 나머지 행위는 자립 가능

④ 바지에 다리를 넣을 수 있다. 단추와 지퍼는 도움이 필요

⑤ 돌보는 사람이 바지를 종아리까지 끼워주고 좌우로 움직이며 끌어올린다. 전혀 손을 대려고 하지 않는다

9. 신발 신기

① 고령자용 간이 신발을 포함한다. 시판되는 벨크로 테이프 신발이나 운동화를 신는다

② 구둣주걱 사용은 보장구

③ 돌보는 사람이 신발장에서 꺼내주면 신을 수 있다. 준비해두면 신는다

④ 버클이나 벨크로 테이프를 조절해 주어야 한다

⑤ 손이 신발에 닿지 않는다. 신겨준다

10. 옷이 더러워짐

본인이 사용하는 물건에 대한 의식을 관찰한다. 사회성 및 위생 관념을 평가한다.

① 옷이 더러워진 것을 바로 인지하고 알맞은 옷으로 갈아입을 수 있다

② 옷에 뭐가 묻었다는 사실을 인지하기까지 시간이 걸리지만 인지하면 스스로 갈아입는다

③ 뭐가 묻었다고 말해주거나 갈아입으라고 말하면 스스로 옷을 갈아입는다. 또는 갈아입기를 원한다

④ 말을 해주거나 독려하면 인지는 하지만 갈아입을 생각은 안 함

⑤ 말을 하거나 독려해도 전혀 무반응. 완전 보조

■ 위생·전신

배설, 목욕, 손 씻기를 관찰한다. 수행능력·사지(7~10번까지) 영역이 가능하면 대부분 가능한 행동이지만, 배설 후 엉덩이 닦기, 목욕 시에 몸 씻는 방법, 손 씻는 방법 등을 관찰한다.

11. 배뇨
① 속옷이 젖지 않도록 처리할 수 있으면 자립
② 화장실의 난간이나 잡을 것이 있으면 가능
③ 소변기를 준비해두면 실수하지 않는다. 화장지를 주면 스스로 닦을 수 있다. 낮에는 보행기나 휠체어, 저녁에는 소변기를 준비해두면 스스로 가능하지만, 1개월에 1회 정도는 실수할 때도 있다
④ 기저귀에 배뇨 후 돌보는 사람에게 갈아달라 요청한다. 낮에는 혼자 화장실에서 소변을 보지만, 야간에는 매일 실수한다
⑤ 유치 도뇨관을 장착하고 있다. 시간 맞춰 관리되고 있으며 완전히 돌보는 사람에게 의존하고 있다

12. 배변
① 배변 의사를 표현, 화장실 가기, 엉덩이 닦기 가능. 실금 없음. 변비약 투약 안 함. 천연성분 하제 사용
② 와상환자가 아님. 기저귀 사용. 변 연화제 사용. 좌약을 스스로 넣는다. 변실금이 있어도 스스로 처리 가능
③ 이틀에 한 번 정도 좌약을 스스로 삽입하고 배변한다
④ 좌약은 돌보는 사람이 삽입. 엉덩이를 제대로 닦지 못함. 선 자세를 유지할 수 있도록 잡아주면 닦을 수 있다
⑤ 거의 매일 변실금. 완전 보조. 엉덩이를 닦아주어야 함

13. 목욕

① 팔이나 가슴을 스스로 비누를 사용해서 씻는다. 평균적인 시간 내에 안전하게 목욕을 끝낸다

② 샴푸캡이나 손잡이가 있는 브러시 등은 보장구에 해당. 목욕 의자는 보장구가 아님. 미끄럼 방지 매트 사용. 지켜볼 필요 없음. 평균보다 시간이 오래 걸린다

③ 준비 단계에서 돌보는 사람이 물수건을 짜준다

④ 팔다리는 씻을 수 있지만, 등과 엉덩이는 도움을 받아야 한다

⑤ 목욕이나 젖은 수건으로 닦아주는 것 모두 완전 도움이 필요하다

14. 손 씻기

① 흐르는 물로 손가락 사이를 씻을 수 있다. 수도꼭지를 조작할 수 있다

② 세숫대야에 손을 씻는 것은 보장구에 해당

③ 도구 준비, 말로 설명, 독려가 필요. 수도꼭지 조작은 알려주면 가능

④ 손가락 사이를 씻는 데 도움이 필요. 비누칠, 손 말리기는 도움이 필요함

⑤ 돌보는 사람이 양손을 씻어준다

15. 손 닦기

① 수건으로 손등, 손바닥, 손가락 사이를 닦을 수 있다

② 걸려있는 수건에 닦는 것은 보장구에 해당

③ 수건을 옆에 준비해두고 수건의 장소를 알려주면 가능하다

④ 수건을 손에 건네준다. 손가락 사이나 손목에 비누가 남아있다

⑤ 손을 닦지 않는다. 닦아달라고 하지 않는다

■ 위생·안면 顔面

몸을 씻을 때보다 섬세한 움직임이 필요하다. 양치할 때 꼼꼼한 손의 움직임, 입을 헹굴 때 숨

쉬는 타이밍, 머리 손질할 때 브러시 사용 방법, 세안할 때 얼굴의 굴곡에 맞춰 움직이는지 등을 관찰한다. 손톱을 깎을 때 시력이 나빠 다칠 우려가 있으면 완전 보조로 체크하고 이유를 적는다.

16. 양치하기

① 스스로 치약을 칫솔에 짠다. 칫솔로 틀니를 닦는다

② 칫솔을 손가락에 고정하면 보장구로 간주

③ 치약을 짠 칫솔을 주면 스스로 닦는다. 물을 넣은 용기를 놓아두면 스스로 틀니를 빼서 물에 담근다

④ 틀니를 빼거나 용기를 열 때 도움이 필요하다. 덜 닦인 곳이 많다. 앞니만 스스로 닦는다

⑤ 완전 보조. 거부하는 경향이 있다

17. 입 헹구기

① 제대로 가글하면서 입 안쪽까지 헹굴 수 있다

② 제대로 고개를 젖히지 못하면 불완전

③ 안쪽까지 헹구도록 알려주면 할 수 있다

④ 입에 컵을 대주면 물을 입에 물고 여러 번 굴릴 수 있다

⑤ 구강 세정이 필요하다. 입에 컵을 대면 물을 머금기는 하지만 바로 뱉어버린다

18. 세안

① 비누를 사용해서 잘 씻는다

② 대충 빠르게 씻는 느낌이다

③ 비누와 수건을 준비하면 씻는다

④ 비누칠을 도와주면 스스로 씻는다. 눈곱 등 덜 씻은 곳을 닦아주어야 한다

⑤ 완전 보조

19. 머리 손질

① 빗으로 머리를 빗는다. 헤어젤이나 물로 헝클어진 머리를 손질한다

② 빗을 손에 고정하면 보장구에 해당

③ 도구를 준비해 주면 머리 손질이 가능하다

④ 뒷머리만 도움이 필요. 머리를 묶는 것은 도움이 필요

⑤ 머리 정리의 필요성을 느끼지 못함. 완전 보조

20. 손톱깎기

① 스스로 안전하게 깨끗이 깎을 수 있다

② 손톱깎이를 손에 고정하는 것 등은 보장구에 해당

③ 손톱깎이를 준비해 주면 안전하게 깎을 수 있다. 손톱이 길다고 얘기해주면 스스로 깎을 수 있다

④ 스스로 손톱을 깎아 달라고 요청하고 돌보는 사람이 깎아준다

⑤ 손톱이 길어도 신경 쓰지 않는다. 완전 보조

■ 식사

식사는 입에 넣는 동작과 씹는 상황, 삼키는 동작(연하)을 관찰한다. 식욕이 있다는 것은 살아 있다는 증거이다. 또 잘 씹는다는 것은 틀니의 상태나 상악과 하악의 교합도 양호하다는 뜻이다.

21. 식사 (입에 넣기)

① 손을 보지 않고 입으로 가져갈 수 있다. 젓가락은 못 써도 숟가락이나 포크는 사용할 수 있다

② 젓가락이나 숟가락을 손가락에 고정하는 것은 보장구. 특수한 숟가락, 접시, 컵, 빨대를 사용한다

③ 준비 단계에서 뚜껑은 열어주지만 다른 것은 자립

④ 입안에 음식물이 남아 있어서 돌보는 사람이 확인한다

⑤ 씹고 삼키는 것은 가능하지만 음식물을 입으로 가져갈 수 없다. 경관식을 하고 있으며 관리는 간호사가 한다

22. 삼킴(연하)

① 아무런 문제 없이 삼킬 수 있다

② 연하제를 소량 첨가한다. 잘게 썬 음식이 적합하다

③ 기도로 넘어가지 않도록 식사 속도나 한입에 먹는 양을 지켜보아야 한다

④ 삼킬 때까지 시간이 걸린다. 입에 음식물을 물고 있다

⑤ 경관식을 한다

23. 미각

① 식사가 맛있다고 표현하면 정상 반응

② 맛에 대해서 그다지 반응을 보이지 않으면 불완전 반응

③ 좋아하는 것만 먹는다

④ 먹는 것에 관심이 없다

⑤ 경관식을 하므로 입으로 먹지 않는다

24. 약 먹기

① 시간 맞춰 자발적으로 먹는다. 처방대로 스스로 먹는다

② 가끔 잊어버리지만, 알려주면 스스로 먹는다

③ 약의 형태를 조제(調製)해서 먹는다. 약을 건네주어야 한다

④ 입에 넣어주어야 한다. 약의 내용(약 이름, 효과 등)을 모른다

⑤ 경관식

■ 커뮤니케이션

다른 사람과 커뮤니케이션을 할 수 있으면 사회성이 유지되고 단체생활도 할 수 있다. 또 수다를 떨면 도파민(쾌감정)이 분비되므로 ADL 측면에서 중요한 관찰항목이다.

25. 대화
① 즐겁고 유창하게 수다를 떤다. 내용을 이해하고 표현도 할 수 있다. 귀가 잘 들리지 않지만 스스로 잘 들리는 쪽에서 이야기해달라고 요청한다
② 가끔 대화의 의미가 불분명할 때도 있지만 대체로 이해 가능
③ 복잡한 내용은 맥락을 파악할 수 없지만, 일상적인 내용은 짧은 문장으로 대화할 수 있다
④ 눈을 깜박이거나 손가락으로 가리켜서 의사 표현을 한다. 아프다고 인상을 쓴다. 매번 큰 소리로 이야기한다
⑤ 대화가 되지 않는다

26. 건망증
① 기본적으로 알고 있어야 하는 것은 기억하고 있다. 일과를 기억하고 있다. 직원의 이름은 모르지만 잘 아는 사람 또는 이전에 만난 적이 있는 사람이라는 인식이 있다
② 당연히 알고 있어야 하는 것이 가끔 생각나지 않을 때도 있고 정확하게 생각날 때도 있다. 메모 노트를 사용하고 있다
③ 알고 있는 것을 떠올리는 데 시간이 걸린다
④ 알고 있던 것을 잊어버렸지만 돌보는 사람이 힌트를 주면 생각난다
⑤ 당연히 알고 있어야 하는 것(나이, 생년월일, 출신지 등)을 생각해낼 수 없다

27. 지시 따르기
① 복잡한 내용을 지시해도 순순히 따른다
② 가끔 힘들어하는 부분이 있다. 간단한 내용의 지시는 따른다. 시간이 걸린다

③ 여러 단계의 지시를 수행하기 위해서는 여러 번의 설명이 필요하다. 한 단계 지시는 수행 가능하다. 도움이 필요할 때 간호사 호출 버튼을 누를 수 있다

④ 간호사 호출 버튼을 누르도록 지시해도 누르지 않는다. 여러 단계의 지시를 수행하기 위해서는 도움이 필요하다. 반복 설명이 필요하다

⑤ 지시를 해도 반응이 없다. 완전 다른 내용으로 바뀐다

28. 감정 변화

① 대체로 안정적이다

② 가끔 흥분하거나 낙담하기도 한다

③ 주간기분변동(diurnal variation)이 크다. 이따금 비협조적이며 욕할 때도 있으므로 지켜봐야 한다. 그 외는 다른 사람과 적절히 어울린다

④ 감정을 끌어내는 데 격려가 필요하다. 금방 산만해진다. 짜증을 부린다

⑤ 감정 표출을 거의 하지 않는다. 두부 외상이나 야간 섬망으로 감정 제어가 불가능하다

29. 부정적 의식(못 해본 것 찾기)

① 거의 말로 표현하지 않는다

② 가끔 가볍게 푸념을 하지만 시간이 지나면 표현하지 않는다

③ 가끔 푸념한다. 다른 사람과의 교류로 '부정적인 의식'이 줄어든다

④ 부정적인 생각이 강하고 돌보는 사람의 개입이 필요하다

⑤ 항상 부정적이며 인생에 대해 소극적이다. 교정에 시간이 걸린다

30. 긍정적 의식(해본 것 찾기)

① 거의 매일 긍정적이다

② 가끔(2~3일에 1회) 긍정적이지 않을 때가 있다

③ 가끔(1주 1회) 긍정적인 생각을 한다

④ 긍정적인 생각이 약하고 돌보는 사람의 개입이 필요하다

⑤ 긍정적인 생각을 하지 않는다

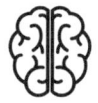
8-3
회상항목에 대해

레미니션은 레미닌과 인터뷰하며 기록을 한다. 기록 용지를 레미닌에게 보여주어서는 안 된다. 먼저 레미닌의 긴장을 풀어준 후 "○○ 씨 어렸을 때 이야기를 좀 들려주세요."라고 부탁한다.

1. ○○ 씨가 다녔던 초등학교 이름을 알려주세요. (국민학교 포함)
- 기억하고 있는 것을 적는다.

2. 다음은 중학교 이름을 알려주세요.
- 초등학교 때 이야기를 하면서 중학교 이름이 나왔다면 묻지 않는다.
- 이름뿐만 아니라 여러 가지 에피소드를 말하면 듣는다.

3. 초·중학교 때 어떤 과목을 잘했나요?
- 잘한 과목이 하나도 없었다고 하면 체육 과목이나 재봉틀 등 가사 과목은 어땠는지 질문하여 이미지가 떠오르도록 유도한다.

4. 초·중학교 때 학교 이외에 자주 가서 놀았던 곳은 어디였나요?
- 방공호 등 그 당시에 자주 갔을 법한 장소를 상기시킨다.
- 구멍가게, 들판, 개울가 등 추억 속에 있을 법한 이미지를 묻는다.

5. 초·중학교 때 또 기억나는 추억이 있나요?

- 뭐든지 좋습니다. 가족의 이야기나 장난쳤던 일 등.
- 사고나 질병 등 부정적인 이미지라도 듣는다.
- 단, 이쪽에서 부정적인 것을 상기시켜서는 안 된다.

6. 어렸을 때 자주 먹던 '먹거리'는? (넓은 범위에서)

- 텃밭에서 따온 과일, 구멍가게에서 사 먹던 과자, 추억의 먹거리 등.
- 이야기가 무르익으면 끊지 말고 듣는다.

7. 어렸을 때 어떤 집에서 살았나요? (형태를 묻는다)

- 기와지붕, 현관이 크다, 대청마루가 있다 등.
- 어촌, 농촌, 도시 생활 등의 차이를 묻는다.

8. ○○ 씨의 '형제'에 대한 추억을 들려주세요.

- 형제들과 다툼, 먹을 것 가지고 싸웠던 일 등.

9. 아버지와 어머니의 추억을 들려주세요.

- 부모님의 성함을 묻는다. 어떤 분이셨나요?
- 부모님의 직업을 묻는다.
- 이런 식으로 이미지를 조금씩 강화해 간다.

10. 마지막으로 최근에 관심 있는 '뉴스'는 무엇인가요?

- 치매 체크 항목으로 시간에 대한 지남력이 있는지? 내용은 어떤지?
- 본인에게만 관심이 집중되어 있다면 우울증 경향이 있다.

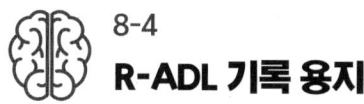
8-4
R-ADL 기록 용지

R-ADL
Reminiscence Memory & Action Daily Life

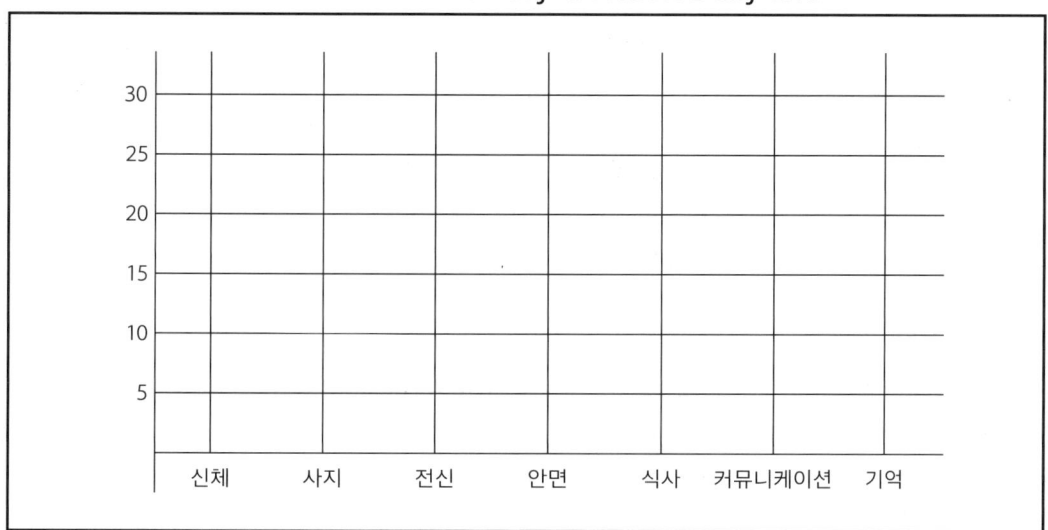

레미닌 이름 :									
생년월일 :			년		월		일 (세)		
R-ADL 진행일 :			년		월		일		
레미니션 이름 :									

REMI	신체	사지	전신	안면	식사	커뮤니케이션	기억	합계

NPO Japan Reminiscians Association　　〒300-1514
내각총리대신인증 특정비영리활동법인 일본회상요법학회
이바라키현 도리데시 미야와다 2832-2　　TEL 0297-83-0556　　FAX 0297-83-0530
psytex@fureai.or.jp　　http://www.fureai.or.jp/~psytex/

R-ADL   Reminiscence Memory & Action Daily Life

진행일 _____   레미닌 _____   레미니션 _____

< ADL 항목 >

■ 수행능력·신체 ■   [　　　　　]

1. 옥외 보행	① 자립	② 지팡이로 가능	③ 보행보조차로 가능	④ 휠체어	⑤ 완전 보조
2. 실내 보행	① 자립	② 지팡이로 가능	③ 보행보조차로 가능	④ 휠체어	⑤ 완전 보조
3. 옮겨 앉기	① 자립	② 천천히 가능	③ 지켜보기 필요	④ 일부 보조	⑤ 완전 보조
4. 앉은자세 유지	① 자립	② 단시간 가능	③ 보장구 필요	④ 불가능	⑤ 완전 보조
5. 돌아눕기	① 자립	② 보장구로 가능	③ 지켜보기 필요	④ 일부 보조	⑤ 완전 보조
6. 일어서기	① 자립	② 보장구로 가능	③ 지켜보기 필요	④ 일부 보조	⑤ 완전 보조

■ 수행능력·사지 ■   [　　　　　]

7. 상의 입고 벗기	① 자립	② 보장구로 가능	③ 지켜보기 필요	④ 일부 보조	⑤ 완전 보조
8. 바지 입고 벗기	① 자립	② 보장구로 가능	③ 지켜보기 필요	④ 일부 보조	⑤ 완전 보조
9. 신발 신기	① 자립	② 보장구로 가능	③ 지켜보기 필요	④ 일부 보조	⑤ 완전 보조
10. 옷이 더러워짐	① 스스로 인지함	② 더러워져 있으면 신경을 쓴다	③ 지적하면 신경을 쓴다	④ 지적 받아도 신경쓰지 않는다	⑤ 전혀 신경쓰지 않는다

■ 위생·전신 ■   [　　　　　]

11. 배뇨	① 자립	② 보장구로 가능	③ 지켜보기 필요	④ 일부 보조	⑤ 완전 보조
12. 배변	① 자립	② 보장구로 가능	③ 지켜보기 필요	④ 일부 보조	⑤ 완전 보조
13. 목욕	① 자립	② 보장구로 가능	③ 지켜보기 필요	④ 일부 보조	⑤ 완전 보조
14. 손 씻기	① 자립	② 보장구로 가능	③ 지켜보기 필요	④ 일부 보조	⑤ 완전 보조
15. 손 닦기	① 자립	② 보장구로 가능	③ 지켜보기 필요	④ 일부 보조	⑤ 완전 보조

■ 위생·안면 ■   [　　　　　]

16. 양치하기	① 자립	② 보장구로 가능	③ 지켜보기 필요	④ 일부 보조	⑤ 완전 보조
17. 입 헹구기	① 자립	② 보장구로 가능	③ 지켜보기 필요	④ 일부 보조	⑤ 완전 보조
18. 세안	① 자립	② 불완전	③ 지켜보기 필요	④ 일부 보조	⑤ 완전 보조
19. 머리 손질	① 자립	② 불완전	③ 지켜보기 필요	④ 일부 보조	⑤ 완전 보조
20. 손톱깎기	① 자립	② 보장구로 가능	③ 지켜보기 필요	④ 일부 보조	⑤ 완전 보조

■ 식사 ■

21. 식사	① 자립	② 보장구로 가능	③ 지켜보기 필요	④ 일부 보조	⑤ 완전 보조
22. 삼킴	① 자립	② 적응식으로 가능	③ 지켜보기 필요	④ 일부 보조	⑤ 완전 보조
23. 미각	① 정상반응 식욕 있음	② 불완전 반응 식욕 있음	③ 일부 정상반응 식욕 없음	④ 식욕 없음	⑤ 반응 없음
24. 약 먹기	① 자립	② 지시로 가능	③ 지켜보기 필요	④ 일부 보조	⑤ 완전 보조

■ 커뮤니케이션 ■

25. 대화	① 정상	② 의사소통 가능	③ 일부 의사소통 가능	④ 대부분 불가능	⑤ 불가능
26. 건망증	① 정상	② 가끔 잊어 버림	③ 자주 잊어 버림	④ 대부분 기억하지 못함	⑤ 전혀 기억하지 못함
27. 지시 따르기	① 가능	② 대체로 가능	③ 가끔 가능	④ 대부분 불가능	⑤ 불가능
28. 감정 변화	① 그다지 없음	② 조금 있음	③ 가끔 변화가 있음	④ 쉽게 변한다	⑤ 크게 변한다
29. 부정적 의식 (못 해본 것 찾기)	① 없음	② 조금 있음	③ 가끔 강함	④ 다소 강함	⑤ 강함
30. 긍정적 의식 (해본 것 찾기)	① 있음	② 조금 있음	③ 가끔 있음	④ 거의 없음	⑤ 전혀 없음

■ 회상 항목 ■

1. ○○씨가 다녔던 초등학교의 이름을 알려주세요.
2. 다음은 중학교의 이름을 알려주세요.
3. 초·중학교 때 어떤 과목을 잘했나요?
4. 초·중학교 때 학교 이외에 자주 가서 놀았던 곳은 어디였나요?
5. 초·중학교 때 또 기억나는 추억이 있나요?
6. 어렸을 때 자주 먹던 '먹거리'는? (넓은 범위에서)
7. 어렸을 때 어떤 집에서 살았나요? (형태를 묻는다)
8. ○○씨의 '형제'에 대한 추억을 들려주세요.
9. 아버지와 어머니의 추억을 들려주세요.
10. 마지막으로 최근에 관심 있는 '뉴스' 무엇인가요?

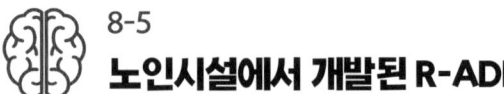

8-5 노인시설에서 개발된 R-ADL

일본회상요법학회는 ADL 기억의 존재를 알리고 기억을 유지하는 것이 ADL을 유지하는 것이라고 제창해왔다. 2012년 4월에 진행한 조사를 통해 'ADL 기억'이 수치로 검증되었다. 원래 기억과 ADL의 상관관계는 증명하기 어렵고 개념조차 이해하기 힘든 것이었지만, 다음과 같이 규정하고 조사를 진행했다.

■ ADL의 관점

ADL은 일상생활에 필요한 기본적인 생활 행위로 알려졌지만, 구체적으로는 어떤 행위인지 실제로 정확하게 파악할 수 없는 상황이었다. '돌봄과 보조가 필요한 정도'에 주안점을 두었으므로 대부분 측정항목이 돌봄과 보조가 '필요·불필요'라는 판단 기준으로 구성되는 한계가 있었다. 그래서 대상이 되는 고령자 본인이 어디까지 움직일 수 있는지에 대한 관점에서 ADL을 다시 한번 파악하는 지표로서 30항목을 선정했다. 여기에 기억 조사항목에서도 10~15세의 발달 기간에 누구든지 반드시 기억하고 있는 내용을 선정했고, 마지막으로 '뉴스'에 대한 질문을 넣어 치매 정도를 체크했다.

기억과 ADL의 상관관계를 돌봄 현장에서는 감각적으로는 이해하고 있었지만, 수치화하기 어려워 정확하게 판단하기 쉽지 않았다. 그리고 ADL도 노인성 치매가 원인이 되어 저하되었는지 신경통이나 사고 등으로 저하되었는지 지금까지 돌봄 현장에서는 그다지 신경 쓰지 않았다. 고령자에게 당장 필요한 돌봄을 제공하는 것에만 치중한 탓에 예방이나 억제보다 돌봄 자체만 발전해 온 것인지도 모른다. 그러나 기억과 ADL의 상관관계가 명확하게 밝혀졌고 기억 소실을 억제하면 직접적으로 ADL의 저하를 막을 수 있다는 사실이 밝혀진 이상 앞으로의 돌봄은 크게 변화할 것으로 기대된다.

즉, 고령자와 수다를 떠는 것 등 커뮤니케이션이 더욱 중요시되는 돌봄으로 진화할 것이다. 노인시설에서는 지금도 여전히 고령자와 수다를 떠는 것을 '직무 태만'으로 여기고 시설 내 수다를 금지하는 곳이 많다. 이런 '무언無言의 돌봄'은 ADL 저하를 조장할 뿐만 아니라 치매 증상을 악화시킬 수도 있다. 돌봄의 기본이념이 '현상 기능 유지'라고 한다면 그것을 스스로가 부정하는 꼴이 되는 것이다.

■ 기억과 ADL

노인요양시설의 요양 기술은 빠르게 발전하고 있다. 그러나 이 발전 방향은 결과에 대한 사후 관리이다. 돌봄 예방 방향이 '요양상태 유지' 쪽으로 가게 되면 고령자에게 무리하게 운동을 강요하여 '신체기능 유지'를 중요시하는 방향으로 가게 된다.

일본회상요법학회는 '신체기능과 기억'이라는 주제에 몰두해 왔다. 무리하게 강요하는 것이 아니라 즐겁게 요양상태를 유지하고 개선하는 것이 목적이다. 즉 회상법을 통해 요양상태를 유지하고 개선하려고 노력해왔다. R-ADL은 이런 방법의 기초가 되는 '기억과 ADL'의 상관관계를 명확히 했다.

■ ADL의 저하 요인

노화로 인한 ADL 저하 요인에는 두 가지가 있다. 하나는 신체기능 자체의 노화로 근력이나 신경계 둔화, 질병이나 부상에 의한 ADL의 저하이고, 또 하나는 대뇌의 기능 저하로 인한 ADL의 저하다. 일본회상요법학회는 'ADL 기억'이라는 개념을 제창하고 10~15세의 기억 안에 ADL을 유지하는 기억이 포함되어 있으므로 이 기억이 소실되면 ADL도 저하된다고 지적했다. 기억과 ADL의 관계는 수치화하기 어려워서 행동 관찰을 통해 제시해왔으나, 지금은 'R-ADL'이 개발되어 ADL 기억의 존재를 확인할 수 있게 되었다. (3-3 참조)

■ ADL 저하를 예방한다

1. 기억을 유지하면 ADL도 유지된다

기억이 또렷할수록 ADL이 유지된다는 이 조사 결과에서도 알 수 있듯이 기억을 잃지 않도록 하는 것이 ADL을 유지하는 길이다. 조사를 진행했던 노인요양시설에서는 직원들이 회상법을 배워 평소에도 어르신이 즐거웠던 과거를 회상하며 수다를 떨 수 있도록 신경 쓰고 있다. 실제로 돌봄 직원들은 기억이 회복되면 ADL도 회복된다는 사실을 몸소 체험하고 있다. 고령자는 '나이가 들면 당연히 ADL이 저하된다.'라는 전제로 생각하는 경향이 있으나 ADL의 회복 가능성이 밝혀진 이상 그런 선입견은 버려야 한다.

2. 기억 영역에서 16점 이상은 주의가 필요

기억 영역은 15점 이하군과 16점 이상군 사이에서 차이를 보였다. 기억 체크 항목에서의 15점 라인은 10~15세의 기억이 반 정도 남아 있는 상태이고, 반 이상 남아 있으면 ADL도 상당히 유지되고 있다는 것을 알 수 있다. 즉 R-ADL의 기억항목 점수가 16점 이상이면 앞으로 ADL이 저하될 가능성이 크다.

3. 식사 영역의 차이는 작다

ADL 중에서도 식사 영역의 차이가 가장 작다. 먹는다는 기본적인 욕구는 기억과 관련이 적은 것 같지만 젓가락이나 숟가락을 사용하게 되면 적다고 할 수 없으므로 젓가락을 사용할 수 있는지가 기억과의 관계를 파악하는 실마리가 된다.

4. 개인의 추이를 파악한다

이번 조사는 50명을 대상으로 진행하였으나 '전체에서 본인의 위치'는 전체를 파악하기 위해서는 의미가 있지만, 개인의 추이를 파악하기 위해서는 정기적으로 R-ADL을 진행하고 관찰해야 한다.

■ 개인의 연도별 추이

88세 여성을 대상으로 88~93세까지 5년간(2012~2016년) 지속해서 R-ADL을 진행한 결과를 그래프로 나타냈다.

2012년(88세) 측정 당시 요개호 2 상태였지만 이듬해 2013년(89세)에는 요개호 3으로 나빠졌다. 그러나 2013년~2016년(93세)까지 4년간은 요개호 3을 유지했다. 그사이 점점 R-ADL 점수가 상승하고 있는 것을 알 수 있다. 93세까지 요개호 3의 상태로 천수를 누렸다. 식사 영역이 유지되었기 때문에 마지막까지 식사할 수 있었고 끝까지 즐겁게 생활을 할 수 있었다.

그림 7. 개인의 연도별(5년간) 추이

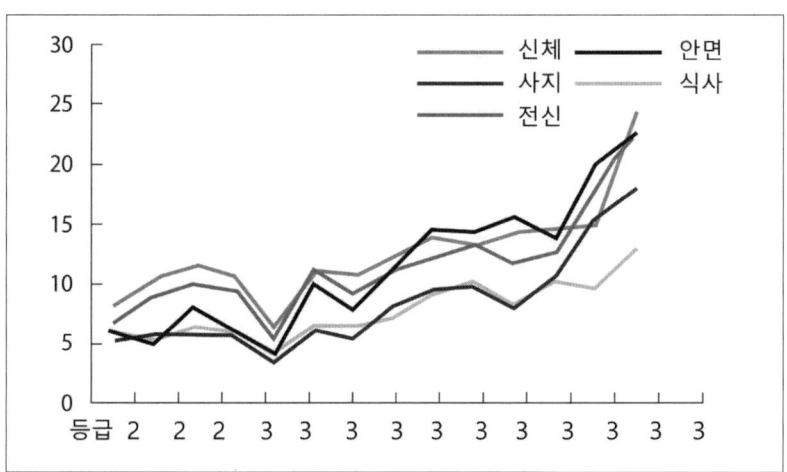

그림 8은 기억 영역과 커뮤니케이션 영역을 나타낸 그래프인데 양쪽 모두 점수가 상승했지만 기억 상실이 더 높게 나타났다. 왜냐하면, 커뮤니케이션은 대체로 돌보는 사람이 질문하고 그것에 답하는 것이 주된 내용인 데 비해, 기억은 레미닌이 자발적으로 발언해야 하기 때문이다. 점수가 상승해 임종이 가까워졌을 때는 지금까지 전혀 문제없이 기억하고 있던 것을 완전히 잊어버리고 표현을 못 하게 되었다.

그래프만 봐도 '노쇠'라는 느낌이 들지만 돌아가시기 6개월 전부터 빠르게 기억력이 저하되었다는 것을 알 수 있다. 요양상태도 중증으로 나빠졌지만, 기억력 또한 크게 떨어졌다.

나이에 비해서는 기억이 유지된 편이라 생각되지만, 신체의 쇠약과 기억의 저하가 거의 비슷한 추이를 보였다.

그림 8. 기억과 커뮤니케이션의 연도별(5년간) 추이

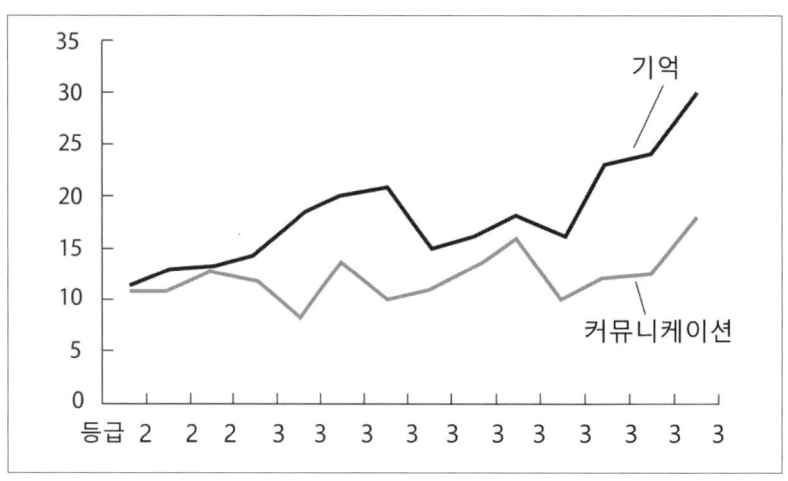

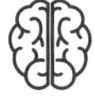 8-6
R-ADL 활용시설 사례

공익사단법인 전국 유료노인홈협회 홋카이도 연락협의회의 주최로 열린 '사례연구 발표회'에서 발표한 삿포로 노인복지 생활협동조합 '이리스 모토마치' 직원 모로하시 가호 씨, 나루미 아카네 씨, 엔도 마나미 씨의 연구발표를 살펴보자.

회상법으로 ADL 기억을 자극하면 치매 예방과 진행 억제에 효과가 있다. 그래서 음악이나 수다 등을 활용해 ADL을 유지 또는 회복시켜 치매 예방과 진행 억제를 도모하기로 했다.
이리스 모토마치(삿포로시)에서는 3개월에 1번씩 R-ADL을 매뉴얼에 따라 실시하고 있다.

목적은 기억과 ADL 상태를 측정하기 위해서다. ADL을 유지 또는 회복시키기 위해 기억 유지 및 회복을 촉진하는 케어를 실시한다. 이때 R-ADL을 통해 필요한 수치 자료를 얻고 있다.

■ ADL 저하 억제 노력

1. 음악 레크리에이션

음악 레크리에이션은 음악요법사 2명이 월 2회 진행한다. 음악요법에서는 신체적, 정신적, 심리적 활동을 유지하기 위해 음악의 특성을 활용한다. 2명의 음악 레크리에이션 사례를 살펴보자.

• K 씨 사례

동요 '아침 바람 찬바람'을 부르며 쎄쎄쎄놀이를 할 때 도입부에 쎄쎄쎄를 해야 한다고 레미닌이 알려 주었다. 알려준 대로 적용해서 모두 쎄쎄쎄놀이를 하면서 노래를 불렀다.

• H 씨 사례

'썰매 노래'를 부르고 나서 썰매에 대한 추억이 있냐는 질문에 '논에서 썰매를 탔지.'라는 말을 시작으로 '85세까지도 탔었어.' 등 점점 자세히 기억을 떠올렸다.

두 사례 모두 음악을 실마리로 삼아 기억을 회복시킬 수 있었다.

2. 그룹 회상법

그룹 회상법에서 매달 추억의 놀이를 진행하고 있다.

• 햐쿠닌잇슈

평소에 동작이 느린 레미닌도 진지한 표정으로 위 구절을 읽으면 바로 손을 뻗는다. 추억의 놀이는 레미니션이 규칙을 알고 있더라도 일부러 레미닌에게 설명해 달라고 한다. 레미닌은 가르쳐주면서 자신의 과거 추억을 되찾을 수 있다. (햐쿠닌잇슈는 100명의 가수의 노래를 한 소절씩 모은 것. 읽는 사람이 위 구절을 읽으면 그 구에 맞는 아래 구절이 적힌 카드를 누가 많이 가져가는가를 겨루는 놀이-옮긴이)

• 실뜨기 놀이

날틀, 쟁반, 젓가락, 베틀, 방석, 가위 줄, 물고기, 톱질 뜨기 등을 잇달아 만든다.

• 구슬치기

납작 구슬을 보고 레미닌이 "옛날이랑 똑같네. 이렇게 예쁜 색이었구나."라며 지역마다 다른 규칙을 레미니션에게 알려준다.

• 오자미

옛날에는 팥이랑 방울 같은 것도 함께 넣어서 만들었다고 레미닌이 알려준다.

• 사진

사진을 활용한 그룹 회상법에서는 보조해 주는 레미니션이 키워드를 확인한다. 예를 들면 이 교재 48쪽에 있는 사진을 보고 화로, 흙마루, 식탁, 상좌, 정좌 등을 떠올릴 수 있다. 특정 레미닌만 주인공이 되는 일이 없도록 레미니션도 중간중간에 끼어들어 당시의 일을 떠올리도록 돕는다. 이야기가 무르익으면 레미닌끼리 수다를 떨거나 평소 말수가 적은 레미닌이 말을 많이 하기도 한다. 레미니션도 레미닌이 걸어온 인생사를 사전에 파악해서 이야기할 때 거들면 신뢰 관계를 구축하는 데 도움이 된다.

3. 질문과 답변 형식의 노트 (개인 회상법)

평범한 수다나 인터뷰로 레미닌의 기억을 더듬어 '말 잇기' 형식으로 기록한다. 당시의 추억을 영상 이미지로 떠올릴 수 있도록 질문하는 화제 전개 사례를 살펴보자.

Q: 초등학교 때 기억에 남는 추억이 있습니까?
A: 운동회.

Q: 운동회 때의 기억은 어떤 것이 있습니까?

A: 운동회의 마지막에 하는 연무^{演武}는 지금도 기억하고 있지.

Q: 어떤 연무를 선보였나요?

A: 아마 다른 학교에는 없었을 거야. 우리 학교는 2차 세계대전이 끝날 때까지 했었지. 아이즈의 보신 전쟁(1868~1869년에 일어난 일본의 내전-옮긴이)의 구전을 4~6학년이 전통의상인 하카마 차림에 목검을 허리에 차고 연기하다 마지막에 할복하며 쓰러지면 박수가 쏟아졌지. 하카마 색은 각양각색이었지. 나는 무슨 색을 입고 있었는지 기억나지는 않지만 다른 사람이 만들어 준 것을 입은 사람도 있었던 것 같아. 작업화를 신었고, 목검은 직접 만들었지. 길이는 아마 60cm 정도였을 거야.

Q: 연무에서는 어떤 구호를 외쳤습니까?

A: 넘어지기 전에 "자네의 임무는 여기까지…."라고 외치고 모두 같은 방향으로 쓰러졌지. (처음에는 기억나지 않는다고 했으나 함께 노래를 불렀던 일을 기억해 냈다.)

이것은 일례지만 단순히 당시의 풍경을 생각해내도록 하는 것이 아니라 본인과 연관 있는 구체적인 장면을 영상 이미지로써 떠올리도록 하고 있다.

4. R-ADL 평가

R-ADL 평가는 2013년에 진행한 것을 수치화해서 그래프로 나타냈다. 그래프는 점수가 높을수록 자립도가 낮은 것을 의미한다. ADL의 관찰항목은 5단계법으로 평가하고 6분야 30항목으로 구성되어 있다. ADL 항목 6분야는 수행능력·신체, 수행능력·사지, 위생·전신, 위생·안면, 식사, 커뮤니케이션이다. 회상항목은 기억 질문 10항목을 3단계법으로 평가하고 10점~30점 범위로 채점한다.

• S 씨 사례 (남성, 95세, 요개호 1)

뇌경색, 뇌 혈관성 치매의 기왕력 있음. 치매 고령자의 일상생활 자립도는 Ⅱb로 지팡이 보행. 성격은 온화하고 조용하며 말하는 것을 좋아하지는 않지만, 사람들과 어울리는 것을 싫어하지는 않음. 보통 거실에서 지내고 행사나 레크리에이션에는 거의 참가하지 않는다.

개인 회상법을 통해 어렸을 때의 기억이 영상 이미지로 떠오르도록 유도했다. 어렸을 때의 즐거운 추억을 이야기하며 즐겼고 그로 인해 ADL 기억이 자극되면서 ADL이 유지되었다. 평소에 말을 많이 하는 사람이 아니더라도 어렸을 때의 즐거운 이야기는 대화의 실마리가 된다.

・ H 씨 사례 (남성, 95세, 요개호2)

대장암, 왼쪽 무릎 변형성슬관절증의 기왕력 있음. 치매 고령자의 일상생활 자립도는 Ⅱa로 보행기를 사용한다. 성격은 인자하고 이야기하는 것을 좋아한다. 착실하고 꼼꼼하며 도리에 어긋나는 것을 싫어함. 침대에 앉아서 선잠 자는 시간이 많다. 그러나 자신의 어린 시절부터 지금까지 살아온 일대기(Life History)를 만들고 난 후부터 어린 시절의 이야기가 나오면 아주 즐거운 듯이 이야기한다.

S 씨와 H 씨 모두, 1년간의 그래프는 모양상으로는 큰 변화가 없고 ADL 기억을 회복 및 유지시키고 있으므로 ADL도 유지되고 있다고 할 수 있다. 실천을 통해서 돌봄 직원들이 효과를 서서히 느끼고 어떻게 대응할지에 대한 방향성이 명확해졌다. 다만 레미닌의 기억력 수준에 맞게 기억을 세심하게 자극해야 하는데 직원들끼리 판단하는 것이 어렵다.

■ 향후 진행 방향

이리스 모토마치는 '웃는 레미닌'을 한 명이라도 더 늘리는 것을 목표로 하고 있다. ADL 저하를 막기 위해 노력하고 있는 음악 레크리에이션, 그룹 회상법, 말 잇기 형식 기록(개인 회상법), R-ADL 평가 등을 착실하게 진행한다면 신입 직원을 위한 교육시스템, 과다한 돌봄 업무량 경감, ADL 기억 유지 등에 큰 도움이 되리라 생각하며 앞으로도 최선을 다해 노력할 것이다.

9장
회상록(레미니센스북) 진행 방법

9-1 심료회상법 인터뷰의 4가지 포인트

9-2 회상록 인터뷰 항목

9-3 유아기의 인터뷰 항목

9-4 아동기의 인터뷰 항목

9-5 청년기의 인터뷰 항목

9-6 결혼에 대한 인터뷰 항목

9-7 직업에 대한 인터뷰 항목

9-8 자녀가 부모에게 하는 인터뷰 항목

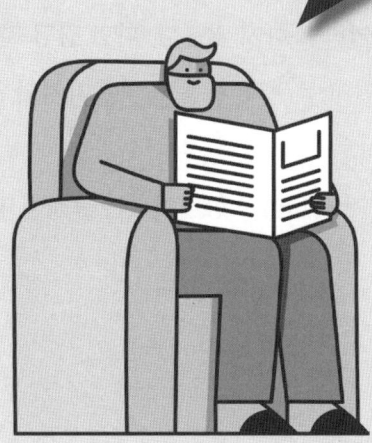

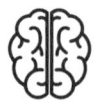
9-1
심료회상법 인터뷰의 4가지 포인트

■ 인터뷰의 4가지 포인트

1. '심문'받는 느낌이 들지 않도록 '듣는 방법'에 주의한다

　원칙적으로 회상법의 화제는 레미닌의 자율에 맡기고 있지만 레미니션이 말없이 듣기만 하면 자칫 이야기가 부정적인 방향으로 흘러갈 수 있으므로, 이를 방지하기 위해서는 사전에 인터뷰할 내용을 자세히 파악해두는 것이 좋다. 또 자서전처럼 스스로 자신의 과거를 되돌아볼 때 성공한 경험보다 실패한 경험이 더 인상적으로 다가오므로 후자가 화제의 중심이 되기 쉽다. '개인의 역사'를 회상하기 위해서는 인터뷰 항목을 정해두는 것이 중요하다.

2. 사전에 레미닌의 프로필을 알아두자

　레미닌의 인생 프로필을 미리 알아두면 인터뷰할 때 도움이 된다. 가령 관서지방 출신이라면 간단한 관서지방 사투리를 섞어서 말하고 아오모리 출신이라면 네부타 마쓰리 같은 그 지역 축제에 관한 이야기를 대화 중에 곁들인다면 더욱 친근한 느낌으로 회상을 할 수 있다.

3. 메모하면서 인터뷰하기

　'메모하면서 듣는 것'이 기본이다. 메모하면서 들어야 하므로 이야기의 핵심만 적는다. 물론 레미닌이 메모하는 것을 싫어하면 하지 않는다. 다만 잡담 분위기로 흘러가지 않도록 정확하게 이야기의 방향을 제시하면서 듣는다. 녹음도 마찬가지다. 반드시 레미닌의 허락을 받도록 한다.

　메모는 단순히 기록하는 행위가 아니라 회상법이라는 규정에 따라 인터뷰한다는 사실을 일깨워주는 의미도 있다.

100개의 인터뷰 리스트가 있지만 전부 순서대로 질문할 필요는 없다. 또 인터뷰 항목에 집착하면 '심문'받는 느낌이 들 수 있으므로 레미닌의 기분을 우선으로 생각하면서 진행한다.

4. 레미닌이 '받고 싶은 질문'과 '하기 싫은 이야기'를 파악한다

초보 레미니션이 자주 하는 실수는 자신이 '묻고 싶은 질문'을 레미닌에게 인터뷰하는 것이다. 결국 레미닌은 심문받는 것 같아 인터뷰가 불편해진다. 심료회상법의 포인트는 레미닌이 '받고 싶은 질문'을 인터뷰하는 것이다. 받고 싶은 질문은 자신이 잘 나갔을 때나 행복하다고 느꼈을 때의 이야기이다. 이러한 긍정적인 화제는 본인이 먼저 꺼내기 민망할 수도 있으므로 레미니션이 인터뷰를 통해 끌어내는 것이 자연스럽다.

자기 자랑도 OK. 단, 업무 관련 자랑은 NG. 그룹으로 수다를 떨 때는 업무상으로 사회적 지위가 높았던 참가자도 있고 그렇지 않은 참가자도 있다. 그러나 이제 현역에서 은퇴했으니 유명무실한 프라이드는 아무런 의미가 없으며 오히려 동료들로부터 외면당할 수 있다.

여기서 말하는 자기 자랑이란 학창 시절의 자랑이다. 운동회에서 1등을 했던 일이나 그림 그리기 대회에서 금상을 받았던 일 등 학창 시절의 자랑이라면 모든 사람이 비슷한 경험이 있으므로 서로 공감할 수 있다. 예를 들어 '업무상 자그레브(크로아티아 공화국의 수도-옮긴이)시 근교에 갔을 때의 이야기'는 사연은 재미있을지 몰라도 이미지를 공유할 수 없다. 생소한 나머지 '자그레브가 어디야?'라는 분위기가 되면 다른 사람과 심리적 거리감이 생긴다.

이런 전제로 레미닌이 '받고 싶은 질문'을 인터뷰하기 때문에 사전에 개인 정보를 수집해두면 좋다. 참고로 개인 정보 보호의 의미는 '레미니션이 레미닌에게 들었던 정보를 다른 사람에게 발설하지 않는 것'을 의미한다. 레미닌으로부터 직접 듣는 거라면 자유롭게 인터뷰해도 된다. 레미닌은 답하기 싫은 것과 답해도 되는 것을 스스로 판단해서 응하기 때문이다. 싫어하는 것은 묻지 않는다. 시선을 맞추고 맞장구도 치면서 자연스럽게 파악하자.

■ 회상록은 장례식에도 활용된다

최근 장례식에서 고인의 생애를 소개하는 일이 늘고 있다. 소개는 진행자나 사회자 또는 스님이 한다. 이것은 원래 일본의 토착 신앙인 신도神道의 장례식에서 신주가 진행하던 '추모사'에서 유래되었다.

신도는 사람이 죽으면 혼령이 신이 된다고 믿는다. 신들에게 인간 세상에서 어떤 일을 했는지 보고하고 신의 자리에 어울리는 혼령이라는 것을 설명하는 것이 목적이다. 보통 10분 정도로 하지만 길면 1시간 넘게 걸리기도 한다. 부모는 어떤 분이고, 어떻게 살았고, 사회에 어떻게 공헌했는지 등 고인의 인생의 발자취를 알 수 있고 지금까지 몰랐던 고인의 다른 면도 알 수 있어서 추모의 마음이 더 깊어진다.

추모사에는 부정적인 내용을 넣지 않는다. 추모사의 문구를 만들기 위해 신주는 사전에 유족에게 자세한 고인의 인생사를 듣는다. 추모사를 잘 적어야 능력 있는 신주로 인정받는다. 그런데 친족이 고인에 대해 잘 모르면 낭패. 이력서 수준의 학력이나 사회 이력 정도로는 깊이 있는 추모사를 쓸 수 없다.

그러나 회상록을 작성해 두면 사정은 달라진다. 회상록에는 에피소드나 생각, 취미 등 개인적인 내용이 담겨있다. 이를 통해 자녀들은 자신이 태어나기 전의 부모님의 젊은 시절과 자신의 어린 시절의 에피소드, 아버지와 어머니의 만남 등을 알 수 있다. 태어나서 죽을 때까지의 일대기가 담겨있기 때문에 추모사를 만들 때 매우 도움이 된다. 추모사를 쓰는 신주에게 참고 자료가 될 뿐만 아니라 추모사를 하는 모든 사람에게 도움이 된다. 멋진 추모사는 장례식에 오신 분들께 감사의 마음을 전하고 마지막 작별 인사로서 모두의 마음을 하나로 만들어 준다.

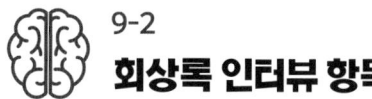
9-2
회상록 인터뷰 항목

1. 이름 확인

안녕하세요. 저는 ○○라고 합니다. 잘 부탁합니다.
제가 선생님을 뭐라 부르면 좋을까요?
○○님이라고 불러도 괜찮을까요?

할아버지, 할머니라고 불러서는 안 된다. 반드시 이름을 부른다. ○○님이 너무 딱딱한 느낌이 든다면 별명으로 불러도 좋다. 본인이 허락한다면 그렇게 부르는 것이 친근감이 들고 좋다. 다음 전개로 이름의 유래나 작명 에피소드 등을 유도할 준비를 한다.

2. 생년월일 확인

○○님은 굉장히 젊어 보이시네요(여성의 경우). 연세가 어떻게 되나요? 생일은 언제인가요?

그다지 숫자에는 집착하지 말 것. 역사 연표 등을 펼쳐 전쟁이나 사회적인 사건과 연결해도 좋다. 다이쇼(1912~26년-옮긴이) 시대 때는 호적 제도가 체계화되어 있지 않았기 때문에 몇 년, 몇 개월 정도의 차이는 흔하다. 생년월일을 정확하게 대답했다면 치매 증상이 그다지 진행되지 않았다고 판단해도 된다. 여성은 나이가 들어도 젊어 보인다는 말을 들으면 좋아한다. 남성들은 젊어 보인다는 말에 별 반응이 없으므로 칭찬하는 말로는 그다지 효과가 없다.

3. 취미 등

○○님 별명이 있나요? 취미 활동 동아리에서 부르는 예명, 필명, 아호 등이 있나요?

취미를 확인한다. 여성 중에는 육아가 끝나면 다시 일을 시작하는 사람도 많지만, 경제적으로 여유가 있는 사람은 취미 생활이나 봉사활동으로 '삶의 보람'을 느끼는 사람들도 많다. 이런 사람들에게는 먼저 진정으로 관심 있는 것이 무엇인지 물어본다. 취미나 봉사활동을 하고 있다면 그 부분을 효과적으로 인터뷰하고 높이 평가한다.

4. 작명 에피소드

○○님 이름이 참 멋지네요. 이름의 뜻풀이나 작명에 얽힌 에피소드가 있으면 들려주세요.

'이름은 그 사람의 정체성'을 나타낸다는 말이 있다. 타로라고 하면 장남, 지로라고 하면 차남으로 단순하게 짓는 가정도 있고 가문을 나타내는 이름으로 짓는 가정도 있다. 이름을 보면 집안이나 출신 지역을 유추할 수 있다. 또 전쟁통에 태어난 아이는 여자아이라도 '승勝' 자가 들어간 이름을 짓기도 했다. 시대를 반영한 이름이나 부모의 바람을 엿볼 수 있는 이름도 있다. 그런 가족의 '생각'을 이름에서 유추할 수도 있다.

5. 아버지에 대해서

예전 우리네 아버지는 엄하고 무서운 존재였잖아요? ○○님의 아버님은 어떤 분이셨나요?

첫 마디를 주의 깊게 듣는다. 웃으면서 생각해내려는 표정이라면 부모와 자식 사이가 좋았거나 심리적으로 정리된 상태라는 것을 알 수 있다. 부정적인 감정이 있으면 괴로운 듯한 표정을 짓는다. 이때 뒷날 아버지와 있었던 나쁜 추억들이 떠올라 괴로워할 수도 있으므로 그 자리에서 감정을 표출하도록 돕는다.

6. 아버지의 직업

어릴 때는 아버지가 무슨 일을 하는지 관심이 많잖아요? ○○님의 아버님은 무슨 일을 하셨나요?

　아버지의 직업을 알면 레미닌의 성장환경을 알 수 있다. 특히 자영업이면 가업을 이어야 하는 장남과 그렇지 않은 차남이 갖는 아버지에 대한 감정은 각각 다르다. 그런 심리적인 차이를 이해하고 아버지에 대한 이미지가 그다지 좋지 않다면 되도록 좋은 쪽으로 유도하며 대화를 이어간다.

7. 부자 관계

어렸을 때 아버지와 어떤 이야기를 나눴는지 기억하나요?

　'이야기'라는 키워드에서 가장 인상적인 에피소드가 생각나는 경우가 많다. '대화'라는 표현도 괜찮지만 다소 딱딱한 느낌이 든다. 그러나 상류계층의 고령자라면 대화라는 표현을 좋아한다. 아버지와 어머니 중 어느 한쪽만 이야기해도 괜찮다. 특히 사춘기 때 자신을 누가 이해해 주었는지에 주목하자. 자신을 이해해 준 부모가 있었다는 사실을 인식하고 있으면 자신이 부모가 되었을 때 그렇게 행동한다. 그때 나눴던 대화 내용을 기억하고 있다면 치매일 가능성은 적다.

8. 부자 관계

지금 생각해 볼 때 아버지의 어떤 점이 존경스러웠나요?

　일부러 '존경'이라는 표현을 써서 자존감을 확인한다. 부모를 존경하지 않는다면 자신을 받아들이고 있지 않다는 의미이기도 하다.

9. 모자 관계

부모와 자식 관계는 복잡하고 미묘하다고 하잖아요. ○○님에게 어머니는 어떤 존재였나요? 어머니와 함께한 추억을 이야기해 주세요.

유아기의 모자 관계는 살면서 인간관계의 기초가 된다. 그런 시기에 사별이나 이혼 등을 경험했다면 편향적인 자기표현이 나올 가능성도 있으므로 그런 지금의 반응을 유추하는 데도 도움이 된다. 어머니와 긍정적인 관계였다면 즐거운 회상이 될 수 있다.

10. 어머니와의 결속

○○님은 어머니와 나눴던 이야기들을 기억하시나요? 기억에 남는 이야기가 있다면 들려주세요.

어머니의 추억은 가장 원점에 가까운 기억이고 그 기억이 선명할수록 회상법이 제대로 진행될 확률이 높다. 여기서는 어머니를 어떤 이미지로 기억하고 있는지 확인한다. 좋은 이미지라면 해소시킬 필요가 없다. 자신의 어머니에 대해 부정적인 이미지를 가지고 있다면 자신의 자녀에 대해 부정적인 반동형성의 방어기제를 가지고 있을 가능성이 있으므로 주의해야 한다.

11. 어머니의 이미지

어렸을 때 어머니께 어리광을 부린 에피소드가 있으면 들려주세요. 어떤 식으로 어리광을 부렸나요?

영상 이미지가 가장 선명하게 남아있을 가능성이 있다. 이미지가 있는데 말할 수 없는 건지 영상이 없어서 말할 수 없는 건지 확인하자. 언어성을 확인할 수 있다.

12. 어머니에 대한 존경

○○님은 어머니의 어떤 점이 가장 좋았나요? 존경할 만한 점은 무엇이었나요?

   가족에 대한 의식을 이해할 수 있고 여성이라면 자신의 어머니상이 본인의 삶에 얼마나 영향을 주었는지 알 수 있다.

13. 생활 장소

잠시 화제를 바꾸겠습니다. ○○님이 지금까지 가장 오랫동안 살았던 곳은 어디입니까? 그 동네에서는 몇 년 정도 살았습니까?

   여기서는 '장소'가 중요하다. 장소라는 키워드로 자극을 준다. 장소에 집중하면 그 지역의 문화행사나 기후, 풍토 등이 떠올라 영상 이미지를 끌어내기 쉽다. 축제나 계절 행사 등에 참여했던 기억을 떠올림으로써 사회적 의식에 자극을 준다.

14. 부정적·긍정적 회상

○○님의 인생에서 가장 기억에 남는 추억의 장소는 어디입니까?

   이 항목도 부정적인 회상인지 긍정적인 회상인지를 판단하는 정보가 된다. '가장'이라는 표현을 사용하고 있으나 '좋다', '나쁘다'라는 말은 하지 않았다. 이것을 고령자가 선택하게 한다. 긍정적인 추억만 이야기하면 순조롭게 회상이 진행될 가능성이 크지만, 부정적인 추억만 이야기하면 시간이 걸릴 수도 있다.

15. 취미

○○님 취미 생활이나 여가 활동으로 무엇을 했나요?

　연령에 따라서는 '놀이나 취미는 나쁜 것'이라고 생각하는 사람도 있다. 그래서 취미가 없다고 대답하거나 속내를 달리 말하기도 한다. 게이트볼 등 현재의 취미를 먼저 묻고 나중에 어렸을 때의 취미를 묻는다. 여기서 딱히 없다고 한다면 점차 시간을 거슬러 올라가 듯 '돈을 어디에 썼는지'에 대해 떠올리게 한다.

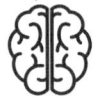 9-3
유아기의 인터뷰 항목

　일반적으로 고령자는 유아기나 아동기에 대한 기억이 정확하지 않을 때가 많다. 수십 년 동안 말해본 적이 없으니 당연한 일이다. 어렸을 때의 기억을 떠올리게 하려면 대뇌 안쪽까지 자극을 주어야 하므로 서두르지 말고 차분하게 기다리는 자세로 듣는다.

　어린 시절의 화제를 떠올리게 하려면 함께 어린 시절로 돌아가야 한다. 말하는 사람과 듣는 사람이 함께 어린 시절로 돌아가야 회상이 즐거워진다.
　이때부터는 살아온 날들의 추억을 순서대로 듣기 때문에 말하는 사람과 듣는 사람이 함께 성장한다.

　유아기의 기억은 정확하지 않으므로 오히려 긍정적인 감정이나 부정적인 감정이 비교적 표출되기 쉽다. 유아기의 감정은 평생에 걸쳐 영향을 미친다.

16. 취학 전의 상황

학교에 들어가기 전에는 ○○님은 어떤 아이였습니까?

　국민학교, 보통학교, 초등학교 등 시대에 따라 학교가 의미하는 부분이 다르다. 또, 취학 전에 다니는 유치원이나 보육원이 많지 않았던 시대다. 첫 단체행동에 잘 적응했는지를 유추한다. 당시에는 대가족이고 형제자매가 많았기 때문에 단체행동에 별 무리가 없었을 것이다. 그러나 전혀 없었다고는 할 수 없으므로 그런 사회성에 대해 이해하게 한다. 입학 당시의 사회적 배경이나 생활문화(고무신에 교복 차림) 등 계층 사회의 문화를 이해할 수 있다.

　본인이 기억하는 것은 별로 없지만, 나중에 부모나 형제에게 들어서 기억하는 것이 많다. 그러나 순수하고 꾸밈없는 에피소드가 가장 많은 시절이기도 하다.

17. 생활문화 의식

○○님은 어린 시절 도시에서 살았나요? 시골에서 살았나요? 본인은 어떻게 느꼈나요?

　객관적인 판단이 아니라 레미닌의 개인적인 감정을 듣는다. 이 인터뷰 항목은 레미닌이 자신의 동네를 어떻게 생각하며 살았는지 체크하는 것이 목적이다. '도시라서 좋다', '시골이라서 좋다', '도시라서 나쁘다', '시골이라서 나쁘다' 등 객관적인 환경은 같을지라도 평가에 대한 인지는 크게 다르다. 자신을 둘러싼 환경에 얼마나 적응하며 살았는지 시골이 도시로 변해가는 모습을 보고 어떤 감정이 들었는지 등의 움직임을 살핀다.

18. 사회생활

어린 시절 '유모'나 '식모'가 있었나요? 있었다면 그분들과의 에피소드를 들려주세요.

　요즘은 계급이 존재하지 않지만 2차 세계대전 이전까지만 해도 약하지만, 계급이 존재하는 사회였다. 상류계급에서는 십중팔구 '유모나 식모'를 두고 양육을 맡겼다. 양육이라기보다 아이를 돌봐준다는 의미에 가깝다(드라마 '오싱'처럼). 그렇게 자란 분들은 대체로 나이가 들어도 상당히 프라이드가 높다. 대인관계에 어려움을 겪고 있는 고령자 중에는 이 프라이드가 원인이 되기도 하므로 프라이드의 근원을 이해할 필요가 있다.

19. 가풍

○○님의 집안 연중행사나 풍습, 예를 들어 동지나 단옷날은 어떤 분위기였나요?

요즘은 '가풍'이란 말을 그다지 중요하게 생각하지 않지만, 고령자 세대 중 상류계층의 여성들에게는 매우 소중한 정신적 지주였다. 이것이 윤리관으로 이어져 어떻게 살아야 하는지에 대한 방향을 제시해주는 지침서 역할을 했다. 가풍은 언어화할 수 있는 것이 많지 않고 가정생활의 관습으로 전해져 내려온 것이 많다. 각각의 연중행사의 행위, 형식, 형태, 음식, 인물, 장소 등을 주목해서 기록한다. 또 지역에 따라 다르므로 각각의 차이를 인식한다. 이야기를 나누다 보면 레미닌은 어린 시절의 꼬맹이가 아니라 결혼해서 살림 사는 어머니로 변신해 이야기하기도 한다. 괜찮다.

20. 음식

어렸을 때 가장 맛있었던 음식은?

'어렸을 때'로 나이를 명시하지 않고 질문을 하는 것은 시대적 배경과 각각의 생활에 폭을 두고자 하는 의도가 있다. 유아기의 이야기는 비교적 적고 초등학교 때의 이야기가 많다. 취학 전의 이야기라도 괜찮다. 과일, 케이크, 솜사탕 등 여러 가지가 나오는데 그때 어떤 모양, 어떤 색, 어떤 맛, 어떤 장소, 어떤 느낌 등 '맛의 근원'을 찾는 인터뷰도 효과적이다. 이를 계기로 지금 그때의 음식을 함께 먹어보자고 제안해도 좋다. 실제로 그것을 먹으면 더욱 선명하게 기억이 되살아날 가능성이 크다.

21. 건강

어렸을 때 ○○님과 가족의 건강 상태는 어땠나요?

여기서도 정확한 시기를 명시하지 않고 '어렸을 때'라고 질문한다. 이런 막연한 인터뷰는 시간의 폭을 넓게 잡아 인터뷰한다. 이렇게 하면 '기억의 실마리'가 떠오르는 경우가 많다. 가족 이야기를 묻는 것도 위생 상태와 영양 상태를 알기 위해서다. 천연두, 결핵, 콜레라 등 지금은 아무것도 아닌 감염병이나 충수염 등의 질병도 당시에는 '죽을병'이었다. 그 당시의 '무서움'을 함께 공감한다.

22. 놀이

어린 시절 가장 좋아했던 놀이는 무엇인가요?

'무서운 이야기'나 '괴로운 이야기' 다음에는 반드시 '즐거운 이야기'를 유도한다. 이야기가 길어지지 않도록 한다. 적당한 곳에서 화제를 바꾸어 기분을 전환하는 것이 중요하다. 특히 '우울증 증세'가 있는 레미닌은 동어 반복(같은 말의 무의미한 반복)을 하는 경우가 많으므로 사전에 레미닌에 관한 즐거운 화제를 몇 가지 준비해둔다.

'레미닌이 이야기를 장황하게 할 때 어떻게 중단시키냐'는 질문을 자주 받는데 레미닌 입장에서는 시간이 많으므로 당연히 느긋할 수밖에 없다. 시작하기 전에 시간을 정해놓고 정해진 시간까지만 하기로 동의를 구한 후 진행하는 것이 좋다.

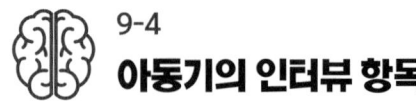
9-4 아동기의 인터뷰 항목

아동기는 초등학교 시절을 말한다. 아직 이성에 관심이 없을 시기다. 필연적으로 음식이나 부모, 형제, 친구 등의 이야기가 많고 '천진난만한 마음' 그 자체다. 실제로 '몇 살 때가 가장 그립나요?'라는 질문에 약 80%가 초등학교 때라고 응답한 데이터도 있다. 그런 '그리움'을 잘 끌어내 마음의 즐거움을 느끼게 해준다면 최고의 인터뷰가 된다. 전쟁이라는 시대적 영향도 있으므로 시간 순서에 신경 쓰지 말고 그때그때의 에피소드를 즐긴다.

23. 초등학교

○○님이 다닌 초등학교는 어떤 학교였나요? 학교 이름을 기억하시나요? 집에서 ★★ 초등학교까지 걸어서 어느 정도 걸렸나요?

　나이에 따라 소학교, 보통학교, 초등학교 등 호칭이 다르다. 시대에 맞는 명칭을 정확하게 표현함으로써 그 시대를 정확하게 인식시킬 수 있다. 또 사립 초등학교, 군사학교, 초등학교 등 사람에 따라서는 특별하게 부르는 명칭이 있으므로 틀리지 않도록 한다. 초등학교의 위치나 분위기, 선생님에 대한 이야기 등 내용에 관해서는 레미닌의 기억을 존중한다. 이야기가 잘 떠오르지 않는다면 학교에서 먹었던 도시락에 관한 이야기 등을 화제로 삼아본다.

　도시에 있는 학교라면 걸어서 30분 이내가 많지만, 지방의 경우에는 걸어서 1시간 걸리는 곳도 있었다. 꼬맹이 걸음으로 1시간은 상당히 힘들다. 그런 힘든 상황에서도 무엇을 하며 즐겁게 다녔는지 떠올리게 한다면 더할 나위 없이 좋다. 될 수 있으면 '누구'와 함께 등교했는지를 떠올리게 한다. 인간관계의 기억을 선명하게 떠올리는 것은 치매 예방에 매우 효과적이다. 치매 단계에서 얼굴이나 이름을 제대로 기억하고 있다면 경증에 해당한다. 중증 치매 환자가 자기 아들을 다른 사람이라고 착각하는 예도 있다. 이는 치매로 인해 현재의 의식은 지워지고 과거의 의식만 남아있어서 아들의 얼굴도 과거의 얼굴만 기억하고 있기 때문이다. 그러니 현재의 아들 얼굴과 어렸을 때의 아들 얼굴이 다르니 못 알아보는 것은 당연하다.

24. 공부

초등학교 때 공부는 어땠나요? 어떤 과목을 잘했나요?

　여기서는 학교 성적을 인터뷰하는 것이 아니다. 질문을 받은 레미닌은 순간 공부를 잘했는지 못했는지를 묻는 것으로 생각해서 내키지 않는 표정을 짓기도 하지만 '어떤 아이였는가'를 파악하기 위해 공부를 상기시키는 것이다. 공부보다 도시락이나 장난친 것을 더 선명하게 기억하고 있는 레미닌도 많은데 그것도 나름대로 의미가 있다. 특히 여기서는 무엇이든 잘한 것을 발견해 '칭찬'하는 것과 여러 가지 체험을 했다는 사실을 확인하는 것이 목적이다. 공부는 하지 않았는데 성적은 좋았다고 말하더라도 분명 성적이 좋은 이유가 있을 것이므로 그 노력을 평가한다. 또 교과과목 이외의 공부를 열심히 했다고 하면 그것은 그것대로 훌륭하다고 칭찬한다.

25. 친구의 이름

초등학교 때 친구들 이름을 기억하나요? 생각나는 이름을 알려주세요.

　얼굴은 기억나는데 이름이 기억나지 않는다는 사람도 많다. 얼굴과 이름을 연결할 수 있도록 유도한다. 무리하게 다그치지 않는다.

26. 수학여행

초등학교 때의 수학여행이나 소풍, 학예회 등의 추억을 말해주세요.

여기서는 레미닌이 떠는 수다가 '관광 안내'가 되지 않도록 주의해야 한다. 가령 '경주의 불국사는 지금으로부터…'라는 식으로 자신에 관한 이야기가 아니라 불국사의 역사적 배경이나 사실 등으로 흘러가지 않도록 화제를 조절한다. 가능한 한 레미닌 본인과 관련된 것으로 한정해서 인터뷰를 진행한다. 본인에 관한 이야기를 물었는데 본인 이외의 것에 관해 이야기할 때도 있으므로 주의해야 한다.

27. 산이나 강에서 놀았던 기억

초등학교 때 친구들끼리 용기를 내어 산이나 강에 갔던 모험담이 있으면 말씀해주세요. 어른들이 가면 안 된다고 했던 곳이 있었나요?

여기에서 화제는 '물'이다. 넓은 바다에서의 추억은 평온하고 자유로운 회상을 유도하려는 것이므로 시간을 충분히 준다. 물에 빠질뻔한 경험 등은 선명하게 기억하고 있는 경우가 많으므로 그런 기억도 끌어내자.

28. 선생님

초등학교 때 좋아했던 선생님이 있었나요? 그 선생님의 이름을 기억하고 계시나요?

특히 초등학교 때는 선생님을 좋아했던 아이들이 많았다. 아련한 연정일지도 모른다. 그런 '순수한 감정'을 상기시키는 것이 목적이다. 그리고 '이름'. 기억 이미지는 '영상'으로 보관되어 있으므로 비교적 빨리 기억이 나지만 이름은 '언어 기억'으로 저장되어 있어서 시간이 걸린다. 그러나 선생님에 관해 이야기하다 보면 불쑥 이름이 떠오르기도 한다. 이렇게 반복적으로 대뇌 기능을 자극하면 대뇌의 혈액량이 증가하고 순환이 잘 돼 대뇌 세포가 활성화된다.

29. 학교생활

초등학교 때는 마냥 즐겁잖아요. ○○님은 학교에서 칭찬받은 적이 있나요?

    레미니션과 레미닌이 함께 기뻐하고 즐거워하는 인터뷰 항목이다. 개근상, 우수상, 운동회 1등 상 등 사회적인 칭찬이라는 점에 주목하자. 선생님과 학생, 같은 반 친구와의 관계 등 각각의 추억이 있다. 하나의 에피소드를 찾으면 그것을 집중적으로 이야기해 자세하고 구체적인 기억을 끌어낸다. 그리고 반드시 멋지다는 칭찬과 함께 기쁨을 공유한다. 이것이 1H 화법이다.

30. 야단맞은 경험

반대로 야단맞은 경험도 있나요?

    야단맞은 적이 없고 부모님 말씀을 잘 들었다고 대답하는 레미닌도 있지만, 불리한 일은 잊어버리는 경우가 많으므로 괜찮다. 반대로 지금도 부모님을 원망하고 있다면 정신질환의 가능성이 있다.

31. 친한 친구

초등학교 때 친한 친구와 무엇을 하고 놀았나요?

    즐거웠던 일을 떠올려서 웃게 한다. 만약 친한 친구가 없었다고 한다면 그냥 패스한다.

32. 어렸을 때의 비밀

초등학교 때 부모님께 비밀로 했던 일이 있었나요?

'마루 밑에서 개를 키웠다.', '올챙이를 손 씻는 물에 넣었다.', '형제끼리 싸웠다.' 등 하잘것없는 에피소드라도 소중하게 듣는다.

33. 집안일 돕기

집안일 중에 ○○님이 담당했던 일이 있나요? 괘종시계 태엽 감기, 우물물 길어오기 같은 일도 많이 하지 않았나요?

집안에서 어떤 역할을 했는지 주목한다. 아이가 집안일 돕기를 완수함으로써 가족 내에서 자신의 위치와 가치를 자각해 가는 과정을 인터뷰한다. 만약 자각하지 못하고 있다면 그런 역할이 '가족적 가치' 형성이었다는 사실을 인식시킨다. 이를 통해 자신이 고독한 것이 아니라 건강한 가족의 울타리 안에서 함께 살아왔다는 만족감을 떠올릴 수 있다. 이것이 치매 예방으로 이어진다.

34. 가정 교육

집에서 칭찬을 받은 적이 있나요?

집안일을 도우면 아이에게 칭찬하는 가정이 있는 반면 그렇지 않은 가정도 있다. 옛 가풍을 중시하는 가정에서는 대부분 칭찬하지 않는다. 칭찬에 인색한 가정에서 자란 레미닌은 칭찬이 과하면 어색해질 수 있으므로 칭찬을 할 때는 제대로 된 공감을 표현해야 한다. 그러나 뭐니 뭐니 해도 어렸을 때 부모에게 칭찬받았던 기억은 마음을 따스하게 만드는 가장 효과적인 기억이다.

35. 학원

어렸을 때 서예나 피아노, 운동, 바둑 등을 배운 적이 있나요? 관련 에피소드가 있으면 들려주세요.

　학원에 다녔으면 발표회 경험이나 급수, 단증 등을 가지고 있을 가능성이 있다. 즐거운 이야기 소재가 될 수 있다. 지금은 배움에서 멀어졌을지 모르나 '읽기, 쓰기, 셈하기' 등과 같이 평생 함께하는 것도 많다. 또 거기엔 즐거움과 노력이 담겨있으므로 '어린 것이 열심히 했네!'라며 함께 기쁨을 공유할 수 있다.

　때로는 2등밖에 못했다며 겸손한 태도를 보이는 레미닌도 있다. 그러나 2등이라면 준우승이고 결코 못 한 것이 아니다. 굉장히 잘한 것이다. 본인의 의식 세계에서는 낮을지 몰라도 객관적으로 보면 가치가 있다는 것을 일깨워준다.

36. 형제

형제(형제자매)가 많은 집도 있잖아요? ○○님은 몇 남 몇 녀인가요? 괜찮으시면 그분들 성함을 알려주세요.

　에피소드에 앞서서 이름을 떠올리게 하고 앞으로 질문할 상황을 정리한다. 여기서 형제에 대한 이미지를 유도해낸다. 형제가 없다면 너무 꼬치꼬치 캐묻지 말아야 한다. 그리고 말하고 싶어 하지 않는다면 형제간의 사이가 그다지 좋지 않다는 의미일 것이다. 형제라고 해서 모두 사이가 좋은 것은 아니다. 또 여기서는 가족 간의 인간관계를 가볍게 파악하는 데 주안점을 둔다. 형제 이름을 바로 얘기하면 치매일 가능성이 작다.

37. 형제

형제(형제자매)가 있는 집은 서로 많이 싸우잖아요. ○○님은 주로 무엇 때문에 싸웠나요?

　대부분이 사소한 일로 싸웠고 싸운 이유 등은 잘 기억나지 않는다고 한다. 만일 상세하게 기억하고 있다면 오히려 무언가 심리적인 트라우마가 있을 수 있다. 형제자매 이외에 사촌, 숙부, 숙모, 친척의 자녀, 동거인 등으로 대상을 확대해도 좋다.

형제끼리의 싸움은 스트레스 내성을 키우는 중요한 경험이고 형제끼리 싸운 적이 있는 경우에는 어떻게 해결했는지 들을 수 있다. 가족과의 관계도 잘 파악하고 있고 지금은 사이가 어떤지 갑자기 화제를 현재로 옮겼을 때 바로 알아듣고 현재 상황을 얘기한다면 치매일 가능성이 작다. 반면 시간이 걸린다면 치매가 의심된다.

38. 가족 여행

산이나 바다로 떠난 가족 여행은 즐거웠나요? 어디로 갔는지 기억나나요?

해수욕하는 습관이 없는 지역도 있으므로 관련이 없다면 바다에 대한 항목은 모두 삭제한다. 가족이 함께 해수욕장에 갔다는 것은 가족관계가 원만하고 부모가 정성으로 아이를 키웠다는 상징이므로 바다에서의 경험을 현재 어떻게 생각하고 있는지 질문해도 좋다. 본인이 부모로서 자녀를 바다에 데리고 갔을 때와 오버랩시켜 인터뷰해도 좋다.

39. 음식

즐겨 먹었던 추억의 간식이 있습니까? 달콤한 사탕이나 과일을 떠올려 보세요.

아이들은 맛있는 것을 먹었던 기억이 가장 강하게 남는다. 맛있는 것에 대한 기억은 관련된 에피소드를 떠올리게 한다. 예를 들면 '아무개 씨가 왔을 때만 먹을 수 있었던 것', '아팠을 때만 먹을 수 있었던 것' 등 관련 기억을 자극한다. 미각과 후각을 동시에 자극할 수 있으므로 가능하다면 그 당시에는 있었지만, 지금은 사라진 먹거리를 '재현해보는 방향'으로 이야기를 진행해도 좋다. 특히 여성은 직접 만들어보고 싶어 하는 경우가 많으므로 직접 만들어보는 시간을 가질 수 있다.

40. 장난

○○님은 장난을 친 적이 있나요? 어떤 장난을 쳤나요? 들켜서 야단맞은 적이 있나요?

본인은 장난을 친 적이 없다고 주장하는 레미닌도 있다. 보통 어려서부터 장난을 치면 안 된다고 예절교육을 받았기 때문에 그런 대답을 한다. 그러나 자기 나름의 '재미있는 일'은 대체로 장난의 범주에 들어가기 때문에 장난의 의미에 집착하지 말고 '재미있었던 일'을 떠올리게 하는 것이 요령이다. 특히 혼났을 때의 사연이 있으면 회상의 좋은 포인트가 된다. '회상의 포인트'란 그 시절을 상징하는 에피소드다.

41. 연심

어린 마음에 좋아했던 사람이 있었나요? 그분은 어떤 분이었나요?

대부분의 레미닌은 초등학교 선생님이라고 대답한다. 영화배우나 연극배우를 거론하는 경우는 적다. 좋아했던 사람의 이미지가 떠오르면 도파민이 분비되고 온화한 미소를 짓는다. '웃으니까 참 보기 좋네요. 틀림없이 멋진 추억이 떠오른 것 같은데요?'라며 함께 공감한다.

42. 중학교

○○님은 무슨 중학교에 다녔나요? 학교의 위치를 기억하시나요?

정확하게 대답하면 치매일 가능성이 작다.

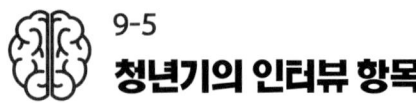
9-5 청년기의 인터뷰 항목

고령자는 누구나 청년기라는 '빛나던 시절'이 있었다. 그 시절은 마음의 '안식처'이기도 하다. 비록 전쟁으로 배곯고 다치고 힘들었어도 그 에피소드 하나하나는 찬란하게 빛난다.

마음속에 보관해둔 찬란함을 상기시키는 것이 포인트이다. '실패는 성공의 어머니'라는 말이 있지 않은가. 실패를 어떻게 자기 나름의 방식으로 극복했는지 체크한다. 지금도 실패의 아픔을 극복하지 못하고 집착하고 있다면 그 이야기에 집중하지 말고 다른 즐거운 화제를 찾아낸다.

인터뷰 항목에는 복장 등 성별에 맞지 않는 항목도 있으므로 적절히 말을 바꿔가면서 인터뷰한다. 레미닌과 함께 느끼고 기뻐하고 웃어야 한다는 것을 잊지 말자. 설레는 마음으로 청춘 시절로 돌아가는 것이다. 줄거리나 인터뷰 항목에 신경 쓰지 말고 머리에 떠오르는 이미지(우뇌)를 언어화(좌뇌)하도록 도와준다.

43. 교복

교복은 어땠나요?

언제(초중·고교)인지는 특정하지 않고 인터뷰한다. 여성들은 자기가 마음에 들었던 교복, 싫었던 교복 등 여러 가지 에피소드를 이야기한다. 치마 길이가 짧았다, 길었다 등의 사소한 이미지도 명확하게 떠올리도록 유도한다. 여성은 복장에 관해 관심이 많으므로 생생하게 기억하는 경우가 많다.

남성들은 잘 기억하지 못하는 경우도 있다. 깃을 세운 검정 교복이 일반적이었다. 그러나 사관학교의 흰 제복이나 주름이 들어간 교복처럼 독특한 것이었다면 자부심이 있어서 생생하게 기억한다.

복장에 관한 인터뷰는 인격과 상관없는 화제이므로 편하게 이야기할 수 있다. 국민복이나 몸

빼 바지 등도 '나름대로' 멋있었다는 사실을 떠올리게 하는 것도 매우 효과적이다.

44. 친구

그 시절의 친구들 이름을 기억하고 있나요? 기억하고 있다면 말씀해주세요.

　다른 사람의 이름을 반복하는 것은 이름과 얼굴이 밀접하게 연관되어 있기 때문이다. 얼굴과 이름이 일치하면 그 시절의 에피소드를 쉽게 떠올릴 수 있다.

45. 복장

학교에 가지 않는 날에는 어떤 옷을 입었나요? 본인이 수선하기도 했나요?

　시대적 배경을 엿볼 수 있다. '몸빼 바지' 세대는 전쟁 이야기가 단골 메뉴이므로 전쟁에 관한 이야기가 중심이 되기도 한다. 그리고 '내적·외적인 의식'이 확실하게 드러나는 인터뷰이기도 하다. 외출할 때는 예쁘게 꾸며도 집에서는 운동복 차림일 때가 많다. 이런 의식은 여성에게 강하게 나타나며 '안과 밖'의 구분이 명확하면 사회성이 남아 있다는 증거이므로 치매 증상을 억제할 수 있다. 즉 '외적 의식'을 이용해서 화장도 하고 예쁘게 꾸미면 사회성 의식을 자극할 수 있다.

46. 옷

그 당시에는 어떤 옷을 입고 싶었나요? 유행했던 패션이 있었나요?

　어느 시대나 유행은 있다. 이 질문은 여성을 의식한 인터뷰 항목으로 '과거의 욕망'을 명확하게 인식시키는 것이 중요하다. 이것은 사회 심리적으로 갖고 싶다고 느끼는 것이므로 음식과 같은 생리적인 것이 아니다. 심리적인 욕망을 자극함으로써 추상적인 의식을 유지시킨다. 남성에게는 생략해도 좋다.

47. 잘했던 과목

중학교 때 잘했던 과목이 있었나요? 잘하게 된 이유는 무엇이었나요?

기억해 내는 데 시간이 걸릴 수도 있다. 영어 등 업무와 연관이 있는 과목이라면 빨리 기억날 수도 있지만, 관련성이 없다면 떠올리려고 해도 떠오르지 않는다. 다만 못했던 과목은 대체로 바로 말한다. 못했던 과목에 대해서는 간단하게 이야기를 끝낸다. 공부 이외에 수영, 달리기 등 잘했던 것이 있다면 화제를 그쪽으로 돌린다.

48. 노래

중학교 때 무슨 노래를 자주 불렀나요?

노래는 시대에 따라 매우 다르다. 각각의 시대를 즐긴다. 함께 불러도 좋다.

49. 선생님

중학교 때는 학교마다 유명한 선생님이 꼭 한 분 정도는 있잖아요. 기억에 남는 선생님이 있나요?

선생님과의 추억담을 이야기하는 경우가 많다. 아마 사춘기이고 이성에 관한 관심이나 진로 문제 등 연관성이 있기 때문에 선생님을 기억하고 있을 가능성이 크다. 이 에피소드는 세세한 부분까지 깊이 인터뷰해도 좋다. 시간(아침, 저녁 등)이나 장소(교정, 소풍 등)를 차분하게 그림을 그리듯 인터뷰한다. 기억 영상은 단편적으로 떠오르기 때문에 각 기억의 영상을 연결할 수 있도록 돕는다.

50. 놀이

학창 시절에는 바빠서 놀 시간이 별로 없었겠지만 쉴 때 무엇을 하고 놀았나요?

놀이를 넓은 의미로 '시간을 보내는 방법'으로 바꿔 말해도 좋다. '노는 것=나쁜 것'이라는 교육을 받아온 세대는 '논다'는 단어에 과민반응을 보이기도 한다. 그러나 집안일을 돕다가 쉬는 시간에 장난치며 놀았던 추억은 반세기 만에 소환되는 귀중한 정보다.

'노는 것은 죄악'이라는 사고방식을 가진 사람에게는 대의명분이 중요하다. 예를 들어 '성묘'는 중요한 대의명분이고 대의명분이 있으므로 돌아오는 길에 잠시 맛있는 것을 먹거나 멋진 옷을 사는 것이 허용된다. 바꾸어 말하면 대의명분은 마음의 면죄부였다는 것도 기억하자.

51. 용돈

그 당시 돈(용돈)은 얼마를 받았나요? 어디에 썼나요?

학창 시절 아르바이트는 거의 없던 시대였으므로 보통 부모에게 용돈을 받았다. 주로 세뱃돈이나 동생을 돌봐주고 받은 돈이다. 이런 행동의 기억이 금전 기억에 자극을 준다. 10전이나 30엔 등 시대별로 금액이 다르므로 기록해두면 그 시대의 대략적인 물가를 알 수 있고 다른 에피소드에서 금액 이야기가 나오면 쉽게 이해할 수 있다.

어디에 썼는지 물어보면 대부분의 레미닌은 '먹는 것'에 썼다고 대답한다. 가끔 '너무나도 갖고 싶었던 ○○' 등 특정하는 경우도 있다. 놀거나 즐기는 것을 나쁘게 생각하는 세대는 용돈을 어떻게 썼는지 알면 그 사람의 사고방식을 알 수 있다. 또 본인은 가난했다고 얘기해도 용돈을 어떻게 썼는지를 보면 가난하지 않았다는 것을 짐작할 수 있다.

52. 음식

당시 출출할 때 자주 먹던 음식은 무엇이었나요?

'출출할 때'라는 말이 포인트이다. 누가 준 것이 아니라 자신이 원해서 먹었던 음식이기 때문에 지역성이 강하게 나타난다. 지역 특유의 음식이라면 그 내용을 자세히 묻는다. 특히 레미닌이 직접 만든 음식일 경우 만드는 방법을 설명하도록 하면 기억을 자극할 수 있다. 또 그런 '추억의 음식'이라면 다음번에는 실제로 만들어보거나 먹어보는 기회로 이어질 수도 있다.

53. 수다

중학교 때 친구들과 주로 무슨 이야기를 나누었나요?

별다른 내용이 없다 하더라도 당시 유행했던 패션이나 가수 등을 떠올리는 실마리가 된다.

54. 장래 희망

당시 장래 희망에 대해 어떤 이야기를 나누었나요?

흔히 꿈꾸는 것은 젊은이의 특권이라고 한다. '젊었을 때 어떤 꿈을 꾸었는지?', '장래에 하고 싶었던 것이나 되고 싶었던 것이 있었는지?', '지금 그때의 꿈이 얼마나 이루어졌는지?' 등의 내용을 하나하나 인터뷰한다. 어쩌면 그런 희망이 좌절되었기 때문에 지금의 새로운 자신이 있는 건지도 모른다.

55. 동경의 대상

○○님의 동경의 대상은 누구였나요? 유명인이나 이웃에 사는 오빠(누나)도 상관없습니다.

　이것은 '은막의 스타'와는 달리 만화의 주인공이나 이웃집 오빠까지 범위를 넓게 잡는다. 당시에는 생활 반경이 좁아 사람과의 만남도 한정적이었다. 특히 도서 산간 지역에서는 만남 자체가 적었으므로 근처에 사는 이성이 동경의 대상이 되는 경우도 많았다. 여성은 이런 '동경 의식'이 강해지면서 건전한 이성의식^{理性意識}이 형성된다고 한다. 이런 의식이 지금도 지속하고 있다면 사회성이 유지되고 있는 것이므로 쉽게 치매에 걸리지 않는다.

56. 입시

입시는 어땠습니까? 고등학교 입시나 대학 입시, 입사 시험 등 여러 가지 시험이 있잖아요. 어떤 시험이 가장 기억에 남습니까?

　'입시'라고만 인터뷰하고 중학교인지 고등학교인지는 특정하지 않는다. 또 '입사 시험'이라고 구체적으로 묻지 않는다. 어떤 시험이 가장 인상에 남았는지 확인한다. 입시는 당시 극히 일부의 자제들만 보았기 때문에 학교 이름을 알아내는 데 적합하다.

57. 입시

수험생 때의 추억을 들려주세요.

　고령일수록 대학 등 입시를 본 사람은 적지만 1945년 이후 출생자부터는 많다.

58. 입시와 가족

입학시험을 볼 때 가족들은 어떻게 응원해 줬나요?

부모에 대한 감사의 마음을 상기시킨다. 응원해 주지 않았다고 한다면 화제를 바로 바꾼다.

59. 청춘 시절

○○님은 청년(소녀) 시절을 어떻게 보냈나요?

사회적 사건을 직접 경험했다거나 기억에 남는 경험 등. 동아리 회원들과의 에피소드를 상기시킨다.

60. 좋아했던 스타

○○님이 제일 좋아했던 영화배우는 누구였나요? 지금도 팬인가요?

연극배우나 영화배우 이외에도 새롭게 등장한 인기 탤런트도 젊은 여성들의 가슴을 설레게 했다. 이런 기분 좋은 청춘을 떠올리게 하는 화제가 좋다. 연예인 누구누구를 좋아했다고 말한다면 그냥 지나치지 말고 공감하며 그때의 추억을 되살리도록 유도한다. 당시에는 팬레터를 보내는 문화가 거의 없었다. 만약 보냈다고 한다면 분명 열성 팬이었을 것이므로 그 배우에 대해 좀 더 구체적으로 물어보는 것이 좋다.

가슴 설레게 하는 화제로 수다를 떨게 하는 것이 목적이다. 지금과 달리 정보가 많지 않았던 시절이므로 여러 가지 재미있는 에피소드가 나온다. 예를 들어 예전에는 '미조라 히바리'가 본명인 줄 알았는데 '미조라 고히바리'가 본명이더라는 등의 에피소드를 찾아내면 이야기는 더욱 활기를 띤다.

61. 첫사랑

첫사랑은 잊을 수 없다고 하잖아요, ○○님의 첫사랑은 어떤 사람이었나요?

초등학교 때가 아닌 청춘 시절의 사랑이다. 아련한 동경, 짝사랑 등 긍정적인 감정을 자극한다.

열린 질문(opened question)으로 가장 기억에 남는 인상적인 내용을 끌어낼 수 있다. 처음에는 기억이 선명하지 않고 기억이 나더라도 얼굴만 기억나고 에피소드가 생각나지 않기도 한다. 그럴 때는 기억나는 부분만을 언어화시키고 천천히 시대적 배경을 곁들여 기억의 끈이 끊어지지 않도록 한다.

가끔 연애에 대해 부정적으로 생각하는 고령자도 있으므로 강하게 부정하면 반론은 하지 않는다. 2차 세계대전 전에는 '남녀칠세부동석'이라는 유교적 교육을 철저히 받고 자란 탓에 부정적으로 생각할 수도 있다.

62. 러브레터

러브레터에 대한 추억이 있습니까? 풋사랑의 추억도 상관없습니다.

전화가 흔하지 않았던 시절에는 주로 편지를 써서 보냈다. 글씨체나 편지지를 꾸미며 두근거렸던 느낌을 떠올리게 할 수 있다면 성공이다.

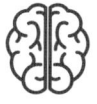

9-6 결혼에 대한 인터뷰 항목

결혼에 대한 인터뷰는 결혼 경험자만 진행한다. 결혼하지 않은 사람에게 왜 결혼을 하지 않았는지 물어봐서는 안 된다. 당시 여성들에게 결혼이란 어떤 의미에서는 '정상적인 생활'을 의미했다. 그래서 결혼을 하지 않았거나 결혼해도 자녀가 없는 레미닌은 자신이 제구실을 못 했다는 생각을 하는 경우도 있으므로 주의해야 한다.

63. 만남

남편(아내) ★★님과 어떻게 만났나요? 첫인상은 어땠나요? 성함은요?

어떻게 만났는지 에피소드를 묻는다. 인물상을 묘사한다는 느낌으로 묻는다. 특히 만남은 설레는 추억이 많다. 부끄러워하며 말하는 모습을 미소로 지켜본다. 열린 질문이므로 성격을 말할 수도 있고 직책이나 특기를 말할 수도 있다. 어떤 표현을 하든 상관없지만, 그것이 긍정적인 이미지인지 부정적인 이미지인지를 관찰한다. 출신지 등은 먼저 묻지 않는다.

내면적인 대답도 있고 외면적인 대답도 있으므로 그런 대답에 유머를 곁들여 호응하면 그다음부터는 호의적인 커뮤니케이션이 가능해진다.

64. 데이트 장소

★★님과 주로 어디에서 데이트했나요?

장소를 통해 시대적 배경을 알 수 있다. 예전에는 데이트 장소가 많지 않았다. 상류층에서는 데이트 한 번 못해보고 결혼한 사람도 있다. 데이트 자체가 드문 시대였으므로 데이트를 강조해서 아련한 연정을 떠올리게 한다. 특히 에피소드를 끌어내는 중요한 항목이다. 에피소드를 얘기하면 놀리지 말고 진심으로 웃으며 감정을 공유한다.

65. 요리

★★님과 함께 먹었던 요리 중 기억나는 요리가 있나요?

데이트라고 해도 고작 식사하는 게 전부였을 것이다. 부끄러워서 무슨 맛인지도 몰랐다고 하는 에피소드가 나오면 대성공이다. 그때 먹었던 요리를 기억하고 있다면 그 후로도 만들어본 적 있는지, 먹어본 적 있는지 등의 인터뷰를 이어갈 수 있다. 음식은 가능한 한 자세하게 인터뷰한다. 상대가 어떻게 했는지보다 본인이 어떻게 했는지에 중점을 둔다.

66. 청혼

프러포즈는 어떻게 했는지 기억하나요? 뭐라고 했나요?

흔한 인터뷰 항목이지만 여성들에게는 매우 즐거운 내용이다. 처음부터 결혼을 전제로 선을 봤다면 바로 신혼생활에 대해 인터뷰를 해도 좋다.

67. 결혼식

결혼식은 몇 살에 하셨나요? 결혼식 장소는? 결혼식 때 인상 깊었던 에피소드는?

결혼식을 올리지 않은 레미닌은 생략한다. 결혼식장의 분위기나 모습 등을 묻는다. 결혼식은 영광스러운 순간이고 항상 좋은 추억으로 간직하고 있다. 반면 결혼식이 좋은 추억(긍정적)이라 생각하지 않는 사람도 있다. 그럴 때는 배우자 이외에 좋아했던 이성이 있었을 가능성이 있으므로 너무 깊이 인터뷰하지 않는다.

68. 신혼여행

신혼여행은 어디로 갔습니까? 에피소드가 있다면 들려주세요.

　경험이 없는 경우는 생략한다. 신혼여행 장소는 국내이고 2박 3일 정도가 일반적이었다. 선물을 가득 사 와 모두에게 나누어주는 것은 지금과 비슷하다. 비용은 보통 양가 부모가 부담하지만, 자신들이 비용을 부담했다고 하면 결혼에 적극적이었다는 뜻이다. 연애 결혼이라고 말하지 않았어도 연애 감정이었다는 것을 유추할 수 있다. 결혼은 인생의 새로운 시작이므로 출발점을 인식하면 치매 예방에 도움이 된다.

69. 신혼 시절

신혼 때 이야기를 들려주세요. 여러 가지 서툴렀던 점도 많았겠지요?

　'밥을 잘 못 했지'라는 실패담은 웃음을 자아낸다. 시어머니의 시집살이로 매일 울었다는 괴로운 기억도 있을 것이다. 평소에 무뚝뚝하던 남편이 다정하게 위로해 주었다는 말이 나오면 긍정적인 이미지로서 가치가 높다. 긍정적인 이미지가 많이 나오면 치매 예방에 도움이 된다.

70. 일과 가정

신혼 때 회사 일과 가정일을 병행하기 힘들었을 텐데 어떻게 하셨나요?
(여성의 경우) 전업주부가 되었을 때 기분이 어땠나요?

　일과 가정의 관계는 여러모로 복잡하므로 각각 대응한다. 스스로 정리해서 이야기하도록 기다려 주는 것이 좋다.

71. 자녀

자녀가 태어났을 때 기분은 어땠나요?
(남성) 출산할 때 무엇을 하고 있었습니까?
(여성) 출산할 때 어땠는지 이야기해 주세요.

자녀가 없을 때는 생략. 난산이었다면 그때의 상황을 묻는다. 일반적이라면 통과한다. 산파가 받아주던 자연분만은 시간도 걸리고 고통도 크다. 그런 만큼 아이에 대한 애정도 남다를 것이다. 그런 부모로서의 강한 의지를 확인한다.

아버지와 어머니는 서로 자녀에 대한 마음이 다르지만, 긍정적이라면 행복한 느낌을 끄집어낼 수 있다. 마음이 젊었을 때로 돌아가 젊은 시절의 이미지를 떠올리기 쉬워진다. 자녀 이야기에서 회사 일로 이야기가 전개되더라도 자연스럽게 진행하면 된다.

아버지와 인터뷰할 때는 출산 때 함께 있었는지, 출장 중이었는지에 관해 많이 질문한다. 그리고 첫째 때와 둘째 때의 생각이 매우 다를 수 있다. 차이가 보여도 이해하자. '왜 다른지?' 꼬치꼬치 캐묻지 않는다.

72. 자녀의 이름

자녀 이름은 어떻게 지었나요?

이름에 대해서는 신경 쓰는 사람과 그렇지 않은 사람이 있다. 후자라면 가볍게 넘어간다. 전자라면 차분히 '작명 때 어떤 것에 신경을 썼는지' 물어본다. 바라는 대로 자녀가 성장했는지 인터뷰해보는 것도 좋다.

73. 자녀에 대한 기대

자녀에게 기대했던 것이 있었나요? 가업을 잇기를 원했나요?

　이름과는 별도로 자녀에 대한 기대를 인터뷰한다. 대대로 가업을 이어온 집안이라면 자녀가 가업을 잇기를 바라거나 집안의 명예를 계속 유지해 주기를 바라는 등 저마다 기대가 다르다. 그저 건강하고 밝게 살았으면 하는 평범한 바람도 떠올리면 기분이 좋아진다.

74. 자녀

자녀가 태어난 후 생활은 어떻게 바뀌었습니까?

　부모로서의 의식을 인터뷰한다. 이제는 이미 손자 손녀가 있는 나이지만 아이 키우던 시절로 돌아가 추억하는 것은 즐거운 일이다. 남성은 그다지 변화가 없을지 모르지만, 여성은 기저귀 빨래나 수유 등 육체적으로도 힘들었을 것이다. 그런 고생이 있었기에 지금의 본인이 있는 것이라고 칭찬해 준다.

75. 자녀

자녀 때문에 고생했던 일이나 즐거웠던 추억이 있다면 들려주세요.

　원래는 부정적인 인터뷰에 속하지만, 지금은 그 고생이 결실을 보아 행복하다면 괜찮다. 현재도 자녀가 속을 썩이고 있으면 생략. 그리고 고생한 일이 없다면 가볍게 통과한다. 자녀의 비행 등으로 마음고생을 했다면 이야기하도록 유도한다. 지금은 사회적으로도 어엿한 성인이 되었지만, 옛날에는 부모 속을 썩였다는 것을 기록한다.

76. 자녀

자녀의 좋은 점(자식 자랑)을 들려주세요.

　엄밀히 따지면 회상법이라고 할 수는 없으나 레미닌은 자꾸 수다를 떨고 싶어 한다. 자기 일보다도 자녀와 손자 손녀에 대해 수다를 떨고 싶어 한다면 어느 정도는 즐겁게 들어주자.

77. 부부싸움

부부싸움은 칼로 물 베기라고 하는데 부부싸움을 한 적 있나요?

　부부싸움을 해본 적이 없다고 대답하는 사람도 많다. 남녀 불평등 사회에서 살았으니 싸움 자체가 성립될 수 없었는지도 모르지만 그럴 때는 "정말 멋진 부부네요."라고 칭찬한다.

78. 힘들었던 일

지금까지 살면서 집안일로 힘들었던 적이 있나요? 어떻게 견뎠나요?

　부정적인 항목이지만 현재가 행복하다면 이런 과거의 괴로움은 오히려 훌륭하게 보인다. 활기차게 인터뷰를 하는 것보다 차분하게 이야기를 듣는 것이 좋다. 경제적인 어려움, 전쟁의 괴로움, 질병의 아픔, 가정붕괴의 괴로움 등 사람마다 남에게 말 못 할 괴로움이 있다. 그런 괴로움이 제대로 정리되어 있다면 다가올 죽음도 수용할 수 있다.

79. 즐거웠던 일

지금까지 가정을 꾸리고 살면서 즐거웠던 일이 많았을 텐데요. 생각나는 대로 얘기해 주세요.

앞 문항의 정화작용을 위한 질문이다. 과거에 힘든 일을 겪었기 때문에 지금의 즐거움이 있는 것이라는 생각을 말로 표현하게 한다.

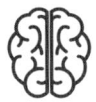
9-7 직업에 대한 인터뷰 항목

일반적으로 남성은 인생의 대부분을 일을 하며 보낸다. 물론 가정이 인생의 전부였다고 대답하는 레미닌도 있다. 일은 그만큼 평가의 대상이고 생활의 기반이며 인생 그 자체이므로 일 이야기를 할 때도 남의 이야기가 아닌 레미닌 본인에 관한 이야기를 하도록 한다.

80. 직업

졸업 후 첫 직업은 무엇이었나요? 혹시 괜찮다면 회사 이름도 알려주세요. 업무는 어땠나요?

자신이 원하던 직업을 얻었다고 하는 사람도 있고, 부모의 소개로 바로 결혼해서 전업주부가 되었다고 하는 사람도 있다. 아르바이트가 아닌 취직은 특히 남성에게는 인생의 터닝 포인트이자 인생을 되돌아보는 기점이다. 여러 번 이직했거나 근속했다는 이야기를 통해 인생에 대한 긍정과 부정을 느낄 수 있다.

81. 업무

○○님의 젊었을 때 했던 일에 대한 에피소드를 들려주세요. 성공담이나 실패담 등.

'젊었을 때'라고 추상적으로 표현하고 나이를 한정 짓지 말자. 남성은 대화 대부분이 업무에 관한 이야기다. 그만큼 일에 많은 시간과 에너지를 투자해왔다는 의미다. 차분하게 들어주자. 업무에 관해 알기 쉽고 정확하게 설명한다면 치매와 거리가 멀다. 사소한 것에 너무 신경 쓰거나 시간의 흐름이 맞지 않을 때는 가장 흥미로운 일을 화제로 삼아 반복해서 그 내용을 물어보는 것도 좋다. 여성은 전업주부였던 사람도 많으므로 특별히 재미있었던 아르바이트 등에 관한 이야기를 물어보자. 그러나 별로 말하고 싶지 않은 눈치면 화제에서 제외한다.

82. 직장동료

회사 동기는 어떤 사람이었나요? 동료들의 이름을 기억하시나요?

  기억하지 못하는 사람이 많다. 이직하지 않고 한 회사에서 장기 근속했으면 기억할 수도 있다. 취직하면 새로운 것에 대한 기대감과 불안감이 혼재된 심리적인 단계를 거치게 된다. 동료는 불안을 공유하고 인생의 실패를 스스럼없이 서로 얘기할 수 있는 존재다. 만일 친한 동료가 있다면 그 사람에 대해 인터뷰를 진행한다.

83. 업무

업무와 관련해서 힘들었던 적이 있나요? 이직한 적이 있나요?

  먼저 제조업, 서비스업, 공무원 등 전체적인 업종을 묻고, 그다음 총무, 경리, 영업, 연구 등 세부적인 것을 묻는다. 자세하게 기억하고 있는 사람도 있고 완전히 잊어버린 사람도 있다. 잊어버렸다면 정년퇴직 이후의 기억을 묻는다. 퇴직 이후를 정확하게 기억하고 있으면 치매일 가능성이 작다.

  남성은 회상할 때 자신과 관련이 없는 업무 관련 이야기를 많이 하는데 이때 본인에 관한 이야기를 하도록 유도한다.

힘들지 않은 일은 없지만, 과거를 칭찬하기 위해 인터뷰한다. 어떤 직종이든 실적이 있고 눈에 보이지 않더라도 일한 시간이 있다. 그 시간을 칭찬한다. '멋지다', '노력가다', '인내심이 강하다', '똑 부러지는 사람이다' 등의 칭찬을 많이 하자.

이직한 사실을 알고 있다면 어떤 직종으로 이직했는지 물어본다. 처음에는 이직한 사실을 기억하지 못하지만, 이야기하면서 기억해 내기도 한다. 파견, 이직, 이적, 재고용 등 여러 가지 고용 형태가 있지만, 신경 쓰지 말고 인생의 폭넓은 경험을 파악하기 위한 인터뷰를 한다.

업무에서 열심히 한 부분을 칭찬하는 것이 목적이다. 「젊어서 고생은 사서도 한다.」라는 말의 의미를 잘 살려서 본인의 가치를 모르는 레미닌에게는 고생 그 자체가 인생의 가치이며 멋진 것이라는 사실을 인식시킨다.

84. 업무의 성취감

일하면서 즐거움이나 성취감을 느낀 적이 있나요?

함께 즐거움을 공감하는 것이 목적이다. 일은 힘들기만 한 것이 아니다. 힘들어도 그 속에는 즐거움과 기쁨이 있다. 그런 소소한 즐거움을 공유한다. 도저히 남에게 말할 수 없지만 이미 시효가 지난 장난질이라면 더할 나위 없이 좋다. 물론 업무상 큰 성공을 거두었다면 그것에 대해 차분히 물어본다.

85. 퇴직 후

○○님은 올해 ○○세네요. 퇴직한 지 얼마나 되셨습니까? 퇴직 후 무엇을 했습니까?

일을 그만둔 후 스스로 자신의 상황을 어떻게 정리했는지를 이해한다. 부정적인 답변이라면 그만큼 회상에 시간이 걸린다. 완전히 잊어버렸다면 좋은 기억을 떠올릴 수 있도록 돕는다. 일을 그만둔 후 인생을 부정적으로 생각하는 타입과 긍정적으로 생각하는 타입이 있다.

86. 학력과 경력(희망자만)

학력과 경력 리스트를 만들어 주세요.

임의 항목이다. 자신의 과거에 대해 부정적이거나 레미니션에 대한 신뢰가 부족하면 말하지 않는다. 이것은 레미닌의 '시계열 기억'을 점검하는 가장 효과적인 인터뷰이다. 유치원, 초등학교, 중학교, 고등학교, 대학교, 대학원, 회사명 등의 구체적인 명칭을 묻는다. 학교생활에 얽힌 에피소드도 말을 꺼냈다면 함께 듣는다. 기억하지 못해도 상관없다. 뒤에 나오는 인터뷰 항목과 연결되어 있으므로 그때 생각날 수도 있다. 또 이사 등 이동하는 일이 있었다면 그것을 시간의 흐름에 맞춰 순서대로 정리한다.

87. 종교

부모님의 종교는 무엇입니까? ○○님 본인의 종교는 무엇인가요?

무턱대고 어떤 종교를 믿는지 물어서는 안 된다. 레미닌 중에는 종교적인 이야기에 거부감이 있는 사람도 있다. 먼저 자신과는 한 발짝 떨어진 '집안'의 종교를 물어보고 긍정적인 반응을 보이면 본인에 관해 묻는다. 뒤에서 장례나 유언에 관해 인터뷰하므로 여기서는 어떻게 그런 화제로 전개할지 검토한다.

종교에 대해 거부감이 없어 보이면 바로 인터뷰한다. 부모님이 불교이고 자신은 기독교라면 분란이 있을 가능성이 있으므로 다루지 않는다. 일반적으로는 부모님의 종교를 따르는 경우가 많지만, 최근에는 개인의 희망이 우선시되는 경향이 있다.

종파, 종교, 신앙은 의미가 완전히 다르므로 정확하게 사용해야 한다. 종파는 '불교 중에서 어떤 종파입니까?'라는 의미이다. 종교는 '일정의 가르침에 따르는 집단'을 의미한다. 신앙이란 '자신이 믿고 소중히 하는 것'을 의미한다.

그래서 종교는 '들어간다'라고 표현하고 신앙은 '갖는다'라고 표현한다. 레미닌이 이런 구분 없이 섞어서 사용하더라도 제대로 구분해서 이해하면 된다. 기록할 때도 레미닌이 그런 말을 구분하지 않고 사용하더라도 수정할 필요는 없다. 이쪽이 이해하고 있으면 된다.

88. 가계도(희망자만)

가계도^{家系圖}를 만들어 주세요.

　가계에 관한 이야기도 민감한 인터뷰라는 것을 염두에 두자. 가계를 자세하게 자랑하고 싶어 하는 레미닌도 있지만 반대로 그렇지 않은 레미닌도 있다. 또 가계도 자체를 잘 모르는 레미닌도 있으므로 이 인터뷰는 자신의 가계에 관심이 있고 정리해두고 싶어 하는 레미닌을 대상으로 한다. 구체적으로 "○○님은 가문을 어떻게 생각하시나요?"라고 애매하게 인터뷰를 해서 반응이 긍정적이면 그대로 진행하고 부정적이면 더는 언급하지 않는다.

89. 전쟁

전쟁에 대한 '에피소드'를 말해주세요.

　일본의 경우 전쟁을 경험한 사람들이 줄어들고 있으므로 생략해도 좋다.

90. 힘든 일 극복

업무 외에 살면서 힘들었던 일이 많았을 텐데요, 어떻게 극복했습니까?

　업무 외에는 없다고 대답한다면 업무 이야기라도 좋다. 하나도 없다고 하는 사람도 있다. 그럴 땐 멋지다는 칭찬을 한다. '당신이 깨닫지 못하고 있을 뿐'이라는 등의 카타르시스를 유도하는 듯한 인터뷰는 하지 말자.

91. 꿈

지금 생각할 때 어린 시절의 꿈은 이루어졌나요? 어떤 의미든 상관없습니다.

　어렸을 때의 꿈이 무엇이었는지 자세하게 묻지 말고 '지금, 어떤가?'라는 현재형으로 말을 연결한다. 종합적으로 평가하는 방법도 있지만 이 경우는 부분적으로 나누어서 "A는 무리였지만 B는 이루었을지도 모르겠네요."라는 식으로 이야기를 자세히 세분화해서 칭찬할 부분을 찾는다.

92. 리셋

인생을 다시 살 수 있다면 몇 살로 돌아가고 싶습니까?

　지금 이대로가 좋다고 하는 긍정적인 대답이라면 그대로 통과한다. '그때······.'라고 하는 후회나 아쉬움이 남아있다면 듣기만 하고 마지막 부분에 "상대방의 마음도 사실은 ○○였을지도 모르겠네요."라는 긍정적인 말을 한다.

93. 감사의 마음

인생을 되돌아볼 때 감사의 마음을 전하고 싶은 사람이 있습니까?

　갑작스럽게 감사의 마음을 묻지 말고 먼저 "고마웠던 적이 있었나요?"라는 말로 운을 뗀 후 인터뷰를 한다. 감사하는 마음의 대상은 반드시 '사람'일 것이다. 사람 이외의 대상에 감사한다면 가벼운 정신적 부적응 증상 또는 '몽상가'일 가능성이 있으므로 주의한다. 감사의 마음을 전하고자 하는 '사람의 이름'을 떠올릴 수 있도록 한다. 이름을 모른다면 그 인물을 특정할 수 있는 표현을 함께 찾아본다.

　감사의 내용을 확인한다. 그 일이 자신과 가족을 어떻게 변화시켰는지, 만약 그 일이 없었다면 다른 인생을 살았을지 등. 일반적인 감사의 마음이라면 이름을 열거하는 것도 좋다. 기억해 낼 수 있는 이름이면 된다.

94. 가족

본인의 가족에게 '남기고 싶은 말(전하고 싶은 말)'이 있습니까? 유언도 좋습니다.

독신이라면 자신의 부모에게 남겨도 좋다. 인터뷰 93번 '감사의 마음'에 대한 부분에서 들었던 내용을 좀 더 구체적으로 언어화시키는 것이 목적이다. 언어화시키면 의식이 선명해지고 명확한 자의식이 형성된다.

또 '남기고 싶은 말'이라는 단어에서도 알 수 있듯이 인생의 마무리 단계에서 남기고 싶은 내용을 정리하는 의미의 인터뷰이다. 가족뿐만 아니라 사회를 향한 메시지나 절명시(사람이 죽으면서 남기는 글귀)를 남겨도 좋다. 레미닌이 원하는 대로 한다.

배우자와 사별했어도 인터뷰한다. 평생 독신으로 살았다면 과거의 연인이라도 좋다. 감사의 마음과 다른 점은 감사 이외의 감정적인 움직임을 파악하는 것이다. 짧은 말이라도 거기에 포함된 의미와 가치는 본인에게 매우 큰 의미가 있으므로 말을 되새겨 본다. 가능하면 그 짧은 말을 '멋진 표현'으로 바꿔서 말해보자.

95. 재회

인생에서 꼭 한번 다시 만나고 싶은 사람이 있습니까?
만나서 무슨 말을 하고 싶습니까?

만나서 감사의 말을 전하고 싶다고 한다면 칭찬한다. 그러나 '원망의 말'을 하고 싶어 한다면 차분하게 경청한다. '무슨 말을 전하고 싶은지'를 언어화하면 자기수용으로 다가갈 수 있다.

96. 재산

재산 정리나 장례식 등에 대한 준비는 하고 있습니까?

　이것은 민감한 인터뷰 항목이므로 상당히 주의해야 한다. 재산에 관해서는 신경이 날카로워지는 레미닌이 많으므로 허물없이 질문할 수 있는 관계라면 묻고 애매할 것 같으면 가볍게 '상속세 대책은?' 세워두었는지 가볍게 물어보고 자연스럽게 넘긴다.

　반대로 친족들의 상속 분쟁을 막기 위해서 확실하게 해두어야 한다는 생각이라면 오히려 후련할 수 있다.

　'죽으면 자식이 알아서 하겠지.'라며 편하게 생각한다면 더는 묻지 않는다. 그러나 자신의 장례에 대해 진지하게 생각하는 레미닌도 늘고 있으므로 꼼꼼히 묻고 기록으로 남겨두는 것이 매우 중요하다.

97. 사후 세계

사후 세계는 어떤 곳이라 생각하십니까? 영혼은 어디로 갈까요?

　이 질문은 레미닌이 먼저 꺼내는 경우가 많다. 특히 암 말기나 질병 등으로 몇 번이고 입·퇴원을 반복하다 보면 자연스럽게 드는 생각이다. 레미니션은 이 질문을 외면해서는 안 된다. 이 질문의 전제는 '죽음에 대한 공포'이며 자기 소멸에 대한 공포이므로 질문을 받게 되면 "글쎄요, ○○님이 생각하는 사후의 세계는 어떤 모습인가요?"라고 물어보며 함께 생각하는 자세를 취한다. 레미니션이 인터뷰하는 것이라면 깊게 질문하지 않는다. '종교관'이 있는 사람은 정확하게 대답한다. 그러나 모르겠다고 대답하면 몰라도 걱정할 필요 없다고 말해준다.

　"영혼이 가는 곳은 과거의 모든 사람이 간 곳이겠지요."라고 언어화해도 좋다. 다만 레미닌이 신앙적인 대화를 원한다면 그것을 피하지 말고 자신의 종교관을 이야기해도 좋다. 그러나 특정 종교를 말해서는 안 된다.

98. 신앙의 가르침

하나님과 부처님의 인도를 어떻게 생각하십니까?

　개인의 생각에 따라 표현은 다양하다. 그것을 경청한다. 신앙심이 전혀 없던 사람이 갑자기 신앙에 눈을 뜨는 경우도 가끔 있기는 하지만 평생을 그런 것과 담쌓고 살아온 사람에게는 신앙보다 살아온 인생을 긍정적으로 바라볼 수 있도록 한다.

99. 자기 존재

자신의 존재를 증명한다면 무엇으로 증명하시겠습니까?

　말이 어렵다고 한다면 '자신의 가치'로 바꿔 말해도 좋다. 최종적인 자기 긍정에 대한 점검이다. 자기 자신의 가치를 자각하면 자신의 인생을 수용하고 다가올 죽음도 수용할 수 있다. 대부분의 레미닌은 '자신의 자녀'라고 대답했다. 참으로 단순하고 멋진 대답이다. 이 대답이 나왔다면 죽음에 대해 어느 정도 수용하고 있다고 판단해도 좋다. 자녀가 없는 경우에는 다양하게 표현하는데, 레미닌이 자기의 존재를 충분히 설명한다면 죽음을 수용했다고 볼 수 있다. 그러나 의미가 정확하지 않다면 아직 자신의 인생을 긍정적으로 보고 있지 않다는 것을 의미한다.

100. 마음의 평안

'마음의 평안'이란 무엇이라고 생각하십니까?

　철학적인 인터뷰다. 이해가 가는 답변을 했다면 인생을 만족하고 있다는 뜻이다. '가족이 걱정 없이 사는 것' 등 생활 면에서의 대답이라면 아직 죽음은 먼 미래의 일이라고 인식하고 있는 것이므로 죽음에 관한 이야기는 피한다.

■ 회상록(레미니센스북)이 완성되었다면

회상록은 레미니션이 기록했지만, 내용은 레미닌의 이야기이므로 저자는 레미닌이고 회상록을 어떻게 할지는 레미닌이 결정한다. 완성된 회상록을 가장 기쁘게 생각하는 사람은 레미닌 본인이지만 레미닌이 돌아가시면 많은 유족이 회상록을 읽고 고인을 추모한다. 회상록은 유족과 친족, 친구들이 읽게 되므로 불특정 다수는 볼일이 없다. 레미닌의 관점도 중요하지만, 유족들의 관점도 생각해야 한다.

인터뷰하며 메모를 할 때는 레미닌이 말하는 것을 그대로 받아 적는다. 그중에는 원망, 고통, 푸념, 험담도 나온다. 그것을 모두 기록한다. 이때는 화제를 긍정적인 방향으로 유도하지는 않는다. 흘러가는 대로 듣는다. 이야기가 반복되거나 앞뒤가 뒤바뀌기도 하지만 신경 쓰지 말고 기록한다.

그리고 옮겨 적을 때 내용을 살펴본다. 다른 사람의 험담이나 푸념은 옮겨 적을 때 생략한다. 이야기의 전후가 맞지 않으면 정리한다. 수정 작업을 한 내용을 레미닌에게 보여준다. 첨삭을 받을 때 부정적인 말이 없는 것에 대해 불만을 제기하는 레미닌은 없다. 오히려 고마워한다.

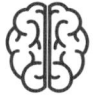

9-8
자녀가 부모에게 하는 인터뷰 항목

원래 회상법은 자녀가 부모, 혹은 조부모의 과거 이야기에 귀를 기울이는 것이다. 있는 그대로 부모의 말을 수용하고 의문점이 있으면 솔직하게 부모에게 물어본다. 이런 단순한 커뮤니케이션이 회상법의 시작이다. 그러므로 정답·오답, 상쾌·불쾌 등 감정적 측면은 많지 않다. 호기심 가득한 자녀의 눈망울이 부모의 이야기를 계속해서 끌어낸다. 부모의 이야기는 자녀의 마음에 깊이 와닿아 서로의 마음은 더욱 견고해진다.

■ 부모와 자식 사이에 수다의 규정은 없다

자녀가 부모를 인터뷰할 때는 원칙적으로 규정이 없다. 매우 신랄한 말이 오가도 오랜 기간 함께한 가족이므로 금방 풀어진다. 부모와 자식은 허물없는 관계다. '말을 조심한다.', '직접적인 표현은 피한다.'와 같은 커뮤니케이션상의 기술은 그다지 신경 쓰지 않아도 된다.

■ 자녀가 부모의 인생을 아는 것은 매우 가치 있는 일이다

부모가 돼봐야 부모 마음을 안다는 말이 있다. 자식을 낳고 길러 봐야 부모의 마음을 안다는 뜻이다. 나이 든 부모에게 그들이 살아온 인생을 듣는 것은 매우 가치 있는 일이다. 듣는 쪽인 자녀가 부모의 입장이 되었기 때문에 어렸을 때는 이해할 수 없었던 내용을 이제는 깊이 공감하고 이해할 수 있다.

부모도 자신이 살아온 역사를 자식이 아는 것이 기쁘고 무엇과도 바꿀 수 없다고 생각한다. 특히 자녀(인터뷰하는 자식)가 태어나기 전의 젊은 시절의 추억, 그리고 자녀가 태어난 후의 고생담은 소중한 추억이다. 자식은 저 혼자 큰 것처럼 행동하기도 하지만 부모는 지금까지의 고생을 자녀가 알아주는 것만으로 보상받았다고 생각한다.

■ 정신문화가 전승된다

부모의 인생을 인터뷰하는 것은 단지 개인의 성장 기록을 아는 정도로 끝나는 것이 아니다. 개인의 생활 경험은 어떠한 형태로든 사회와 역사의 움직임과 이어져 있다. 예를 들면 '누구나 전쟁은 나쁜 것으로 생각하지만 그 당시 일본은 왜 전쟁을 했을까?'라는 의문을 전쟁을 겪은 부모에게 물어보면 역사 교과서에는 없는 내막을 들을 수 있다. 또 시대를 바라보는 사고방식과 세계관 등 정신문화를 부모 세대에서 자식 세대로 전할 수 있다.

오타루(홋카이도에 있는 지명-옮긴이)에 사는 어느 노인에게 들었던 이야기. 전쟁 중 선원학교가 있었던 오타루에 미군이 폭탄을 떨어뜨리려고 했다. 그때 오타루 시민들은 도로와 집 정원에 엄청난 양의 다다미(짚과 등심초로 만든 일본식 돗자리-옮긴이)를 태워 오타루 상공에 연기가 가득 차게 했다. 이것을 본 미군 폭격기는 오타루에 폭격이 완료되었다고 판단하고 대신 이웃 마을에 폭탄을 투하했다는 것이다. 이야기의 진의는 차치하더라도 (이웃 마을 사람들에게는 죄송하지만) '참으로 통쾌하게 한 방 먹였네!'라며 부모와 자식은 이야기꽃을 피웠다고 한다.

■ '회상 여행'으로 치매 진행 억제를

사회적 분위기는 많이 바뀌었지만, 여전히 부모는 자식이 돌봐야 한다는 의식이 깔려 있다. 이것을 부담으로 생각하는 사람도 있고 효도로 생각하는 사람도 있다. 양쪽 모두 부모의 치매 증상을 자식이 조금이라도 개선하거나 진행을 억제하는 데 도움이 될 수 있다면 이것만큼 기쁜 일은 없을 것이다.

초기 치매가 의심되면 '회상 여행'을 떠나보자. 회상 여행이란 말 그대로 부모와 자식이 추억을 공유한 장소로 함께 여행을 가는 것이다. 그곳에서 옛날처럼 즐겁게 보낸다. 여름방학 때 갔던 바닷가, 추석에 갔던 성묫길, 겨울에 갔던 스키장 등 추억의 장소로 시간 여행을 떠나 똑같이 즐긴다. 경치 보기, 맛있는 요리 먹기, 함께 탔던 놀이기구 타기, 옛날에 들던 소리 듣기, 함께 만들었던 수공예 만들기 등 심리적 자극을 통해 대뇌를 활성화한다. 먼 곳이 아니라도 좋다. 어렸을 때 부모와 함께 보냈던 집 근처나 부모의 고향을 방문하는 것도 좋다. 또 배우자가 치매 증상이 있다면 부부가 회상 여행을 떠나는 것도 멋진 일이다. 잠시 나눈 이야기로 기억이 돌아와 그것을 계기로 재활에 들어가는 사례도 있다.

■ 자녀가 자신의 어린 시절을 부모에게 듣는 것의 가치

지금까지는 자녀가 부모의 인생을 인터뷰하는 것에 대해 설명했다. 잠시 시점을 바꿔 '부모에게 자신의 어린 시절을 인터뷰하는 것'에 대해 생각해 보자. 즉 부모에게 부모의 이야기가 아니라 자신에 관한 이야기를 듣는다. 다소 묘한 느낌이 들지만, 부모의 기억력이 비교적 또렷할 때 가능하다.

내가 엄마 배 속에 있을 때의 에피소드나 자신이 태어났을 때의 모습, 배변 훈련과 처음 말을 했을 때의 모습 등 자신의 어린 시절의 사진을 부모와 함께 보면서 인터뷰한다. 이런 인터뷰는 자녀가 부모의 입장이 될 필요가 없으므로 나이에 상관없이 진행할 수 있다.

20대라면 20대, 40대라면 40대만의 감성이 있으므로 누구든 즐길 수 있다. 물론 부모와 자식 간의 즐거운 커뮤니케이션이므로 이것도 부모의 '치매 예방'에 도움이 된다. 특히 어머니는 아이를 키우는 일이 생활의 중심이었고 모든 에너지를 쏟아 힘들게 키웠으므로 절대 잊을 수 없다. 자식이 잘 성장해 주었기 때문에 힘들었던 이야기를 할 수 있는 것이고 부모로서도 기쁜 일이다.

2차 세계대전 직후의 이야기를 화제로 삼으면 전쟁통에 겪은 고생담에 이어 전후의 식량난, 식구 많은 집의 어려움 등등 자신의 어렸을 때의 이야기가 어느새 동포들의 이야기로 바뀌고 생각지 못한 기억이 새록새록 떠오르기도 한다. 이런 이야기를 두서없이 시키지 말고 줄거리를 알 수 있도록 유도하자.

■ 자녀가 충격을 받을 수도 있다

부모와 자식 간에는 지켜야 할 규정이 없다고 했으나, 상황에 따라서는 충격을 받을 수 있다는 것을 명심하자. 예를 들어 '너는 피임에 실패해서 태어난 아이였다.', '우리 집은 딸만 있어서 동생 아들을 양자로 들였다.', '너는 우리가 재혼할 때 데려온 의붓자식이다.' 등과 같이 나이가 들면 상대방의 기분을 배려하기보다 지금까지 하지 못했던 말을 해서 마음의 평안을 찾으려는 경향이 있다.

지금까지 수십 년간 쌓아온 부모 자식의 관계가 견고하다면 극복할 수 있겠으나 그 순간은 충격을 받을 수도 있다. 그러나 자신에게 자녀가 있다면 세상사 그럴 수 있다고 생각하고 받아들이자.

다소 충격을 받았다면 잠시 기분을 전환한 후 인터뷰를 시작한다. 그때 감정적으로 부모를 책망해서는 안 된다. 부모에게도 피치 못할 사정이 있었을 것이다. 그 사정을 물어보는 것도 가치가 있다.

■ 자녀가 부모에게 하는 인터뷰 항목의 예시

자녀가 부모에게 인터뷰하면 자신에 대해 더욱더 깊게 이해할 수 있게 된다. 다음의 인터뷰 항목 리스트를 활용하자.

[임신 중]

1. 임신한 걸 알았을 때 기분이 어땠나요?
2. 저를 가졌을 때 몸 상태는 어땠나요?
3. 어떤 태교를 했나요?
4. 임부복은 어땠나요? 어떻게 마련했나요?
5. 출산 전에 다녔던 병원은 어디였나요?
6. 임신 기간에는 무엇을 하며 지냈나요?

[출산 후]

7. 출산할 때 진통이 심했나요?
8. 출산한 병원은 어디였나요?
9. 태어났을 때의 상태는 어땠나요?
10. 제가 태어난 날은 어떤 날이었나요?
11. 제가 태어났을 때 기분은 어땠나요?

12. 저의 이름은 어떤 의미가 있나요?

13. 저의 이름은 누가 지었나요?

14. 출생신고는 누가 했나요?

15. 제가 태어나고 가장 많이 바뀐 것은 무엇이었나요?

16. 아기를 낳고 퇴원한 후에 어떻게 지냈나요?

17. 산후 우울증은 없었나요?

18. 백일잔치는 했나요?

[영아기]

19. 밤에 울지는 않았나요?

20. 모유를 먹였나요? 분유를 먹였나요?

21. 기저귀는 어떤 것을 사용했나요? 어떻게 마련했나요?

22. 아기 옷은 어떤 것을 입혔나요?

23. 병원에서는 얌전한 편이었나요? 진찰받을 때는 어땠나요?

24. 예방접종 때는 어땠나요?

25. 유모차는 사용했나요?

26. 몇 개월 때 앉았나요?

27. 처음으로 한 말은 무엇이었나요?

28. 앞으로 안아 주는 것과 뒤로 업어 주는 것 중 어느 쪽을 좋아했나요?

29. 낯가리는 편이었나요?

30. 언제부터 기어 다니기 시작했나요?

31. 젖이나 분유를 뗄 때 어땠나요?

32. 모유를 끊고 젖병으로 바꿀 때는 어땠나요?

33. 컵으로 먹는 연습은 어땠나요?

34. 이유식은 순조로웠나요?

35. 건강관리를 위해 특별히 신경을 쓴 것은 무엇이었나요?

36. 뒤집기는 언제부터 했나요?

37. 밤에는 잘 자는 편이었나요?

38. 어떻게 재웠나요?

39. 배변·배뇨 훈련은 자연스럽게 했나요?

40. 눈에 띄는 버릇은 없었나요?

41. 침은 많이 흘렸나요?

42. 육아 정보는 어떻게 수집했나요?

43. 육아 스트레스는 어땠나요? 그것을 어떻게 해결했나요?

44. 보행 훈련은 어떤 물건을 사용했나요?

45. 언제부터 걸었나요?

46. 외출할 때는 어땠나요?

[유아기]

47. 식욕은 좋은 편이었나요?

48. 음식을 가리는 편이었나요?

49. 무슨 놀이를 좋아했나요?

50. 좋아하는 장난감은 무엇이었나요?

51. 말이 많은 편이었나요?

52. 좋아하는 노래는 무엇이었나요?

53. 오줌싸개였나요?

54. 자면서 오줌을 쌌나요?

55. 언제부터 혼자서 잤나요?

56. 좋아했던 그림책은 무엇이었나요?

57. 가족 이외에 잘 따르던 사람이 있었나요?

58. 버릇없는 행동을 해서 힘든 적이 있었나요?

59. 동네 친구들과 사이좋게 지냈나요?

60. 친한 친구가 있었나요?

61. 사랑스럽다고 생각했던 부분은 무엇이었나요?

62. 반대로 고쳐야 할 부분은 무엇이었나요?

63. 어떤 일을 가장 좋아했나요?

64. 어떤 일을 가장 싫어했나요?

65. 장난은 쳤나요?

66. 꾸짖으면 어땠나요? 잘 알아듣는 편이었나요?

67. 무서워했던 적이 있나요?

68. 이가 처음 났을 때의 에피소드가 있나요?

69. 이를 닦는 것을 싫어하지 않았나요?

70. 갖고 싶은 것을 사달라고 떼쓰지 않았나요?

71. 목욕은 무서워하지 않고 욕조에 들어갔나요?

72. 좋아하는 간식은 무엇이었나요?

73. 좋아하는 음식은 무엇이었나요?

74. 유행하던 물건을 샀나요?

75. 자주 외출하던 장소는 어디였나요?

76. 운동을 좋아했나요?

77. 반항기 때는 어땠나요?

78. 말은 일찍 했나요?

79. 정리 정돈은 잘했나요?

80. 젓가락 사용은 언제쯤 했나요?

81. 외출 시 예의가 발랐나요?

82. 옷은 어떻게 입혔나요?

83. 세발자전거 등 무엇을 탔나요?

84. 아팠거나 다친 적이 있었나요?

85. 머리 모양은 어땠나요?

[동생이 태어날 무렵]

86. 누나(언니)가 됐다는 의식은 있었나요?

87. 동생이 태어났을 때 저는 어땠나요?

88. (동생을 시샘해서) 아기짓은 하지 않았나요?

89. 어머니와 떨어지는 것을 힘들어하지 않았나요?

90. 여동생을 잘 돌봐주었나요?

91. 유치원은 무엇을 보고 결정했나요?

92. 유치원에 입학할 때는 어땠나요?

93. 유치원 등원 시에 엄마와 잘 떨어졌나요?

94. 유치원에서 낮에는 어떻게 지냈나요?

95. 유치원에서 해프닝은 없었나요?

96. 유치원 다닐 때 소풍 등 단체행동 때는 어땠나요?

97. 유치원에 갔다 집에 돌아와서는 무엇을 하고 지냈나요?

98. 집안일을 도왔나요?

99. 학원은 어떻게 정했나요?

100. 가정에서 특별히 가르친 것은 없었나요?

■ 의료 종사자나 돌봄 서비스를 제공하는 측이 부모와 자식 간의 회상법을 지도한다

의료 종사자나 돌봄 종사자가 시간을 충분히 내어 심료회상법을 개별로 진행하는 것이 바람직하지만 현실적으로 업무에 쫓겨 시간을 내기 어렵다. 그래서 면회 온 가족에게 회상법을 이해시키고 가능한 범위에서 가족 회상법을 유도한다. 이때는 효과에 대해서는 자세히 언급하지 말고 편안하고 즐거워한다는 정도로 표현한다. 가족들이 기대가 커 무리하게 회상을 시키려고 하면 오히려 고령자가 거부할 수 있으므로 가족에 대한 접근은 신중하게 한다.

가족은 부모의 상태가 호전되기를 바라고 무엇을 하면 도움이 될지 늘 생각한다. 물론 정반대인 가족도 있다. 심지어 모든 것을 시설에 맡기고 신경 쓰지 않는 가족도 있다.

그러므로 가족 회상법(부모와 자식 간의 회상법, 부부 회상법 등)을 지도할 때는 가족의 마음을 정확하게 파악하자. 정확하게 '부모님을 위해서 제가 무엇을 할 수 있을까요?'라고 의사 표현을 하면 그때부터 시작하자.

10장

심료회상법을 진행하며 작성한 회상록의 실사례

10-1 다야마 기누 씨(87세 가명) 치매 예방

10-2 도모에 마치 씨(88세 가명) 폐용성 치매 대응

10-3 야마오카 미치코 씨(84세 가명) 우울증 대응

10-4 나카가와 아키 씨(37세 가명) 심료회상법의 증례症例

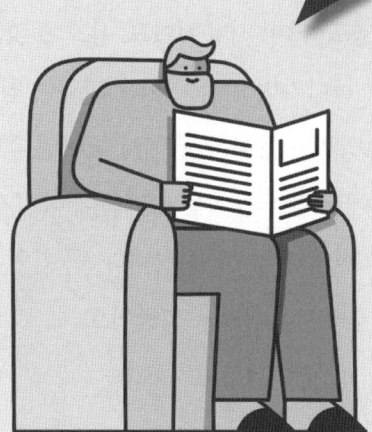

10-1
다야마 기누 씨(87세 가명) 치매 예방

실제 인터뷰를 통해 작성한 회상록 사례다. 회상법스쿨에 참여해 언제나 웃으며 즐겁게 수다를 떠시는 다야마 기누 씨.

◇ 지바^{千葉}현 모바라^{茂原}에서 태어났나요?

다야마: 네, 아버지 ○○요시시게, 어머니는 미야, 모바라시에서 '도깨비기와'라는 공방을 운영하셨는데 거기서 1930년에 태어났습니다. 그러니까 어렸을 때부터 흙과 함께 자랐던 셈이죠.

◇ 생소한 직업이군요.

다야마: 기와를 구울 때 필요한 노보리가마(산비탈에 계단 모양으로 길게 만든 도자기 굽는 오름 가마-옮긴이)를 만드는데 좋은 장소였던 것 같아요. 도깨비기와뿐만 아니라 일반 기와도 만들었지요. 아버지는 중·일전쟁 이후 몽골에서 병역을 마치고 태평양전쟁이 터지기 전에 집에 돌아왔으므로 기와 제작은 순조로웠지요. 태평양전쟁으로 금속이 귀해 대용품인 도기^{陶器}를 많이 쓰던 시절이었어요. 사업이 잘되기도 했고 후계자 양성도 염두에 두었기 때문에 집안 사정이 어려운 소년들을 맡아서 도깨비기와 제작 기술을 전수했지요.

기와 제작은 흙을 고르는 일부터 시작한답니다. 모바라시의 흙도 사용했지만, 세토^{瀬戸} 지역이나 기후^{岐阜} 지역의 흙도 많이 사용했어요. 용도에 맞게 흙을 선별해 커다란 교반기에 넣고 섞습니다. 빙빙 돌아가며 반죽이 되는 과정이 참 재미있었지요. 반죽이 끝나면 점토를 기와 틀에 넣고 성형을 합니다. 틀에서 떼어낸 후 며칠간 햇빛에 건조하죠. 낮에는 밖에서 말리고 저녁에는 안에 들여놓기 때문에 아침저녁으로 직원들이 바쁘게 움직였어요. 건조가 끝나면 '흰색 유약 칠'을 합니다. 이 작업은 어머니가 맡아서 했죠. 굽고 나면 은색으로 변하는데 빛깔이 참으로 고왔어요.

◇ 도깨비기와도 그렇게 만드나요?

다야마: 도깨비기와는 사자무늬나 당초무늬가 들어가는데 전부 손으로 조각했지요. 손으로 조각하는 기술은 배우는 데 시간이 걸린답니다. 아버지의 실력은 바로 이 조각 기술에 있었던 것 같아요. 문하생들은 공방 숙소에 기거하며 작업에 몰두했어요. 가끔 근처 '가스탕'이라는 갈색 물 온천에 함께 가기도 했어요. 기와공 중에는 소집영장이 나와 출정한 사람도 있었고 군무원으로 만주에 건너간 사람도 있었어요.

◇ 그렇군요. 기와 공방에서는 시쳇말로 직업훈련도 하셨군요. 훌륭하시네요.

다야마: 감사합니다. 훈육은 엄하게 하셨지만 자상하게 5남매를 애지중지 키워주셨어요. 아버지는 입버릇처럼 '공부해라! 앞으로는 남자든 여자든 배워야 한다.'고 말씀하셨죠. 교육열이 높은 아버지 덕분에 저는 당시로써는 드물게 유치원에 다녔답니다.
'아사히모리유치원'은 원아 70명 정도였고 오즈카병원 원장이 유치원 원장을 겸임했어요. 수염이 긴 선생님은 인력거를 타고 왕진을 하러 가시곤 했는데 그 모습이 정말 멋있었답니다.

◇ 유치원 말이죠? 1935년 당시에는 유치원에 다니는 아이가 드물었을 텐데요.

다야마: 우리 지역에서는 3명밖에 없었어요. 그 외의 원아들은 멀리서 다녔던 것 같아요. 저는 집이 유치원 바로 옆이라 선생님이 매일 집으로 데리러 오셨지요. 정말 행복했습니다.

■ 학교 명칭이 바뀌다

다야마: 초등학교 이름은 '모하라 심상소학교'였습니다. 입학 당시에는 심상소학교라 불렀는데 1941년, 5학년 때쯤 초등학교로 명칭이 바뀌었지요. 갑자기 신사참배와 교육칙어^{敎育勅語}가 시행되었고 군국 소녀라는 말도 듣게 되었어요. 어렴풋하지만 군사교련을 가르치던 지도군인이 무서웠던 기억이 납니다.

■ 해군 항공병이 집에 왔다

다야마: 제가 집 근처 죠세이長生여자고등학교에 다닐 때였으니까 아마도 1944년 정도였을 거예요. 집에 가끔 해군사관학교 항공대 소속 젊은 군인들이 찾아왔어요. 항공모함의 승선원인지 군함의 승선원인지는 확실하지 않지만, 그들은 우리 집에 오는 것을 상륙한다고 표현했어요. 양갱, 비스킷, 통조림 등 평소에 구할 수 없는 귀한 것들을 가지고 왔지요. 언니는 그들이 입은 감색 제복에 반해 장교 중 한 명을 좋아하게 되었답니다.

어느 날 이바라키 가시마鹿島에 있는 집에 다녀왔다며 큰 조개를 한 보따리 선물로 가져온 장교가 있었지요. 어찌나 온화하고 차분하게 말씀을 하시던지 분명 훌륭한 사람이 될 거라며 가슴앓이를 했지요. 훗날 특공대원이 되어 모바라 비행장에서 가고시마鹿児島의 지란 항공대로 전출을 하였고 거기서 남쪽 전선으로 출격했다고 들었어요. 죽으러 가는 분이 그렇게 온화한 표정을 짓다니……. 멋진 분이라는 생각에 다시 한번 명복을 빌었어요.

◇ 순수했던 여고 시절의 만남이 전쟁으로 인해 아쉽게 끝나버렸네요. 전쟁만 아니었다면 분명 좋은 만남을 이어갔을 겁니다.

다야마: 저도 그렇게 생각해요. 해군 항공병 시절에 우리 집에 자주 왔던 분이 전쟁이 끝나고 인사차 찾아오기도 했거든요. 너무나 기뻤죠. 살아서 돌아왔으니까요. 그때 군대에서 쓰던 낙하산 천을 선물로 가져왔었죠. '하부타에'라는 아주 부드러운 비단인데 언니가 진분홍색으로 염색해서 원피스 두 벌을 만들었지요.

◇ 하늘거리고 사랑스러웠겠네요.

다야마: 그랬죠. 호호호.

■ '칫키'와 '티켓'

다야마: 여고 졸업 후 '제국 여자전문학교'에 진학했습니다. 원래 캠퍼스는 분쿄구 오즈카에 있었는데 전쟁으로 폐허가 되어 가나가와^{神奈川}현 사가미하라^{相模原}로 이전하게 되었지요. 모바라 집에서 오즈카까지는 그런대로 통학을 할 수 있었지만, 사가미하라까지는 무리였습니다. 그래서 여학생 기숙사에 들어가게 되었지요. 여자 기숙사라 얼마나 설렜는지 모릅니다. 먼저 손으로 나르기 힘든 이불 등은 모바라역에서 오다큐^{小田急}선인 사가미하라역까지 '칫키'로 보냅니다.

◇ 그때는 칫키라고 했군요.
다야마: 칫키의 정식 명칭을 알고 있나요?

◇ 아니요, 모릅니다.
다야마: 정식 명칭은 '탁송 수화물'입니다.
　　　물건을 보내고 받은 '보관증'을 영어로 '티켓'이라고 했는데 그 말이 사투리로 변해 '칫키'가 되었다고 해요.

◇ 아, 그렇군요.
다야마: 칫키는 메이지(1868~1912년-옮긴이) 시대 때 생긴 것으로 역에서 역까지 열차로 화물을 보내는 운송 서비스였죠. 그래서 수취인은 손수레를 끌고 짐을 찾으러 가야 했었죠. 참고로 1976년에 야마토 운송이 택배 업무를 시작하면서 수요가 감소해 점차 사라졌다네요.

◇ 참 자세히 알고 계시네요.
다야마: 그때 모바라역까지 손수레로 이불을 나르며 불편하다고 생각했으니까요.

■ 아버지의 가르침

◇ 제국 여자전문학교에 다녔다고 하셨는데, 2차 세계대전이 끝나고 '사가미 여자대학'으로 이름이 바뀌지 않았나요?

다야마: 맞아요. 전 체신부가 있었던 자리였죠. 대학생이 되고 설레는 마음으로 귀성했더니 아버지가 대학생티 내지 말고 학생답게 행동하라고 하셨지요.

◇ 무슨 뜻인가요?

다야마: 당시 우리 지역에서 대학에 진학한 여학생은 통틀어 세 명뿐이었죠. 한 사람은 의사가 되어 동네에서 의원을 개업했어요. 또 한 사람은 지바 여자사범대학교에 진학해서 선생님이 되었고, 저는 제국 여자전문학교에 갔습니다. 쉽게 말하면 대학에 가지 않은 친구를 무시하지 말라는 뜻이었죠.

◇ 당시에는 여성이 대학에 가는 것이 드문 시대였기 때문에 그런 마음가짐이 중요했겠군요.

다야마: 네, 그렇게 자녀교육을 중요하게 생각했던 아버지는 "똑똑한 바보가 되지 말고 융통성이 있는 인간이 돼라."는 말씀을 해주셨어요. 당신이 장인의 한계를 넘어서려고 했던 마음을 저에게도 전하고 싶었던 것이지요.

■ 남편은 몽골 근위병으로 복무

◇ 결혼은 언제 하셨습니까?

다야마: 1955년에 했어요. 남편 미쓰오는 결혼 전에 징병 되어 몽골로 파병되었습니다. 집에서 말을 사육했던 경험이 있어서 근위기병으로 종군했지요. 2차 세계대전이 끝나기 전에 귀국해서 일본에서 패전을 맞았습니다. 맞선 자리에서 남편에게 들은 이야기인데 시어머니가 출정할 때 "너는 성격이 급해서 바로 할복할 수도 있다. 그러니 절대 죽어서는

안 된다. 살아서 돌아와야 한다. 스스로 죽겠다는 생각은 절대로 해서는 안 된다."라며 신신당부하셨답니다. 그 덕분에 살아서 돌아올 수 있었다고 하더라고요. 좋은 사람이라는 생각이 들었어요.

■ 회상법은 마음의 묘약

다야마: 회상법스쿨에 참가했을 때 한 참가자가 "전쟁 중에 미군 비행사를 죽창으로 찔러 죽였다."라는 이야기를 했어요. 그 말을 듣는 순간 불쾌했고 실제로 몸에도 이상 반응이 나타났어요. 마음과 몸은 하나라는 사실을 실감했습니다. 회상법스쿨에서는 '험담, 싫은 것, 불평' 등은 금기입니다. '즐거운 것, 기쁜 것, 멋진 것' 등을 주제로 이야기를 나누므로 기분이 상쾌해지고 몸 상태도 좋아집니다. 회상법은 저의 '마음의 묘약'이랍니다.

◇ 멋진 이야기를 들려주셔서 감사합니다.

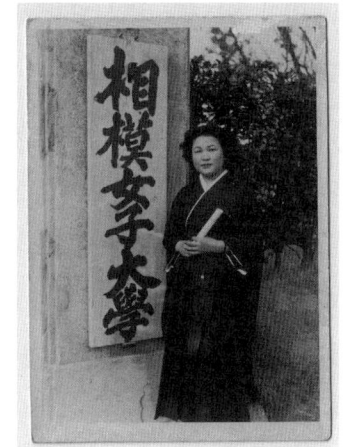

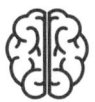

10-2
도모에 마치 씨(88세 가명) 폐용성 치매 대응

  도모에 마치 씨는 도쿄에서 혼자 살고 있었다. 도쿄에서 태어나 자랐고, 무엇이든 스스로 할 수 있었으므로 자식들과 따로 살았다. 주변 사람들과 잘 어울리고 혼자 생활하면서 자유를 누렸다. 자녀는 3명인데 각각 독립했고 손주들도 있다. 가끔 손주들이 찾아와 함께 단란한 시간을 보냈다.

그러던 어느 여름날 저녁, 마치 씨는 마트에서 장을 보고 집으로 가는 길이었다. 도로를 가로질러 인도로 올라서려는 순간 짐이 무거워 균형을 잃고 미끄러졌다. 마침 그날 비가 내려서 보도블록이 젖어 있었던 탓에 엉덩방아를 찧고 말았다. 양손에 짐을 들고 있어서 넘어질 때 균형을 잡지 못하고 그대로 바닥에 부딪힌 것이다. 하필이면 보도 위쪽으로 넘어져 대퇴골이 골절되는 부상을 입었다.

그렇게 다치면 아픈 것보다는 경황이 없어진다. 다행히 근처에 있던 사람들의 도움으로 구급차를 타고 병원에 갈 수 있었다. 단순골절이었지만 절개해서 뼈를 접합했다. 88세의 고령인 데다 입원 스트레스가 심해 먹지도 않고 잠만 잤다. 딸은 매일 병문안을 왔지만, 항상 자고 있어서 편하게 해드리고자 조용히 얼굴만 보고 갔다. 두 달간 조용히 요양 생활을 했다. 고작 두 달 정도였으므로 큰 변화는 없을 거라고 안이하게 생각했다. 그런데 6주째부터 '커튼 뒤에서 누군가가 나를 보고 있다.', '내 지갑의 돈이 없어졌다.' 등과 같은 하소연을 하기 시작했다. 처음에는 치매일 거라고는 상상도 못 했는데 사위가 병문안을 왔을 때 "모르는 사람이 나한테 아는 척을 했다니까, 기분 나쁘게."라며 불평했고 그때 비로소 딸은 어머니가 치매에 걸렸다는 것을 알았다. 마치 씨는 평소에 병원 관계자들과 자주 말을 하는 스타일이 아니라서 병원 내에서는 그저 이해력이 좋은 할머니로 알려져 있었다. 그러나 실제로는 자신이 어디에 있는지 왜 이곳에 있는지 몰라 매우 긴장하고 있었던 것이다. 딸은 치매라 확신을 하고 의사에게 상담을 요청했다. 의사는 "치매가 맞네요. 여기서는 더는 치료해드릴 것이 없네요. 치매 노인요양시설이나 재활병원을 알아보시고 한 달 내로 퇴원해 주세요."라고 무심하게 말했다. (일반 병원은 입원하고 3개월이 지나면 퇴원 권고를 한다. 이유는 3개월 이상 입원하게 되면 보험 수가가 내려가서 병원 수익이 줄어들기 때문이다. 그래서 병원에 따라서는 입원할 때 다음에 갈 병원을 미리 알아보라고 말해주는 곳도 있다. 또 장기간(몇 년) 입원할 수 있는 노인병원은 후생노동성의 의향에 따라 점점 사라지고 있어 고령자가 마음 편히 입원해 요양할 수 있는 환경이 점점 줄어들고 있다.)

병원에서 치매는 불치병이니 퇴원하라고 했을 때 딸은 매우 당황스러웠다. 치매에 대한 지식도 없는 상태에서 갑자기 어머니가 치매라고 하니 사형선고를 받은 기분이었다. 의사 말대로 3개월마다 다른 병원으로 옮겨 다니는 것은 어머니에게 좋지 않을 것 같고 그렇다고 치매 노인요양시설에 입소시키려고 하니 3년은 기다려야 했다. 그래서 큰맘 먹고 집에서 요양하기로 했다.

중학생, 고등학생 자녀가 있었지만, 어머니를 집에서 돌보는 것도 좋은 교육이 되리라 생각했다. 또, 친자식이 모시는 게 서로 눈치 안 보고 편하게 지낼 수 있을 것 같았다.

■ 역사 민속자료관에서 회상을 하다

집에서 요양을 시작하고 몇 개월이 지나자 가족들은 돌봄으로 인해 서서히 지쳐가기 시작했다. 대퇴골 골절은 다 나았지만, 보행이 자유롭지 못해 산책도 함께 해야 했다. 거실 옆방을 어머니 전용 거실로 만들어 언제든지 대화할 수 있는 환경을 만들었다. 다행히 다리가 회복되자 집 안을 자유롭게 걸어 다니고 화장실도 혼자 갈 수 있게 되었다. 그러나 자신이 왜 여기에 있는지, 물건의 이름이 무엇인지 몰랐고 심지어 자신의 과거 기억조차 잊어버리는 치매 특유의 증상으로 본인도 괴로워했다. 어느 날, 마치 씨는 책장에 있던 책 한 권을 집어 들었다. 딸이 예전에 마치 씨를 인터뷰하고 그 내용을 적어둔 회상록이었다.

회상록을 손에 들고 읽는 동안 "아, 나는 이런 사람이었구나." 하고 혼잣말로 고개를 끄덕이며 미소를 지었다. 정말 밝고 해맑은 표정이었다. 모든 의문이 풀린 것처럼 개운했다고 훗날 이야기해 주었다. 그때부터 회상록을 천천히 몇 번이고 반복해서 읽었다. 회상록에 적지 못했던 내용을 스스로 추가할 정도로 호전되었다. 자신의 회상록을 읽기 시작하면서부터 많은 변화가 일어났다. 멍하던 눈빛은 상대방을 정확히 보며 이야기하게 되었고 ○○여자대학을 졸업했다는 소개도 할 수 있게 되었다. 또 지역 역사 민속자료관에 갔을 때는 페달 재봉틀을 보고 "이걸로 치마를 직접 만들어 입었지."라며 치마를 만들었던 추억담을 들려주었다.

집에 돌아와서도 얼마 동안은 휠체어를 탔지만, 기억이 돌아오면서 동시에 ADL(일상생활 수행능력)도 안정되기 시작했다. 고등소학교나 학창 시절의 에피소드를 또렷이 기억하기 시작하면서 눈에 띄게 행동이 변했다. 전쟁 전에는 달콤한 먹거리가 많지 않았지만 경단을 좋아했다는 것과 운동회 때 달리기는 누구에게도 밀리지 않고 1등을 했다는 것, 그리고 가장 큰 자랑거리인 산수를 잘해서 앞에 나가 칠판에 문제를 풀었던 일 등을 또렷하게 기억해 내고부터는 혼자서 목욕도 할 수 있게 되었다. 요개호 4등급을 받고 누워만 지내다 딸 집에서 함께 산 지 6개월 만에 거짓말처럼 건강해졌다. 1년 후에는 요개호 1등급까지 호전되었다. 담당 케어매니저(개호보험법에 따라 복지서비스 지원을 위한 상담과 서비스 제공 계획을 작성하고 각 분야 관계자와 연락 및 조정을 통해 원활한 서비스가 이루어지도록 하는 전문가-옮긴이)도 '기적'이라며 기뻐했다. 이렇게까지 빠르게 회복될 수 있었던 것은 딸의 눈물겨운 노력 덕분이었다. 딸은 그때의 상황을 이렇게 이야기했다. 병원에 있을 때 엄마는 무표정하고 말 없는 인형 같았다. '넌 누구니?' 하고 묻는 듯한 표정이 너무나 슬퍼서 이제 더는 해드릴 게 없다는 의사의 말을 받아들일 수 없었다. 뭐든 해야겠다는 마음뿐이었다. 그러던 중 골절되기 전에 본인을 인터뷰해서 적어둔 회상록을 이따금 읽는 것을 보고 '이거구나!'라는 생각이 들었다. 시간 날 때마다 함께 회상록을 읽으면서 옛날 일을 떠올릴 수 있도록 했다. 산책할 때조차 옛날 일을 이야기했다. 아무튼, 함께 있을 때는 무조건 엄마의 어린 시절 추억을 이야기했다. 이렇게 사이좋게 엄마와 수다를 떤 것은 처음이었다. 엄마가 치매에 걸리지 않았다면 이런 즐거운 시간을 보낼 수 없었을 것이다. 내가 모르는 것을 엄마에게 물어보면 엄마는 싱글벙글 웃으며 대답해 주었다. 마치 자신이 어린아이가 된 것처럼. 나중에 알게 된 사실이지만 입원 당시 엄마는 폐용성 치매였는데 몰랐다. 아무것도 하지 않고 다른 병원을 찾아 시간을 허비했다면 그 상태가 고착되어 회복 불가능한 상태가 되었을 수도 있었다. 그때를 생각하니 지금도 아찔하다. 새로운 것은 대부분 기억할 수 없으므로 처음 본 사람의 얼굴이나 이름은 기억하지 못하지만, 자신의 어린 시절의 기억을 물어보면 생생하게 말해준다.

■ 도모에 마치 씨의 사례 검토

딸이라는 관계성이 긍정적인 효과를 끌어낸 사례. 회상록이라는 기록이 두 사람의 유대를 강화시켰다. 기적적으로 회복한 성공 포인트를 구체적으로 살펴보자.

1. 자택에서 돌보았다

고심 끝에 자택에서 돌보기로 한 것이 신의 한 수였다. 자택은 배리어 프리가 아니라 불편하다고 생각하는 분도 있지만 그렇다고 무조건 배리어 프리가 좋은 것은 아니다. 현대 사회는 그야

말로 배리어(장벽)투성이다. 치매에 걸리면 운동기능도 점점 저하되지만 약간의 생활 장애(불편)는 적절한 자극이 되어 좋을 때도 있다. 참고로 배리어 프리란 영국에서 생겨난 말로 '신체장애인의 주택 개조'를 의미한다.

2. 빠른 시기에 심료회상법을 진행했다

대퇴골 골절로 입원한 지 2개월 지나서 시작했으니 치매 발생 직후부터 심료회상법을 진행한 셈이다. 특히 장애 발생 후에 대뇌를 자극하는 일은 빠르면 빠를수록 좋다고 한다. 대부분 발생 직후 대뇌를 자극한 것이 가장 효과적이었다. 6개월 또는 1년을 이 병원 저 병원을 전전하다 대뇌를 자극하지 않았다면 증상은 그대로 굳어졌을 것이다. 폐용성 치매는 뇌 내 미세혈관 손상이 원인이므로 심료회상법이 뇌를 재활하는 역할을 했다.

3. 산책코스에 기억을 상기시켜주는 역사 민속자료관이 있었다

또 대퇴골 골절 재활치료의 목적으로 산책을 시작했는데 마침 그 코스에 역사 민속자료박물관이 있었던 것이 큰 행운이었다. 그곳에서 우연히 옛날에 자주 쓰던 페달 재봉틀과 재봉실을 보고 무척 반가워했다. 직접 만져보며 거기에 얽힌 기억을 차례차례 떠올렸다. 팽이치기나 딱지치기, 공기놀이 등도 함께 즐기면서 의식이 점점 또렷해져 하루하루를 알차게 보낼 수 있게 되었다. 이런 계기를 '기억의 프롬프트'라고 한다.

4. 가족 모두가 치매를 제대로 이해하고 있었다

딸을 비롯해 함께 사는 가족 모두가 '치매란 기억의 상실이지 뇌의 질병이 아니라는 사실'을 정확하게 이해하고 있었던 것도 큰 도움이 되었다. 치매는 정신적인 변화가 아니라 기억을 잃어버려 시계열이 뒤죽박죽되면서 생기는 생활 장애이므로 현재 남아있는 기억을 소중히 지킨다면 일상생활이 가능하다.

예를 들면 안경을 여기다 뒀는데 없다고 호소하는 부모에게 딸은 "정말 여기에 두었어요? 다른 곳에 둔 거 아니에요?"라고 묻는다. 부모는 "아니야, 분명히 여기에 뒀어."라며 생각을 굽히지 않고 결국 언쟁으로 이어진다. 이럴 때는 안경이 없으니 함께 찾아보자고 하며 그다음 행동을 유도하자. 안경을 놓아둔 것이 2년 전인지 3년 전인지는 알 수 없지만 놓아둔 것은 사실이므로 '안경을 두었다.', '두지 않았다.'라는 말로 언쟁을 하는 것은 무의미하다. 실제로 거기에 안경이 없다는 것을 함께 확인한 후 이야기를 진행한다. 이런 발상으로 부모와 수다를 떨면 감정적으로 부딪치는 일을 피할 수 있고 부정적인 감정도 막을 수 있다. 따라서 과거 사실을 확인하는 것보다는 현재 상황을 이해시키고 그다음 행동을 유도하는 것이 좋다.

■ 도모에 마치 씨 인터뷰

◇ 도모에 씨 올해 연세가 어떻게 되세요?
도모에: 89세입니다.

◇ 아주 건강하시네요. 비결이 뭔가요?
도모에: 딸이 매일 외출시켜주니까 운동도 되고 좋아요.

◇ 어디에 가는 것이 제일 즐겁나요?
도모에: 집 근처 박물관(자료관)에 가는 게 즐거워요.

◇ 무엇이 즐겁나요?
도모에: 나이 들면서 주변에 말동무도 없고 외로웠는데 박물관에는 비슷한 연령대가 많아 함께 수다를 떨 수 있어서 즐거워요.

◇ 다쳤을 때의 일을 기억합니까?
도모에: 이미 오래전 일인걸요. 거의 기억나지 않아요. 지금은 딸네 집에 놀러 온 거예요. 곧 도쿄에 있는 우리 집으로 돌아갈 거예요. (실제로 도쿄 집은 이미 처분하고 왔지만, 본인은 딸네 집에 잠시 놀러 왔다고 생각하고 있다.)

◇ **고향은 어디세요?**

도모에: 네, 도쿄 신주쿠구 하쿠닌쵸에요. 자주 센다가야에 있는 연병장에 놀러 가곤 했지요. 남자아이 하나가 사격훈련장에 가서 총알이랑 탄피를 주워왔다고 하는 얘기도 들었어요.

◇ **그 당시 신주쿠에 정수장이 있었지요?**

도모에: 어머, 아시는군요?

◇ **아버지가 바로 옆 요요기에서 근무했거든요.**

도모에: 그렇군요. 그렇다면 신주쿠 근방에서 아버님을 만났을 수도 있었겠네요.

◇ **전쟁 후의 신주쿠는 도떼기시장 같았지요?**

도모에: 네, 아이들 키우느라 바빠서 세상 물정은 잘 몰랐어요. 그래도 헌 옷을 수선해서 아이들에게 입히곤 했지요.
집에 페달 재봉틀이 있었거든요. 그걸 자주 사용했지요. 블라우스나 치마도 만들었고요. 가끔 이웃에서 아이 바지를 꿰매 달라고 부탁하면 은근히 신경이 쓰였죠. 왜냐하면, 우리 아이 바지라면야 조금 삐뚤어도 상관없지만 남의 집 아이 바지라면 이야기가 다르잖아요. 이음새가 맞지 않으면 보기 싫으니까요. 그래도 아무것도 없던 시절이라 최선을 다해 만들었답니다.

◇ **대단하네요. 결혼 전에는 어떤 일을 하셨나요?**

도모에: 전화교환원 일을 했어요. 회사 내에서 말이죠. 사무실은 좁았지만, 담당 직원이 잘 해줬어요. 점심에 맛있는 것도 사줬지요. 그 직원이 나중에 회사 임원이 되었다니까요. 역시 좋은 사람은 잘 되나 봐요.

　도모에 씨는 최근 일은 잘 기억하지 못하지만, 옛날 일은 정확하게 기억하고 있다. 묻지 않아도 스스로 전쟁 전에 재미있게 놀았던 놀이나 근처에 어떤 사람이 살았고 어떤 것이 즐거웠는지 등에 관해 이야기해 주었다. 처음에는 소극적이다가 이야기가 진행되면 조금씩 기억이 떠오르면서 수다쟁이로 변한다. 천천히 이미지기억을 떠올릴 수 있도록 함께 수다를 즐긴다.

■ 폐용성 치매에 대한 대응

폐용성 치매는 대퇴골 골절 등으로 2~3개월 입원하면 쉽게 발생한다. 뇌에 자극을 주지 않고 멍하게 있는 시간이 길어지면 대뇌 내에 혈류가 둔화하여 뇌세포가 죽어버린다. 가족 중에 누군가가 면회를 자주 와준다면 자극이 되어 예방도 가능하겠지만 현실적으로는 어렵다. 간호사들도 이런 부분을 알고 있으나 급한 일이 많아 개별적인 보살핌이 불가능한 실정이다.

가족이 의사에게 이런 말을 했더니 "환자분의 골절상은 다 나았으니 여기서는 더는 치료할 것이 없습니다. 치매는 정신과 담당입니다. 그쪽에 문의하세요."라는 말을 했다.

실제로 시키는 대로 정신과를 찾아가게 되면 일단은 입원하라고 하므로 입원시킨다. 정신과 병동에서는 치매 치료약인 아리셉트를 처방해 주면 그것으로 끝이다. 그 이후에는 병동에서 방치되기 때문에 치매는 더욱 악화한다.

폐용성 치매는 가족이 치매에 대한 올바른 이해와 대응 방법을 알면 회복이 가능한 치매다. 그것도 빨리 시작하면 할수록 효과가 크다.

폐용성 치매의 회복 메커니즘을 살펴보자. 대뇌는 인체에서 가장 큰 장기^{臟器}로 산소와 영양을 대량 소비한다. 그러나 그만큼 대뇌 세포를 연결하는 모세혈관이 많고 그것이 노화하면 막히거나 터지기 쉽다. 특히 혈액이 끈적끈적하면 더욱 위험하다. 도호쿠^{東北}대학의 연구에 따르면 고혈압약을 상시 복용하는 고령자는 그렇지 않은 고령자에 비해서 치매 발병률이 7분의 1수준으로 낮다고 한다. 즉 고혈압약은 혈액을 맑게 하는 효과가 있으므로 모세혈관이 막힐 확률이 낮아진다. 그러나 저혈압인 고령자가 고혈압약을 먹으면 혈압이 떨어지므로 주의해야 한다.

폐용성 치매와 유사한 환경 부적응 치매가 있다. 건강하게 혼자 살던 고령자가 감기로 고열이 나서 응급 입원했을 때 주로 발병한다. 예를 들면 자택에서는 방을 나오면 오른쪽에 화장실이 있는데 병원에서는 왼쪽에 있을 때 오른쪽에서만 화장실을 찾다가 그만 바지에 실수를 한다. 그러면 병원 측은 기저귀를 채우고 화장실 유도를 하지 않게 된다. 간호사는 기저귀를 채우면 된다고 하지만 이를 좋아하는 고령자는 없다.

왼쪽을 찾지 않는 이유는 새로운 정보를 처리하는 해마가 노화로 인해 기능이 저하되어 새로운 정보(화장실은 왼쪽)를 대뇌로 보내지 못하므로 대뇌는 어쩔 수 없이 오래된 정보(화장실은 오른쪽)를 바탕으로 행동을 취하게 된다. 이때 오른쪽에 화장실이 있는 병실로 옮겨주면 개선될 가능성이 크다.

폐용성 치매는 이른바 '노망'이라는 증상으로 옛날부터 많은 고령자에게 나타났다. 자택 생활이 기본이었던 옛날에는 그리 큰 문제가 되지 않았지만, 요즘은 병원 등 자택 이외의 낯선 장소에서 생활해야 하는 경우가 많으므로 문제가 된다. 가능한 한 살던 곳에서 살 수 있도록 생활환경을 만들어주는 것이 중요하다.

바꿔 말하면 환경적인 요인이 치매를 초래했다고 할 수 있다. 고령이 되면 환경의 변화에 적응하기 힘들어진다. 고향에 사는 부모를 도시에 사는 장남 집으로 모시게 되면 상당한 위험이 따른다. 아들 집에서 아는 사람도 없이 멍하니 시간을 보내면 폐용성 치매에 걸리기 쉽다.

2025년부터는 일본의 베이비붐 세대가 80세를 맞이하게 된다. 지방에서는 마을이 소멸하는 곳이 생기고 사회복지 서비스가 제 기능을 못 하게 될 것이다. 상황이 이렇다 보니 내 부모는 절대 치매에 걸리지 않기를 바라게 된다.

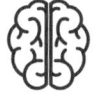

10-3
야마오카 미치코 씨(84세 가명) 우울증 대응

심료회상법은 노인성 우울증에도 효과가 있다. 야마오카 미치코 씨는 의사 지도하에 의료와 심료회상법을 병행하여 노인성 우울증이 회복되었다. 여기서는 심료회상법 진행 상황을 본인의 말을 적절히 가미해 회복되는 과정을 관찰 보고형식으로 설명한다.

■ 과정과 현황

원룸 아파트에 살고 있다. 건강한데도 불구하고 작년 6월에 방문 요양 서비스를 신청했다. 6~7월에는 비교적 건강했기 때문에 병원 갔다 오는 길에 쇼핑도 가능했다. 이런 상황에서 방문 요양 서비스를 신청했다. 우연히 요양보호사에게 본인이 백화점에서 쇼핑한 영수증을 들켜 죄책감에 시달리고 있다. '개호보험을 부정으로 수급한 사실이 구청에 알려지면 몇 배로 물어줘야 할 텐데……. 그렇게 되면 돈도 돈이고 딸에게 민폐를 끼치게 된다'는 생각이 머리에서 떠나지 않아 괴롭다.

8월, 계속되는 고민으로 제대로 먹지 못해 체력도 떨어지고 체중도 점점 줄어드는 악순환에 빠졌다. 수면장애로 두통이 심해 식사할 때 15분 정도 일어나 있는 것이 고작이다. 약을 줄이면 두통이 심해져 잠을 잘 수가 없다. 현재 이명 현상과 수면장애로 괴롭다. 낮에 졸음이 와 자려고 눈을 감아보지만 잠이 오지 않는다. 장 움직임도 약해지고 점점 거동을 못 하게 될까 봐 불안하다. 딸에게 민폐만 끼치고 딸마저 쓰러지면 돌봐줄 사람이 아무도 없다. 근처에 친척도 없고 걱정이다. 개호보험 부정 수급에 관해 물어보려고 어제 친구에게 전화했거든, 역시나……. 지금 생각해 보면 부정 수급이 오히려 걱정돼서……. 영수증을 꺼내놓은 것이 문제였어. 내가 한 행동에 후회하고 있어. 게다가 개호보험이 필요 없으면서도 받았으니……. 이 지경이 된 거지. 딸에게 폐만 끼치고 나 때문에 괜히 힘들어지는 건 아닌지. 결과적으로 마음의 병은 내가 자초한 일이야. 가슴이 답답하고 마음이 늘 찜찜해. 지금도 많이 후회하고 있어. 머리가 멍하고 틀니는 맞지 않아 씹을 수 없다. 다리와 손에 힘이 빠져 움직임이 전체적으로 둔하다.

■ 세션 1~3회 부정적인 시기(감정 완화기)

이것도 안 되고 저것도 안 된다며 인상을 찌푸리며 부정적인 말을 한다. '틀니가 맞지 않아 먹을 수 없다.', '식사 후에는 상체를 일으켜 앉아 있을 수 없다.', '혼자서 걸을 수 없다.'라며 현재 자신이 안고 있는 3가지 불안 요소를 토로했다.

앞으로의 문제보다는 당장 눈앞의 불안이 크다. '우선은 체력을 기르고 마음을 다잡아야 한다.', '힘들고 괴로운 일을 스스로 받아들여서 입원 첫날보다 잘 움직이고 있다.', '일어나 앉아 말을 할 수 있을 정도로 좋아졌다.' 등 좋아진 부분의 피드백을 해드렸다. 시계열 기억이 또렷하고 치매 증상이 가벼운 것으로 보아 우울증으로 인한 소통 부족인 것 같다. 한 가지 일에 집착하는 예민한 성격이고 우울증이 있다는 것을 고려해서 고통을 공감하며 경청했다. 60~70년 전의 기억이 또렷해서 언어화가 가능하고 시계열, 장소, 당시의 상황, 특히 몇 년 몇 월까지 정확하게 기억하고 있다. 온화한 표정으로 지난 시절의 그리운 추억들이 생각났다며 직접 느낌을 말했다. 이날도 조금 피곤하긴 하지만 수면제 없이 깊이 잤다고 해서 우선 30분간 진행하기로 약속하고 몸 상태가 좋으면 연장하기로 했다. 중간중간 피곤한지 확인하며 심료회상법을 진행했다.

■ 세션 4~6회(중립기)

아버지에 대한 부정적인 감정을 표출했으나 아버지의 완고하고 무서운 이미지는 메이지 시대 때 태어난 아버지들의 전형적인 모습이며 엄격한 가정에서 자랐다는 것을 짐작할 수 있다. 그러나 아버지가 시집가기 전에 마지막으로 가부키 공연을 보여줬다는 얘기를 통해 아버지의 사랑 등 부모 자식 관계를 정확히 파악하고 이해하고 있다는 것을 알았다. 그리고 어머니와 자매들과의 추억담을 통해 가정교육, 예의범절을 잘 받은 품격 있는 집안이라는 것도 알 수 있었다. 세 번째 만남부터는 틀니가 맞지 않아 먹을 수 없다거나 식욕이 없다는 얘기는 하지 않았다. "요즘 식욕이 좋아져 평소보다 잘 먹는 편이에요. 먹으니까 건강해지나 봐요."라고 말했다.

■ '영화배우'를 주제로 수다 떨기

누워만 지내던 일상에 변화가 생겼다. 주변과 교류를 하고 다른 것에 관심을 보이는 등 우울증 개선이 기대된다. 본인은 여전히 틀니가 맞지 않는다거나 귀가 어두워 이야기가 들리지 않는다고 호소하지만, 표정이 밝아지고 미소가 보이기 시작했다. 다만 대화하다 되묻는 것에 대해 미안한 기색을 보였다. 이야기가 끝나고도 옛날 추억이 떠올라 자꾸 이야기하고 싶어 하는 것 같다. 영화 이야기는 기억해 내는 것보다 알고 있는 것을 많이 이야기하고 싶어 하는 것 같다. 배우의 이름 등 쉴 새 없이 입에서 나오는 것에 본인도 깜짝 놀라며 기뻐했다. 남편과의 에피소드를 이야기할 때는 젊은 시절로 돌아간 기분이라고 했다. 이를 통해 회상 효과를 짐작할 수 있다.

■ '신혼 시절'을 주제로 수다 떨기

신혼 때의 에피소드, 중국에서의 생활, 전쟁의 공포, 힘들었던 일 등을 말했으며 이야기를 더 하고 싶어 했다. 당시에는 본인만 힘들게 산 것이 아니라 주변 사람 모두가 힘들게 살았고, 지금은 평화롭고 오래전에 잊어버린 먼 과거의 일이라서 그런지 표정이 어둡지 않고 오히려 수첩에 하고 싶은 이야기를 메모해서 올 정도다. 눈앞의 고민은 잊고 과거의 자신으로 돌아가 즐거웠던 일을 또렷하게 기억해 냈다. 이렇게 이야기하고 있을 때가 즐겁다며 웃었다. 부정적인 말(네거티브 반응)은 거의 하지 않게 되었다.

■ 병세를 객관적으로 자진 신고한다

여전히 졸음 증상은 있지만, 예전처럼 15분도 못 앉아 있을 정도는 아니에요. 요즘은 좀 건강해져서 밖에서 걷고 싶어요. 평생 이렇게 살 수만은 없잖아요. 딸이 오면 잠시 나가보려고 해요. 이 근처를 산책해도 괜찮겠죠?

■ 우울한 기분 개선

밤에 이야기하면 흥분상태가 지속하여 불면증이 생길 우려가 있다고 판단해 면담을 낮에 진행했다. 표정이 밝고 보행 시 걸음이 안정적이다. 일어설 때 다리가 휘청거려 천천히 움직이도록 지도했다. 우울증이 개선되어 긍정적으로 변했다. 부정적인 말은 거의 사라졌다. 식사량도 늘어 남기지 않고 다 먹었다. 병실에서도 서서 무릎을 굽혔다 폈다 하고 맨손체조나 제자리걸음 등 몸을 움직이는 운동을 하고 있다. 개호보험 부정 수급에 대해 괴로워했는데 이제는 '어떻게든 되겠지.'라는 생각이 들고 '문제가 생기면 그때 생각하면 되지.'라는 심정으로 신경 쓰지 않게 되었다고 했다. 우울증이 조금씩 개선되고 있다. 말과 행동의 변화를 잘 살펴보아야 하는 상황이다(우울증이 개선되는 시기에는 자살할 위험이 크기 때문).

■ 세션 7~11회(긍정적인 시기)

"다리가 약해지면 안 될 거 같아서 지금 열심히 걷고 있어요. 내 걸음으로 복도 끝까지 가면 90보 정도에요. 1층에서는 45보 정도 나와요. 아침에도 걷고 왔는데 10번 정도 왕복하면 꽤 운동이 되겠지요? 빨리 밖에서 걷고 싶어요."라고 했다. 회진 때도 침대에서 내려와 무릎, 팔, 허리를 굽혔다 폈다 하는 모습을 보여주었다. 몸이 유연해졌다. 눈이 녹고 걷기 편해지기를 기다리는 모습이다.

감정과 행동이 일치하고 표정과 대화도 밝아졌다. 뇌에 '쾌감정'의 자극을 주었기 때문이라 생각한다. 개선문을 봤을 때 느낌이 어땠냐는 질문에 "음, 잊어버렸어……."라고 했다(잊어버렸거나 말문이 막혔을 때는 무리하게 강요하지 않는다). 버스에서 언니들과 만났을 때의 기분이나 상황 등을 선명하게 웃으며 표현했다. 가끔 난처한 표정을 짓기는 하지만 이야기의 흐름상 필요한 사건의 경과를 열거하는 경우가 많고 상황이나 기분(감정)을 언어화하는 경우는 적다. 말과 행동은 눈에 띄게 좋아지고 있지만 가벼운 우울 증상은 계속되고 있는 것 같다.

■ 이야기 주제 '고마움의 표현'

"어제 복도를 걸었을 때는 편도 90보였는데 오늘 아침에는 85보였어요. 다리에 근육이 붙은

걸까요? 저, 퇴원해도 될까요?"라고 말했다. 걸을 때 팔을 흔들고 발을 높이 들고 걷는다. 대화 중에 소리 내어 웃었다. 오늘은 상황과 경과를 설명하는 것뿐만 아니라 본인 생각을 언어화했고 하루가 다르게 좋아지고 변화되는 모습이 보였다.

보청기를 고치러 나갔다 왔다. 귀가 잘 들리니까 이야기하는 것이 즐겁다며 웃었다. 외출할 때 지팡이나 워커가 필요하다고 생각을 했는데 아직은 없어도 된다는 자신감이 생겼다고 했다. 매일 운동 삼아 했던 복도 걷기(85~90보×12회=1,000보를 채우기 위해 했던 노력)가 외출 시 자신감으로 나타난 것 같다. 열심히 운동해서 딸에게 민폐가 되지 않도록 하겠다는 생각으로 노력하고 있다. 방문 요양 서비스 사건에 대해 걱정했더니 딸이 "저에게 민폐를 끼쳐서 미안하다는 생각은 인제 그만하시고 어머니가 긍정적으로 사셨으면 좋겠어요."라고 몇 번이나 말해줬어요. 그런데도 나도 모르게 그 생각에 사로잡혀 벗어날 수 없었던 거죠. 그런데 이렇게 이야기(심료회상법)를 하다 보니 신기하게도 신경 쓰지 않게 되었어요. 지금은 즐겁다고 말했다. 이런 감정의 변화를 본인이 자각하고 있으며 인터뷰로 인해 의식의 변화가 명확해진 것 같다. 이번에는 아버지에 대해 긍정적으로 이야기했다. 지난번 대화에서는 무섭다는 등의 부정적인 이미지였고 가부장적인 집안의 완고하고 엄격한 아버지의 모습이 상상되었다. 그러나 그 후에 아버지에 대한 추억이 떠올라 아버지와 함께했던 즐거웠던 부분이 떠오르면서 개선된 것으로 보인다.

지금까지 가장 좋았던 시기가 언제인지 묻자, 남편과 함께 걸어온 50년 세월이라고 답했다. 일도 가정도 순조로웠다. 남편이 정년퇴직하고 함께 여행을 갔을 때 찍은 사진이라며 유럽에서 찍은 사진을 보여주었다. 어제 일부러 집에 들러 옛날에 찍은 사진을 가지고 온 모양이다. 원래는 파리에서 남편과 팔짱을 끼고 찍은 사진을 보여주고 싶었는데 못 찾아서 가우디의 사그라다 성당 앞에서 찍은 커플 사진을 보여주었다. 마음은 이미 그때로 돌아간 듯하다. "정말 잘 어울리는 커플이군요."라고 하자 조금 부끄러워하며 소리 내어 웃었다. 증상이 좋아진 것을 자각하고 있다. 앞으로의 삶도 스스로 생각하고 결정해서 행동할 수 있을 것이라는 피드백을 해드렸다. 지금은 기분이 좋은 상태지만 환경이나 약간의 심리적인 변화에도 감정 기복이 심해질 거라는 설명도 했다.

■ 야마오카 미치코 씨 사례 고찰

야마오카 씨는 입원 당시 표정이 없고 감정둔마(dullness of emotion) 상태였다. 의사조차 치매인지 우울증인지 판단하기 쉽지 않은 상태였다. 치매 초기는 우울 증상을 보이며 주변에 대한 관심이 없어진다. 의사도 가끔 우울증을 치매로 오진해 아리셉트를 처방해 흥분상태를 만들기도 한다. 아리셉트는 뇌 내 신경에 있는 시냅스 결합 연결을 강화하는 작용을 하므로 뇌 내 전류가 과잉공급되면 흥분상태가 되기도 한다. 반대로 치매인데 우울증으로 진단하고 항우울증약을 처방해서 망상 증상이 악화하는 예도 있다.

야마오카 씨는 ADL 기억이 유지되고 있어서 가벼운 치매 증상은 있었지만, 우울증 확률이 높다는 의사의 판단에 따라 심료회상법을 진행했다. 병원에서는 심리요법으로서 회상요법을 진행했기 때문에 의료보험이 적용되었다. 또 마침 입원 중이기도 해서 약물치료와 병용했던 것이 시너지효과를 낸 것 같다.

■ 시설 욕실에서의 목욕 거부 사례

우울증을 호소해 입원한 여성(80세). 심료회상법을 통해 개선되었다. 퇴원 후 노인요양시설에 입소했다. 수개월 후 또 심료회상법을 받고 싶다며 재방문했다. 함께 온 시설 직원은 이렇게 말했다. "감기가 낫지 않았다는 핑계로 목욕을 거부해서 힘듭니다. 더구나 목욕 일부 보조 상태이므로 혼자 목욕하게 둘 수도 없습니다. 그래서 어떻게 하면 좋겠냐고 본인에게 물었더니 또 심료회상법을 받고 싶다고 해서 병원에 모시고 왔습니다." 바로 심료회상법을 적용해 이야기를 들어보니 시설에서 감기에 걸려 2주간 몸져눕게 되었다고 한다. 잘 먹지 못해서 그런지 감기는 나았는데 가슴이 쪼그라들고 볼품없어져 다른 입소자가 보는 것이 싫다고 했다.

젊었을 때부터 풍만한 가슴이 자랑이었는데 80살이 되어도 그 마음은 그대로였다. 시설 직원은 그런 개개인의 마음을 헤아려 주지 않고 기계적으로 목욕 보조를 하려고 했던 것이다. 그래서 매력적인 가슴에 이끌려 뭇 남성들이 한 번쯤 돌아봤던 그 시절의 추억을 화제로 수다를 많이 떨었다. 차츰 기분이 밝아져 약 처방은 물론 입원도 하지 않고 시설로 돌아갔다. 함께 온 시설 직원에게 개별적으로 목욕하면 괜찮을 거라는 조언을 해주었다.

■ 자택 욕실에서의 목욕 거부 사례

요지원 1등급. 자택에서 가족과 생활하고 있는 여성(78세). 어느 날 가족들이 할머니가 목욕하지 않아서 냄새가 난다며 케어매니저에게 도움을 요청했다. 심료회상법을 배운 케어매니저가 바로 자택을 방문해 회상법을 진행했고 깔끔한 체하던 여고 시절 이야기로 분위기가 무르익었다. 마음이 누그러지자 여성은 속내를 말했다. "손녀가 제가 들어간 후 욕실에서 냄새가 난다고 하는 말을 들었어요. 본인은 전혀 기억을 못 하는 것 같아서 도저히 제가 먼저 말할 수가 없었어요. 그 날 이후 목욕하는 것이 괴롭고 욕실에 들어가는 것조차 두렵습니다. 또 냄새난다고 할까 봐요." 이 내용을 손녀에게 말해도 되냐고 묻자 손녀가 상처받으니까 말하지 말아 달라고 했다. 그래서 케어매니저는 "맨 마지막에 목욕하는 건 어떠세요? 끝나고 바로 욕실 청소도 하면 일거양득이잖아요."라며 방법을 제안하자 여성도 수긍했다. 가족에게 상황을 이야기하고 맨 마지막에 들어가기로 했다. 가족들은 할머니를 배려해서 가장 먼저 들어가게 했지만, 이야기를 듣고 바로 바꿨다.

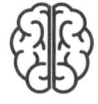

10-4
나카가와 아키 씨(37세 가명) 심료회상법의 증례

■ 진행과정

나카가와 아키 씨, 33세 우울증 발병, 37세 개선

대학 졸업 후 시스템엔지니어로 입사. 10년째 되던 해에 IBS(과민성 대장 증후군) 진단. 4개월 후 자리에서 일어날 수 없는 상태로 첫 번째 입원(20XX년 7월부터 6개월간 휴직)을 했다. 카운슬링을 받았으나 '이야기를 강요받는 느낌'이 들고 피로감을 호소해 몇 회 만에 중단하고 약물치료만 했다. 휴직이 끝나고(20XX년 + 1년 2월) 6종류의 정신과 약을 먹으며 출근. 피로가 쌓여 IBS에 대한 불안도 높아졌다. 1년 6개월 후에 두 번째 입원(20XX년 + 2년 6월부터 1년 6개월간 휴직). 그동안 집에서 도보로 반경 15분 거리 내에서 생활했다. 휴직 중에 심료회상법 면담을 75회 하고 복직(20XX년 + 3년 1월). 순조롭게 회복했다. 복직 후 6개월 만에 약물치료 중지. 20XX년 + 5년 12월 결혼 후 퇴직. 20XX년 + 6년, 남아 출산.

■ 1 스테이지(네거티브 컨트롤기)

20XX년 + 1년 9월~12월(면담 16회)

2회째 휴직 직후부터 심료회상법이 마음에 들어서 시작했다. 자기 부정적인 감정을 표출하고 자신은 '비인간적'이라는 말을 반복했다. 대화를 통해 '우울증은 인격적인 장애가 아니라 대뇌의 일부(편도체) 기능이 불완전한 것'이라는 사실을 이해하게 되면서부터 차분하게 인생에 대해 고찰을 할 수 있게 되었다. 1개월 후 정신건강의학과 약도 6종류에서 4종류로 줄었다.

■ 2 스테이지(뉴트럴 프롬프트기)

20XX년 + 2년 1월~6월(면담 24회)

감정적으로 안정을 찾게 되면서 '쾌감정'을 과거의 체험에서 찾았다. 어렸을 때의 추억을 반복해서 이야기하다 초등학교 때부터 중학교 때까지 전자오르간을 쳤다는 사실을 떠올렸다. 그때는 남들보다 잘 치려고 경쟁했다면 이번에는 즐기면서 치도록 유도했다. 집에 전자오르간을 준비해두고 퇴근 후 매일 연주했다. 정신건강의학과 약은 4종류에서 3종류로 줄었다.

■ 3 스테이지(포지티브 자기 긍정기)

20XX년 + 2년 7월~12월(면담 12회)

　오르간 연주를 통해 심리적 지원을 하던 중 '즐거움'을 스스로 느끼게 되었고 6개월 후에는 상점가에서 열리는 거리 공연에 참여할 수 있게 되었다. 2개월 후 정신건강의학과 약은 3종류에서 2종류로 줄었다.

■ 4 스테이지(복직 연착륙기)

20XX년 + 3년 1월~12월(면담 24회)

　20XX년 + 3년 1월에 복직했지만 심료회상법은 계속 진행했다. 부서 사정상 출근하고 3개월 동안은 거의 일이 없었으므로 일을 찾도록 조언했다. 상사와 면담을 통해 '가능한 일'을 맡을 수 있도록 부탁했다. 4월에 있었던 인사이동의 환경 변화도 이겨내고 순조롭게 시작했다. 복직 6개월 후에는 2종류였던 정신건강의학과 약도 필요 없게 되었다. 모든 정신건강의학과 약 중단. 6년간 계속해서 먹던 약을 끊게 되어 기쁘고 자신감이 생겼다.

■ 5 스테이지(정신건강기)

20XX년 + 11년 5월(면담 185회)

　20XX년 + 3년 12월 결혼과 함께 퇴직. 월 1회 정신건강 면담 지속. 임신 중에도 심료회상법을 받았고 아이가 8살이 된 지금은 정신건강 카운슬링과 함께 발달 상담을 지속해서 받고 있다.

11장
팜(Palm: 손바닥)과 팜을 통해 교감한다

11-1 회상요법과 파밍

11-2 팜은 부모와 자식을 잇는 통로

11-3 파밍의 접근 방법

11-4 파밍의 도해圖解

11-5 파밍에 대한 Q&A

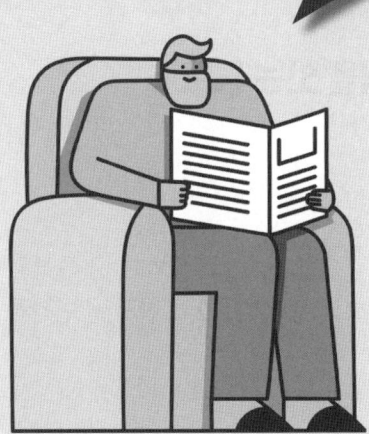

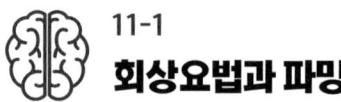

11-1 회상요법과 파밍

회상요법을 진행하기 어려울 정도로 증세가 심한 중등도 치매 환자에게 언어적 자극인 회상요법과 접촉 자극인 손을 잡는 방법을 적용하면 더욱 효과가 있다는 것을 알게 되었다. 그러나 일본인은 키스, 악수, 허그(포옹) 등의 '접촉 습관'이 많은 서양인과는 달리 '비접촉 습관'이 많다. 갑자기 손을 잡게 되면 오히려 긴장하는 사람도 있다. 충분히 말을 걸어 소통하며 손을 통한 교감 스킬을 구사한다면 회상요법과 시너지효과를 기대할 수 있다.

파밍(손바닥을 부드럽게 문지르는 것)을 하면서 회상요법에 따라 말을 거는 기술은 치매 환자에게 매우 효과적이다. 파밍은 '접촉하는 것에 대한 부정적인 감정'을, 회상요법을 적용해 '접촉하는 것에 대한 긍정적인 감정으로' 바꿔주는 손기술이다. 좀 더 쉽게 표현하면 파밍이란 치매 환자를 대상으로 진행하는 회상요법 중 하나로, 말을 걸면서 아로마 오일로 손바닥을 부드럽게 문지르는 '손을 통한 교감 스킬'을 구사해 신경을 안정시키고 마음을 편안하게 해주는 기술이다.

파밍은 파밍만 독립적으로 진행하는 것이 아니라 반드시 회상요법과 함께 진행해야 한다. 언어기능이 떨어져도 파밍을 함께 진행하면 회상요법을 계속 진행할 수 있다. 또 경증 치매나 우울증에도 파밍을 병행한 회상요법 커뮤니케이션은 효과적이다.

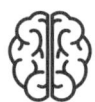

11-2 팜은 부모와 자식을 잇는 통로

신생아는 '파악 반사 능력'을 가지고 있다. 두 손으로 매달릴 수 있을 정도의 악력인데 손톱이 길면 자기 손등에 상처를 낼 정도의 힘이다. 파악 반사는 인간이 직립보행을 하기 전인 유인원

(원숭이) 시절, 갓 태어난 새끼가 이동하는 어미 몸에서 떨어지지 않으려고 어미의 체모에 매달려 버티는 기능이라고 알려져 있다. 태아 때 모체와 생물적으로 일체였던 새끼는 출생과 동시에 개체가 된다. 그래서 이번에는 심리적인 일체감을 찾게 된다. 즉 새끼에게 팜은 태아였을 때 어미와 연결돼 있던 탯줄의 역할을 한다. 치매 등으로 이성理性에 의한 사회적 사고력이 저하되면 본능적인 방법으로 편안함을 얻으려고 한다.

또, 파밍을 하면 대뇌에서 감정을 안정시키는 신경전달물질인 '옥시토신'이 분비된다. 옥시토신은 동물의 경우 가족형성에 없어서는 안 되는 물질이다. 단독 행동을 하는 동물, 예를 들면 북극곰은 1년에 일정 기간만 교미하고 새끼를 출산한다. 그런데 북극곰 수컷은 자신의 새끼가 태어날 시기가 되면 보금자리에서 쫓겨난다. 왜냐하면 교미기에는 옥시토신이 분비되어 가족 의식이 생기지만 옥시토신의 분비가 멈추면 가족 의식이 사라져 자기 새끼를 잡아먹기 때문이다. 잘못하면 암컷도 잡아먹힌다. 먹이가 부족한 북극에서는 이런 식으로 종種이 보존되고 있다.

인간은 태어나면서 말을 하는 것이 아니라 학습을 통해 말을 익힌다. 인생의 마지막에 말을 잃었을 때 엄마와의 커뮤니케이션 수단이었던 '접촉'을 통해 마음의 안정을 찾을 수 있다.

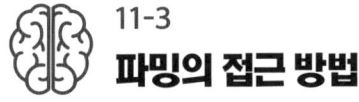

11-3
파밍의 접근 방법

파밍을 진행하는 도중에도 멈추지 않고 말을 건넨다. 특히 5분간 지그시 팜을 잡고 있을 때가 가장 커뮤니케이션을 하기 좋은 타이밍이다. 중증 치매라도 미미하게 반응한다. 중등도 치매는 시선의 이동이나 미소 등 어떠한 형태로든 반응을 보인다. 이런 자극과 반응을 반복하면 심리적으로 안정감을 줄 수 있다. 경도 치매는 진행 억제 효과를 높여주고, 중등도 치매는 이상행동을 감소시켜준다. 또 중증 치매는 불안한 행동을 안정시켜 준다. 그 이유는 파밍과 함께 '말을 걸기' 때문이다. 침묵하면서 파밍을 하면 오히려 위험하다. 심리적 긴장감을 높일 수 있으므로 고령자가 시행자를 심리적으로 받아들인 후에 진행해야 한다.

파밍은 손 마사지보다 더 부드럽게 터치하는 것이 기본이다. 뭉친 근육을 푸는 것이 아니라 팜이 느끼는 부드러움을 공유하는 것이다. 아로마 오일(마사지가 아님)로 부드럽게 파밍을 한다. 팜은 원래 본능적으로 '엄마와의 일체감'을 느끼는 신체 부위이므로 이성을 초월한 본능적인 편안함을 얻을 수 있다. 그러나 이 감각은 일반적으로 이성이 강할 때는 느껴지지 않는다. 이성이 후퇴하고 본능적 감성이 민감해지면 느껴진다. 그러므로 갑자기 손을 잡고 문지르기 시작하면 상대방은 긴장하게 된다. 처음에는 즐겁게 대화하며 충분히 말을 건넨다. 즐거운 추억의 이야기를 하나하나 차분하게 말로 표현한다. 양손 합쳐서 30분 정도가 좋다. 중증은 1일 1회 30분 정도 진행한다. 많아도 1회 60분 이내로 한다. 가능하면 파밍 기록을 하고 마주 잡았을 때의 반응, 웃는 얼굴의 반응, 시선의 이동, 언어성 반응, 추억담 등 사소한 반응도 기록한다.

■ 손을 따뜻하게 하는 것

온천에 가면 족욕탕이 있다. 신체 일부가 따뜻해지면 몸 전체가 따뜻해지는 것을 경험했을 것이다. 아기는 손이 따뜻하면 잠이 온다고 한다. 손과 발에는 많은 경험치가 쌓여있다.

파밍은 '수욕手浴'과는 달리 비누를 사용하지 않는다. 따뜻한 물로 긴장을 풀고 마음의 준비를 한다. 대부분의 사람은 손을 잡고 수다를 떠는 행위를 해본 경험이 없을 것이다. 악수한 경험은 있지만, 5분간의 긴 악수(파밍)는 처음이고 친한 사람이 아니라면 더욱 그럴 것이다. 물론 고령자들도 마찬가지다.

일본 NHK 생활 정보 프로그램에서도 소개되었는데 '체내 염증'은 혈관을 약하게 만든다고 한다. 체내 염증이란 보통 외부로부터 침입한 잡균을 죽이기 위해 혈액 내에 형성된 항체인데, 잡균을 물리친 후 체외로 배출된다. 그러나 나이가 들면 항체가 생기기는 하지만 체외로 배출하는 기능이 떨어져 혈관 내에 머무르게 된다. 이 항체는 도리어 혈관을 공격하여 혈관을 약하게 만들어 버린다. 원래 약했던 부분에서 쉽게 병이 생겨 와상환자가 될 우려도 있다.

도쿄대학의 이지마 가쓰야 교수(노년학)도 항체를 배출하기 위해서는 '다른 사람과 유대관계를 맺는 것'이 가장 효과적이라고 말했지만 아쉽게도 핵심인 '어떻게 다른 사람과 유대관계를 맺을까?'에 대한 부분은 전혀 언급하지 않았다. 우리는 이 핵심을 회상법에서 찾았다. 치매 예방 뿐만 아니라 와상 예방에 즉각적인 효과를 기대할 수 있는 파밍과 회상법이야말로 다른 사람과 즐겁게 유대관계를 맺는 소통 기술이다.

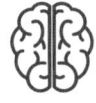

11-4
파밍의 도해

1. 준비(2분)

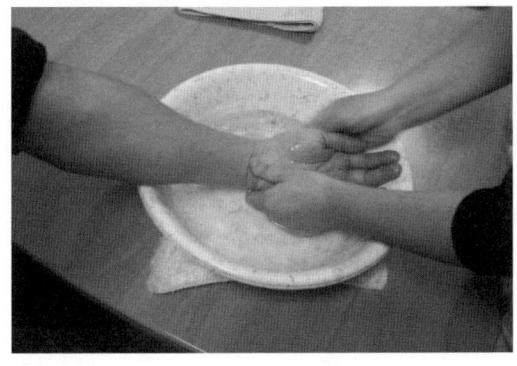
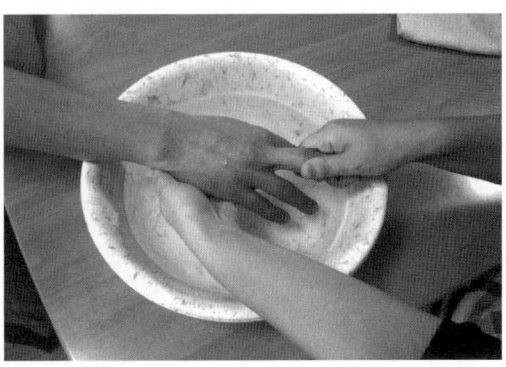

① 손을 씻는다

- 물의 온도는 따뜻한 정도
- 비누는 사용하지 않는다
- 부드럽게 어루만지듯 씻는다

② 손가락 끝까지 정성스럽게 씻는다

- 손가락 끝에서 손가락 뿌리까지 어루만진다
- 손가락 사이도 씻는다
- 손목부터 팔꿈치 아래까지 씻는다

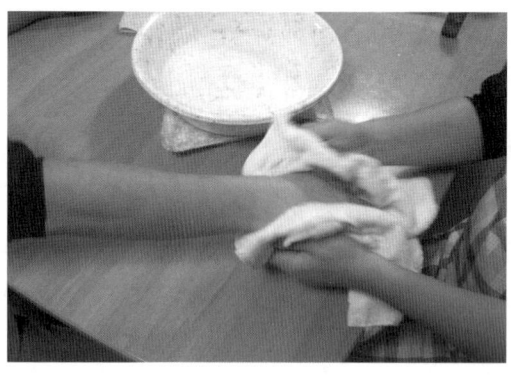

③ 손을 닦는다

- 수건으로 감싸듯이 닦는다
- 손가락 사이도 꼼꼼히 닦는다
- 왼손, 오른손 각각 1분
- 합계 2분
- 누계 2분

2. 오일링 (1분)

여기부터 왼손에 대한 설명이다. 왼손이 끝나면 오른손을 한다.

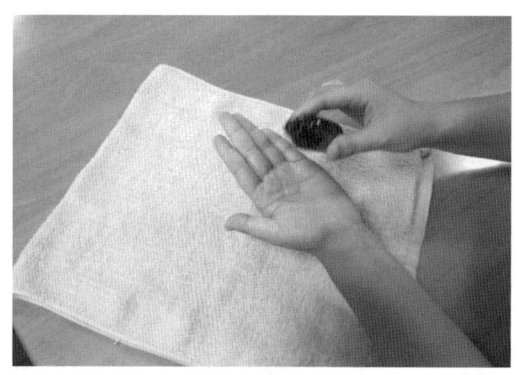

① 자신의 손에 오일을 바른다

- 아로마 오일을 사용한다
- 아로마 오일 이외는 사용하지 않는다
- 아래에 수건을 깐다
- 반지를 뺐는지 확인한다

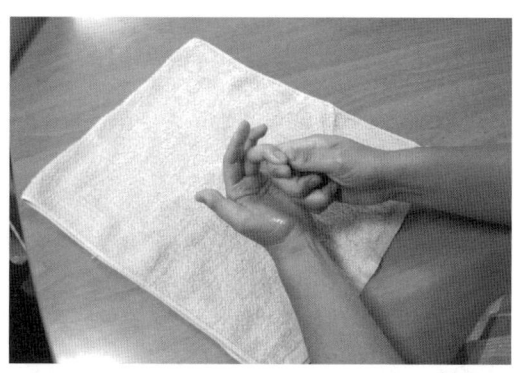

② 손톱 사이도 오일링을 한다

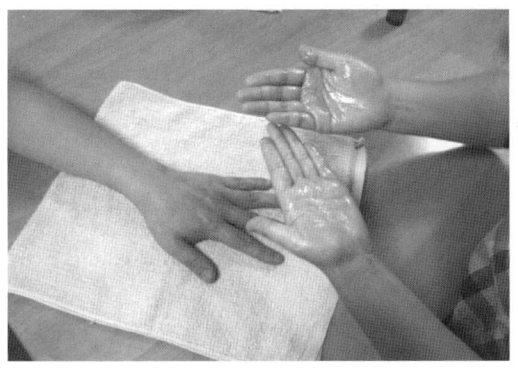
③ 충분하게 오일링 한다

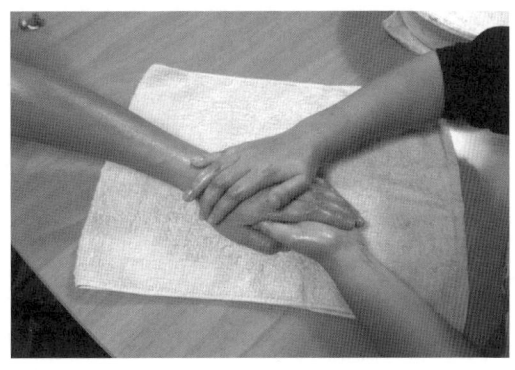
④ 손등부터 시작한다

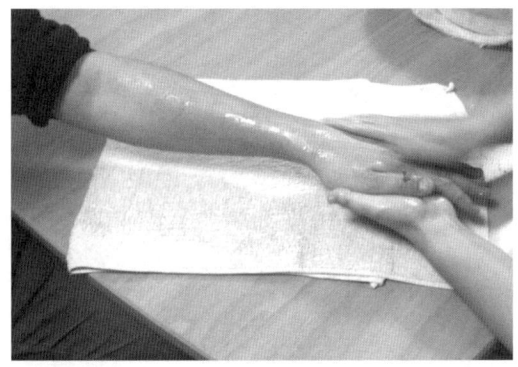
⑤ 충분히 잘 스며들게 한다

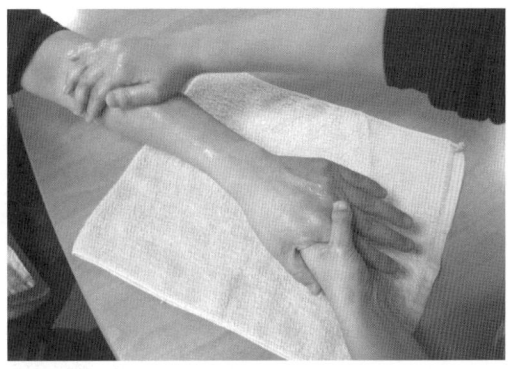
⑥ 팔꿈치 아래까지 쓸어 올린다

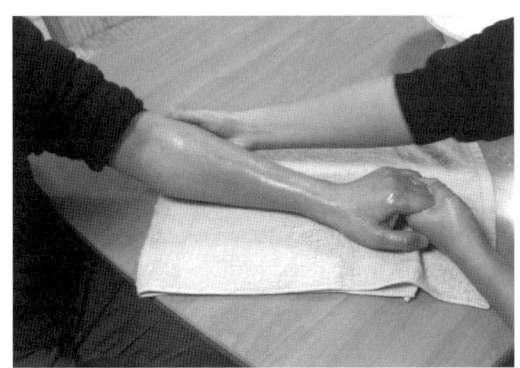
⑦ 팔을 뒤집어 반대쪽도 잘 스며들게 한다

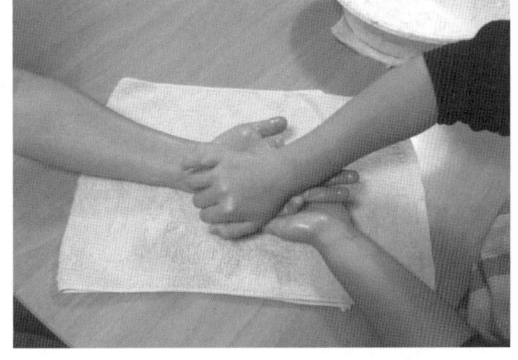
⑧ 손바닥을 오른쪽으로 돌리면서 문지른다

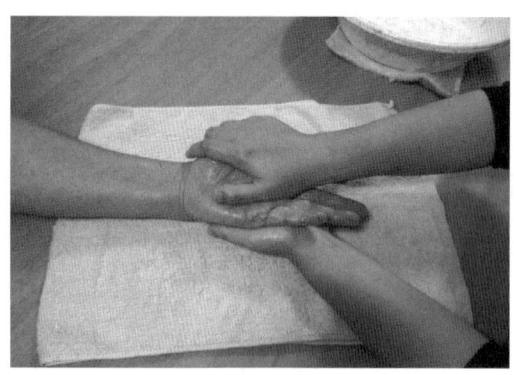

⑨ 손바닥 전체를 문지른다
- 손바닥을 밀착시키면서 가볍게 문지른다
- 어루만지는 느낌
- 왼손 1분
- 누계 3분

3. 핑거링 (1분)

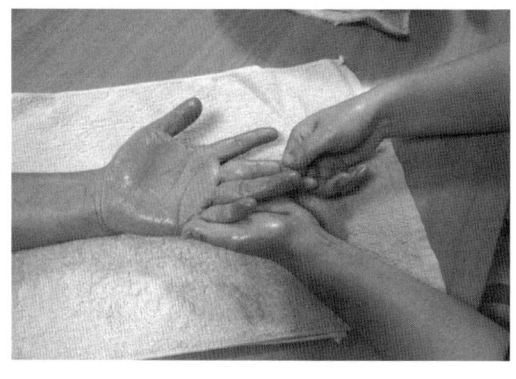

① 손가락 좌우를 손가락 뿌리에서 손가락 끝쪽으로
- 마사지가 아님
- 손가락 끝에서 손가락 뿌리로
- 손가락 뿌리에서 90도 돌린다

- 손가락 방향에 주의

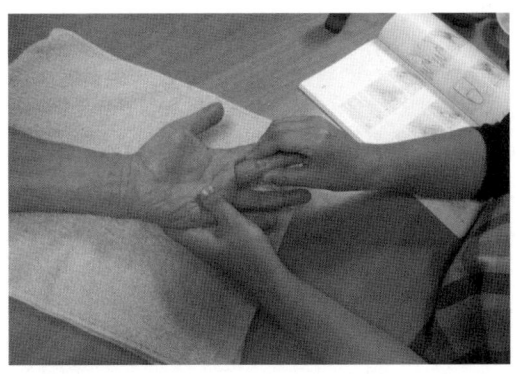

② 손가락 끝도 돌리면서 어루만진다

- 천천히 돌린다
- 왼손 1분
- 누계 4분

4. 포인트 핑거링(1분)

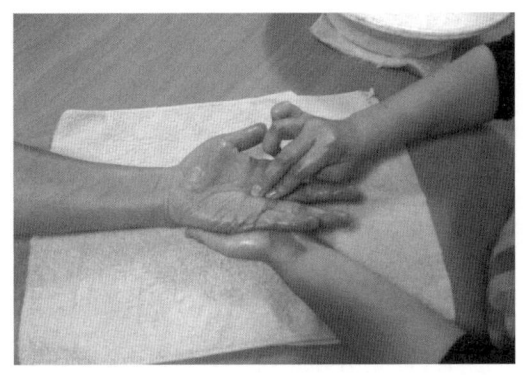

① 2개의 손가락 끝으로 손바닥의 손가락과 손가락 사이를 부드럽게 누른다

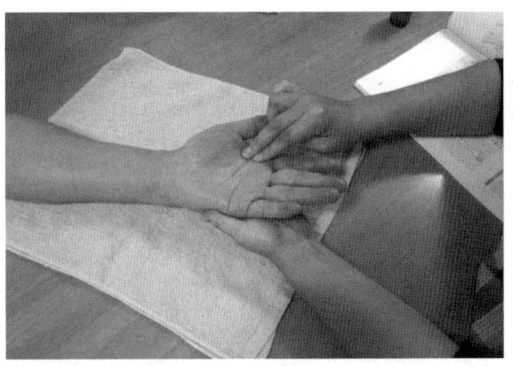

② 새끼손가락 쪽에서 손목 쪽으로 3 포인트를 4초씩 부드럽게 누른다

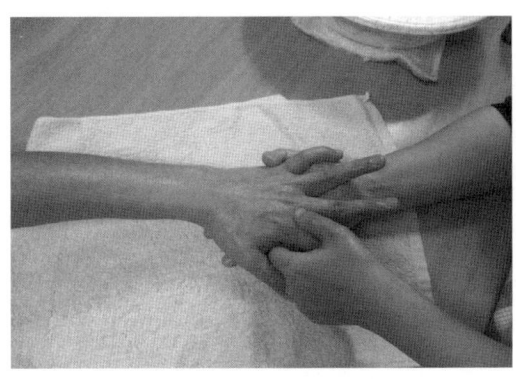

③ 손등은 엄지손가락으로 가볍게 누른다

- 4포인트를 4초씩 가볍게 누른다
- 반응을 관찰한다
- 왼손 1분
- 누계 5분

5. 파밍(9분)

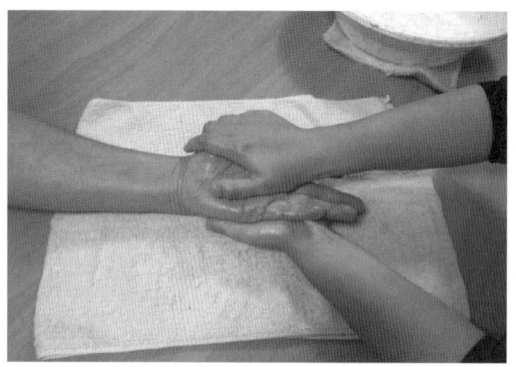

① 손바닥 금성구(엄지와 연결된 통통한 곳)를 움직여 부드럽게 오른쪽으로 돌리면서 어루만진다

- 오른쪽으로 돌리기 2분
- 누계 7분

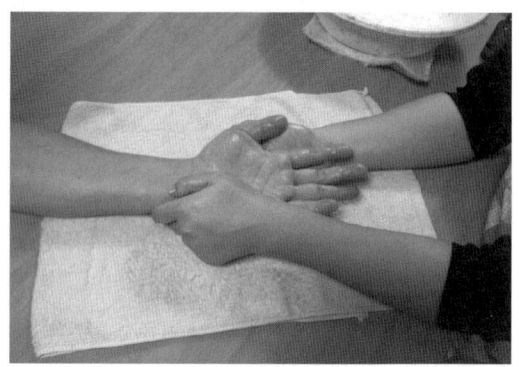

② 화성구(새끼손가락 아랫부분) 쪽은 왼 손바닥으로 실시

- 왼손의 금성구로 왼쪽으로 돌린다
- 왼손 2분
- 누계 9분

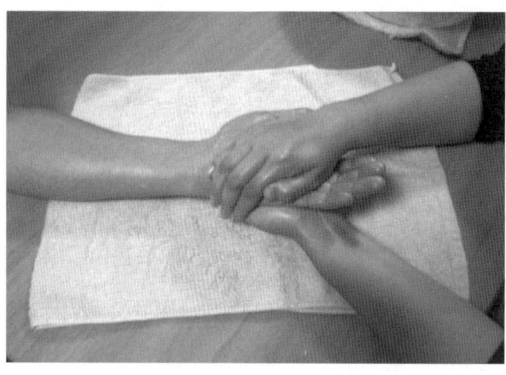

③ 손바닥과 손바닥을 마주해 엄지손가락을 감싼다

- 양손으로 손바닥을 감싸고 작게 움직인다
- 왼손 5분
- 누계 14분

※ 이 파밍이 가장 중요하다. 정확하게 레미닌의 눈을 보고 말을 건넨다.

6. 마무리 (1분)

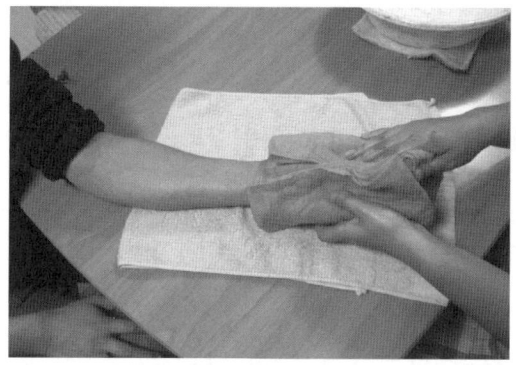

① 수건으로 감싼다

• 오일을 닦아낸다

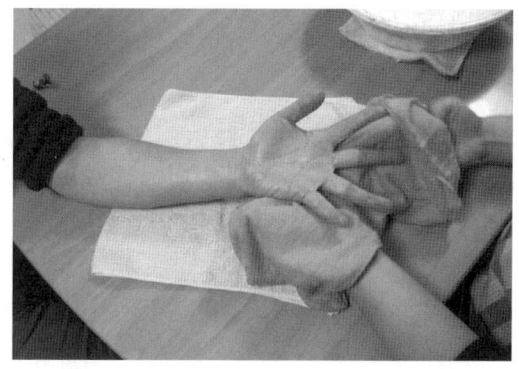

② 손가락 사이도 깨끗이 닦는다

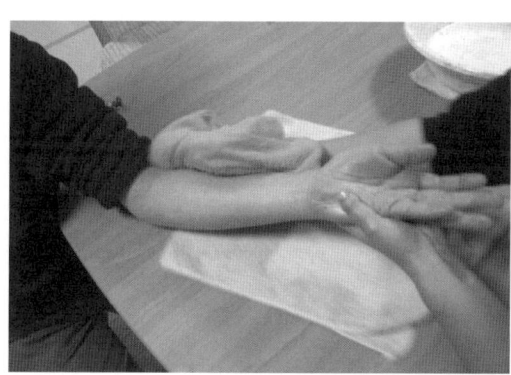

③ 팔도 닦는다

• 왼손 1분

• 누계 15분

※ 오른손으로 이동.

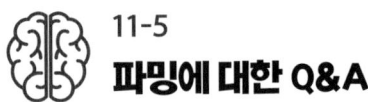

11-5
파밍에 대한 Q&A

■ 손기술에 집중하다 대화하는 것을 잊어버리면 마사지가 중심이 된다

가장 큰 원인은 손기술의 진행순서와 방법을 숙지하지 못했기 때문이다. 손기술이 몸에 익으면 수다도 자연스럽게 떨 수 있다. 손기술은 '흐름'이 중요하다. 매뉴얼을 보면서 진행하면 레미닌이 불안해할 수 있으므로 손기술은 정확하게 익혀두어야 한다. 또 레미닌의 인생사를 알고 있으면 손을 보고 '칭찬하는 방법'도 달라진다.

■ 비누를 사용해서 좀 더 청결하게 하면 어떨까요?

비누를 사용하면 헹궈야 하고 이때 온수가 더 필요하게 되므로 비효율적이다. 또 헹구고 나면 끝났다고 생각하게 된다. 한편 비누를 사용하지 않고 문지르면 손에서 때가 나와 부끄러워하는 레미닌도 있다. 손을 따뜻하게 한다는 느낌으로 부드럽게 손을 풀어준다. 손이 따뜻해지면 마음도 안정이 된다는 것을 기억하자.

■ 손이 너무 크거나 작은 사람의 경우 핑거링이 잘 안 돼요

체구가 작은 어르신은 손도 작아 중지 손가락뼈 사이에 손가락이 들어가지 않는 경우가 있다. 이때는 무리하지 말고 중지 손가락뼈 사이를 어루만지듯이 한다. 또 남성의 경우는 손이 큰 사람도 있다. 이때는 레미닌의 엄지손가락을 손바닥으로 밀착시켜 감싼다.

■ 레미닌이 과묵하면 레미니션도 말없이 손기술만 구사하게 돼요

중등도 치매 환자는 문절을 갖춘 대화가 어려울 때도 있다. 이때 계속 질문만 하면 대답할 수 없어서 입을 다물어 버린다. 예, 아니요, 좋아해, 싫어해, 몰라 등의 단어만으로 대답할 경우에는 레미닌이 살아온 이야기를 레미니션이 대신해서 이야기한다. 이런 사례는 사전에 알 수 있으므로 레미닌의 돌봄 진료기록을 보고 이름, 출신지, 직업, 취미, 가족 등에 관한 사항을 머릿속에 입력해 둔다. 예를 들어 아오모리靑森라고 하면 사과가 유명하니까 사과를 소재로 해서 "어렸을 때 사과를 많이 드셨겠네요?", "사과는 맛있잖아요. 하얀 꽃이 피고 햇볕이 잘 들면 빨갛게 익지요." 등 영상 이미지를 잘 떠올릴 수 있도록 말을 이어 간다.

■ 중등도 치매 레미닌은 대화가 반복됩니다

치매에 걸리면 말을 반복하는 경향이 있다. 추상적이고 감정을 나타내는 말을 많이 나열하는 경우 정신질환의 가능성이 있으므로 레미니션도 같은 말을 반복해서 감정을 공감하는 것이 중요하다. 레미닌의 말이 구체적이면 예를 들어 "계단을 오르면 말이지. 계단을 오르면 말이지. 계단을 오르면 말이지." 등 구체적인 영상 이미지를 말할 때는 그 영상 이미지를 함께 경험하는 것처럼 말을 한다. "그렇군요. 돌계단이었나요?" 등 레미닌의 머리에 떠오른 영상 이미지가 더욱 선명해지도록 수다를 떤다.

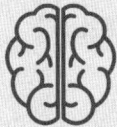

12장

죽음의 수용을 돕는 심료회상법
: 데스 레미니센스

12-1 마인드 케어로서의 심료회상법

12-2 죽음을 수용한 삶

12-3 회상요법의 인터뷰 스킬

12-4 SDD: 의학적 연명치료를 거부하는 의사표명서(Self Dignity Declare) 보관

12-5 SDD에 대한 설명

12-6 간호·돌봄을 위한 종교관

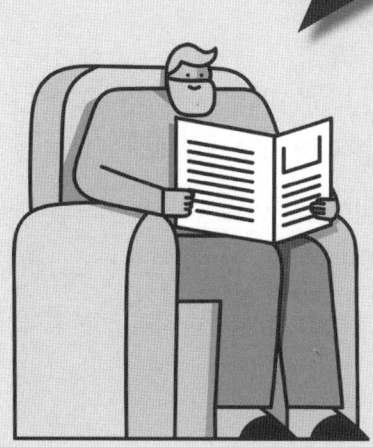

12-1
마인드 케어로서의 심료회상법

영적 케어(spiritual care)는 암 등으로 시한부 선고를 받은 사람들이 차분하게 인생의 마지막을 수용할 수 있도록 돕는 케어이며 호스피스나 재택 의료에서 진행되고 있다. 원래는 그리스도교의 채플린(병원소속 목사)이 크리스천의 영혼을 천국으로 보내는 것을 의미했으나 오늘날에는 종교적인 의미는 약해지고 마인드 케어의 하나로 인식되고 있다. 예를 들어 암의 '통증'은 의료로 없앨 수 있지만, 자신이 사라지는 '자기 소멸의 공포'는 의학으로는 없앨 수 없다. 사람은 언젠가 반드시 죽는다는 것을 알고 있지만 정작 그때가 다가오면 자기 소멸의 공포와 싸울 수밖에 없다.

반대로 척추손상 등으로 목 아래는 전혀 움직일 수 없는 사람의 남은 인생의 고통은 상상하기 어렵다. 그러나 '마음가짐'에 따라 괴로움이 완화되는 사례가 적지 않다. 심료회상법은 죽음을 수용할 수 있도록 도와주기 때문에 마음의 치유가 가능하다.

암 선고를 받으면 지금까지와는 완전히 다른 생각을 하게 된다. 예를 들면 앞으로 6개월 남은 시한부 인생을 어떻게 살 것인가 고민한다. 정보화 시대라고는 하지만 죽음에 대한 올바른 교육이나 정보를 거의 찾아볼 수 없는 현실에서는 환자 자신이 죽음과 직접 마주하지 않으면 안 된다.

■ 모르핀의 사용량은 미국의 15분의 1

미국에서는 암 선고는 의사의 의무이며 환자 본인도 자신의 의료 정보를 의사에게 요구하는 것이 일반적이다. 심리적 케어를 위해 담당자를 배치하고 암 선고 타이밍과 환자 가족에 대한 사전상담을 진행한다. 일본은 의사들 사이에 '죽음은 의료의 패배'라는 의식이 깔려 있다. 이는 모르핀의 사용량이 미국의 15분의 1이라는 사실만 보더라도 짐작할 수 있다. 최근에 의료보험에 말기 환자의 정신적 고통을 완화하고 인생의 마지막을 존엄하게 보낼 수 있도록 도와주는 '간

병수가가산'제도가 생겨 사용량이 늘어났지만, 대법원이 '연명은 의료의 의무'라는 판결을 내린 후 둔화하고 있다.

환자가 무방비 상태로 의사가 내미는 사전동의(informed consent: 의사가 환자에게 진료의 목적, 내용을 충분히 설명하여 이해시킨 다음 치료하는 일-옮긴이)에 응해야 할 때 배우자는 물론 자녀에게도 말 못 할 환자 본인의 심정이 있다. 그 심정을 헤아려 편안하게 죽음을 맞이할 수 있도록 도와주어야 한다. 죽음을 수용한 후에 죽으면 사후경직이 느리게 진행되어 화장장에 들어갈 때까지 수염이 자라거나 피부 탄력이 유지되는 사례도 있다. 반대로 죽음을 수용하지 못한 채 죽은 사람은 사후경직이 빠르게 일어난다고 한다.

■ well-being과 심료회상법

현재 말기 간호(터미널 케어)로는 말기 의료병동이 있고 의료로서의 죽음에 대해서는 각종 학회나 연구회가 활동하고 있다. 그러나 이것은 생활의 질(QOL) 측면에서 접근한 것으로 웰빙(well-being)이라는 관점은 빠져있는 느낌이다. 죽음을 받아들일 때 가장 중요한 것은 정신, 생각, 마음이라는 존재를 제대로 이해하는 것이다.

의료적 관점이 아니라 환자의 관점에서 죽음을 생각하는 것이 '데스 레미니센스'다. '나는 이렇게 죽고 싶다.'라는 소박한 소망을 이루기 위해서는 스스로 노력해야 한다. 특히 일본인의 정신문화는 불교, 신도, 기독교, 유교 등 여러 갈래에 뿌리를 두고 있으므로 사생관^{死生觀}의 관점에서는 채플린과 같은 기독교적 인도만으로는 대응하기 어렵다. 종교적 색채를 싫어하는 사람도 막상 죽음이 눈앞에 다가오면 이 문제는 피할 수 없다.

■ 환자의 죽음은 의료의 끝?

터미널은 말 그대로 종착역이라는 의미로 사용되고 있다. 인생의 종착역이자 의료의 종착역이기 때문이다. 최근에는 의식불명 상태 이후를 터미널이라고 표현하고 있다. 과거에는 의료적 관점에서 연명치료가 기본이고 의료 범위는 생명을 유지할 수 없을 때까지였다. 그런데 21세기에 들어와서 이러한 흐름에 의문을 품고 연명치료를 거부하는 환자가 늘어나고 있다. 일부 깨어 있는 의사들은 간절한 환자의 희망을 받아들여 연명치료를 하지 않고 고통을 줄여주면서 편안하게 임종을 맞이할 수 있도록 하자는데 동의하고 있다.

■ 생과 사를 잇는 연명치료

암 투병을 하면서 연명치료를 거부한 유명인들도 많지만, 시한부 삶을 사는 사람들이 받는 정신적인 스트레스는 감히 상상하기 어렵다. 연명치료가 당연시되던 시대라면 연명치료를 이어가면서 의사의 관리하에 응원을 받으며 고통을 견디다 시간이 지나 죽음이 찾아오면 곧바로 스님 등 종교인의 영역으로 넘어간다.

세간에는 이런 이야기가 있다. 길에 떨어져 있는 백 엔 동전. 지나가던 의사가 주우려 했으나 사람들 이목 때문에 만져만 보고 지나간다. 그곳을 지나던 승려가 "와, 백 엔이다!"라며 줍자, 의사가 돌아보며 "그거 내가 먼저 발견한 동전이야!"라고 외쳤다. 그러자 승려가 씨익 웃으며 "그건 아니지, 의사가 버린 것은 승려의 것이지."라고 대답했다.

옛날에는 의사와 승려가 시간상으로 연결되어 있었으나 연명치료를 거부하는 환자가 나타나면서 의사와 승려의 거리는 줄어들었다.

■ '못 해본 것 찾기'와 '해본 것 찾기'

미국에는 연명치료를 거부한 환자를 정신적으로 돌봐주는 채플린이 있다. 일본에도 기독교 계통 병원에 채플린이 있다. 불교계 승려도 병원에서는 비하라 또는 채플린이라 부르기도 한다. 채플린은 기독교의 가르침에 따라 크리스천의 영혼을 예수 그리스도가 허락하는 곳으로 인도

하는 사명을 가지고 1차 세계대전 무렵부터 병원 등에서 활약하고 있다.

채플린이든 비하라든 훌륭한 사명이며 죽음을 수용하기로 한 환자의 마음의 안식처가 되고 있다. 그러나 크리스천도 불교 신자도 아닌 환자가 갑자기 사후 세계에 대한 이야기를 듣는다면 죽음에 대한 공포로 감당하기 어려울 것이다.

필자는 예전에 죽고 싶지 않다고 말하는 암 환자에게 왜 죽고 싶지 않냐고 대놓고 물어본 적이 있다. '○○도 못 해봤고, ○○에도 가보지 못했고, ○○도 못 먹어봤어.'라는 '못 해봤다'는 부정적인 답변 일색이었다. 이를 '못 해본 것 찾기'라 부르기로 했다.

반대로 이미 죽음을 수용한 환자에게 어떻게 죽음을 수용하게 되었냐고 물었더니 '○○을 했다, ○○가 있었다, ○○는 먹었다.' 등 모두 '해봤다'는 긍정적인 대답이 나왔다. 이를 통해 자신의 인생에서 '해본 것 찾기'를 하면 죽음을 수용할 수 있게 된다는 것을 알게 되었다.

'○○가게의 양갱은 못 먹어봤지만 △△점의 케이크는 먹어봤다.' 등 자신의 인생에서 '해본 것 찾기'를 하게 되면 언젠가 찾아올 죽음을 '삶의 만족'으로 받아들일 수 있게 된다. 자신의 인생을 되돌아보고 '해본 것 찾기'를 지속한다면 자기 긍정으로 이어질 수 있다.

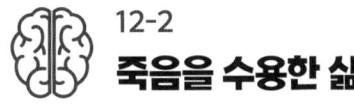

12-2
죽음을 수용한 삶

■ 사찰 순례를 떠난 T 씨 (61세, 남성, 폐암)

시한부 선고를 받은 T 씨는 가족 여행도 다녀오고 사찰 순례도 했다. 친구와 이야기도 실컷 나눴다. 정년퇴직 후 바로 일자리도 구했지만 모든 것을 깨끗이 정리하고 편안하게 여행을 떠났다. 그는 뼛속까지 영업맨이었다. 트럭을 사랑했고 트럭 판매에 열정을 쏟았다. 트럭이 좋아서 입사 지원을 했을 정도니, 진정한 '트럭 애호가'였다. JR(구 일본국철)에 트럭 60대를 납품했던 에피소드를 이야기할 때 그의 미소에 뿌듯함이 묻어났다. 그러나 인생에서 가장 보람찬 일이 무엇인지 묻는 말에는 "그야, 메이지무라^{明治村} 박물관에 있는 소방차지요."라고 대답했다.

"당시 펌프회사와 탱크회사가 사이가 좋지 않아 힘들었지."

"어!?, 완제품인 트럭을 판매했던 거 아닌가요?"

"우리는 차대^{車臺}를 만드는 회사였기 때문에 그 위에 어떤 제품이 탑재되느냐에 따라 결과가 달라질 수 있었지."

"그렇긴 하지만 펌프와 탱크는 같은 것으로 생각했는데······."

"그게 같지가 않다니까. 펌프차와 탱크차가 있어도 같이 탑재하는 것은 안 된다는 업계 관례가 있었어. 업계를 설득하는 것이 가장 힘든 일이었는데 내가 나서서 두 회사를 잘 중재했지. 그 덕분에 화재 초기진압 골든타임 6분을 효과적으로 활용할 수 있게 되었고 그때부터 문화재가 있는 지역에서 펌프 탱크차가 인기를 독차지하게 되었지."

T 씨는 정말 후회 없는 인생이었다며 미소 지었다. 혹시 아이치^{愛知}현 이누야마^{犬山}시에 있는 메이지 무라를 방문할 기회가 있다면 T 씨가 만든 소방차를 관람해보는 것도 좋을 것 같다. T 씨는 돌아가시기 두 달 전까지 평소 좋아하던 전통술을 즐겼고 수다도 실컷 떨었다. 가까운 곳으로 여행도 다녀왔다. 그리고 병상에 누운 지 약 한 달 만에 숨을 거두었다.

■ 남편에 관해 이야기하면서 죽음을 수용하게 된 Y 씨 (80세, 여성, 간암)

방문 요양 서비스를 받던 중 갑자기 병원에서 '길어야 6개월'이라는 말을 들었을 때는 정말 눈앞이 캄캄했다는 Y 씨. 선고를 받은 후 심료회상법을 진행했는데 초기에는 우울증 때문에 가족들도 혼란스럽고 막막해했다. 고개를 숙인 채 아무 말도 하지 않는 Y 씨에게 말을 거는 것조차 쉽지 않았다. 여러 차례 방문한 끝에 겨우 이야기의 실마리를 찾게 되어 조금씩 10년 전에 돌아가신 남편의 이야기를 꺼내기 시작했다. '남편과 어디서 만났는지' 등 사소한 이야기부터 시작했고 본인에 관한 이야기는 최대한 피했다. 남편의 이야기가 마무리될 때쯤 안정을 찾은 Y 씨에게 "지금부터는 Y 씨의 이야기도 들려주세요."라고 유도하며 심료회상법을 본격적으로 시작했다. 학교 운동회 때 공 던지기를 해서 1등을 했던 일. 기숙사 조장으로 식사 배급을 맡았을 때 맛있는 음식이 나오면 모두 신이 나 환호를 질렀던 일 등 점점 기억이 되살아나더니 50년 이상 잊고 지냈던 친구의 이름도 기억해 냈다. 그 무렵부터 현실을 냉정하게 받아들이고 본인의 죽음을 바라보는 마음의 여유도 생겼다. 남은 몇 개월을 어떻게 보내면 좋을지 모르겠다고 말했다. 나는 "인생을 회상록으로 만들어 보는 것도 좋을 것 같아요. 그리고 많은 사람에게 감사의 마음을 적어보면 어떨까요?"라고 제안했다. 그러자 그녀는 "제가 지금 할 수 있는 최고의 선택인 것 같네요."라며 응했다. 바로 회상록 인터뷰 항목에 따라 남편의 인생을 회고했다. 그리고 외출할 수 있는 날이 얼마 남지 않았다는 것을 느꼈는지, 외출이 가능할 때는 '○○에 가고 싶다.'는 말을 하는 등 적극적으로 의사 표현했다. 남은 시간을 알차게 쓰려고 노력하면서 자기 죽음에 대해서도 긍정적으로 받아들이게 되었다.

■ 맛있는 음식 이야기를 좋아했던 S 씨 (74세, 여성, 위암)

시한부 선고를 받고 죽음을 쉽게 받아들일 수 없었던 S 씨. '왜, 나만······.'이라는 생각을 하며 암울한 나날을 보내고 있었다. 그때 왜 죽는 게 싫냐고 묻자 그녀는 '○○도 못 해봤고 ○○에도 못 가봤고 ○○도 못 먹어봤기 때문'이라고 했다. 온통 못 해봤다는 말뿐이었다. 말 그대로 자신이 '못 해본 것'만 찾다 보니 내면도 부정적으로 변한 것이다.

그래서 ○○의 양갱이 먹고 싶다는 말을 듣고, 도라야 양갱은 언제부터 먹었는지 묻자 "글쎄, 처녀 때 처음 먹었으니까 한 50년 정도 됐지."라고 답했다. 시기는 조금 맞지 않았지만 "당시에 단 것이라곤 양갱 말고는 없었잖아요." 하고 맞장구쳐줬다. 그리고 양갱 다음으로 좋아하는 건 뭐였는지 물었다.

"응, 뭐니 뭐니 해도 ○○의 팥빙수지."라며 이번에는 자신이 먼저 왜 그 집 팥빙수가 맛있는지에 대해 이야기하기 시작했다. 이것을 계기로 심료회상법의 인터뷰를 계속했더니 "○○의 전병은 못 먹어봤지만 △△의 전병은 먹어봤어."라는 식으로 대답하기 시작했다.

그때부터 사고가 바뀌기 시작했다. 얼마 전까지만 해도 ○○의 전병을 못 먹어 본 게 아쉽다며

'못 해본 것 찾기'를 했었는데, 이제는 "△△의 전병은 먹어봤네."라며 '해본 것 찾기'로 바뀌었다.

그 후 회상록을 완성하려는 의욕이 생겼다. 사진과 표창장, 자격증 등을 가져와 정리해서 자비출판을 하겠다고 했다.

막연하게 죽음을 생각하거나 죽음을 받아들이지 못한 상태에서 죽음을 수용하도록 독려해봤자 소용없다. 적극적으로 다가가 기회를 포착하고 깨달을 때까지 기다리는 것이 중요하다.

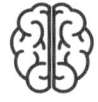

12-3 회상요법의 인터뷰 스킬

■ 레미닌의 말에 귀를 기울인다

일본회상요법학회의 전신인 '일본 데스카운슬링협회'라는 명칭은 죽음의 수용을 어루만져 줄 수 있는 인재를 육성한다는 의미에서 명명했다. 과거 카운슬링 분야에서는 죽음에 관한 이야기를 터부시했다. 카운슬링은 자기 성장을 조력하는 것이지 죽음을 수용하도록 하는 것이 아니라는 생각이 지배적이었다. 왜냐하면, 예전에는 의료와 종교 사이에 견해차(연명치료 거부)가 존재하지 않았기 때문이다.

정확하게 자신이 언제 죽을지 알고 있는 환자에게는 기존의 카운슬링 기술은 맞지 않는다. 당신은 1년 후에도 살아있겠지만, 나는 그때 이 세상에 없다고 하는 레미닌의 말에 카운슬러는 어떤 대답도 할 수 없었다. 그러나 회상요법 스킬을 익힌 레미니션이라면 대답할 수 있다. 레미닌의 인생에서 그 대답을 찾을 수 있기 때문이다. 레미닌의 인생을 차분하게 들어주면 자연스럽게 레미닌은 자신에 대한 긍정이 깊어진다. 자기 긍정이 주어진 숙명을 긍정적으로 받아들이게 해준다.

■ **재촉하지 않는다. 서두르지 않는다**

심문받는 느낌이 들지 않게 하려면 어떻게 해야 할까? 가장 중요한 것은 재촉하지 않아야 한다. '그다음은? 그래서 어떻게 했는데? 그러니까 결국은? 왜? 어째서?' 등과 같이 계속해서 질문하면 추억을 만끽할 수 없다. 회상은 즐겁고 재미있게 하는 것이 기본이다.

■ **부정하지 않는다. 말을 끊지 않는다**

시한부 선고를 받고 나면 정신적으로 불안정해진다. 다른 사람에게 '틀렸어요.'와 같은 부정적인 지적을 받아도 반격할 힘이 없다. 이것 때문에 레미니션과 관계를 끝내버리는 레미닌도 있다.

■ **요약과 반복**

심리적으로 불안하면 상황 설명이 두서없거나 이치에 맞지 않을 때도 있다. 이럴 때는 알기 쉽게 요약해서 레미닌에게 전한다. '그것은 ○○라는 뜻입니까?'라고 바꿔 말하는 것도 좋다. 치료약 등의 영향으로 말이 어눌하다면 이쪽에서 '○○라는 뜻입니까?'라고 되물어보자. 단 이것은 돌보는 가족이 옆에 없을 때만 한다. 왜냐하면, 이런 커뮤니케이션은 가족적인 분위기를 자아내어 가족보다 더 친한 사이로 비칠 수 있기 때문이다. 돌보는 가족으로서는 기분이 나쁠 수 있다.

■ **미소 띤 얼굴로 상대방을 바라본다**

미소 띤 얼굴이란 '심리적으로 안정을 주는 웃음'을 말한다. 웃음에는 '재미있어서 웃는 웃음'과 '심리적으로 안정을 주는 웃음'이 있다. 재미있어서 웃는 웃음은 개그를 보고 웃는 웃음이고 심리적으로 안정을 주는 웃음은 레미닌의 마음에 안정감을 줄 수 있는 웃음이다. 회상법 세미나에서는 이런 심리적 안정을 주는 웃음을 위해 매회 훈련을 한다. 이유는 레미니션의 기분과 상관없이 레미닌이 바라는 것은 '편안함'이기 때문이다.

■ 가까이 다가가서 말하기

암 환자는 남은 삶이 6개월이라고 해도 5개월째까지는 외출을 할 수 있다. 외출이 가능해도 큰 소리로 말하는 것은 힘들기 때문에 최대한 가까이 다가가서 말하면 도움이 된다. 물리적으로 가까워지면 심리적으로도 가까워질 수 있으므로 가까이 다가가서 말한다.

■ 줄거리가 아닌 감정에 주목한다

회상록이라는 작품을 완성하는 것이 목적이 되어서는 안 된다. 회상법 인터뷰는 마음을 정리하도록 독려하는 것이 목적이다. 즉 '못 해본 것 찾기'의 마음을 '해본 것 찾기'로 바꾸는 것이므로 부정적인 감정은 피하고 긍정적인 감정이 생기는 장면에 집중한다. 모처럼 기분 좋게 이야기를 시작했는데 다른 이야기로 화제를 돌려서는 안 된다. 기분 좋은 장면은 자세하게 그 상황을 인터뷰한다.

■ 인생의 종착역에 웃으며 도착할 수 있도록 지원

일본 고대 고분 시대 때는 죽음을 '인간이 신이 되는 제례'라 생각했다. 이러한 고대인의 의식이 지금도 이어져 메이지신궁明治神宮이나 도고신사東郷神社 등 여러 곳에서 실존했던 인물을 신으로 모시고 있다. 이와 같은 일본인의 사생관은 형식과 단어를 달리하여 지금도 이어지고 있다.

언뜻 이해하기 어려운 것 같지만 실제로 죽음을 말하는 것이 인생을 말하는 것과 동의어라는 것을 깨달을 때, 사람의 마음은 '어떻게 하면 오래 살 수 있지?'라는 시간적 관점에서 '어떻게 하면 가치 있게 살지?'라는 가치적 관점으로 바뀌게 된다. 우리는 이 관점을 바꾸도록 도와주어야 한다. 그래야 웃으면서 인생의 종착역에 내릴 수 있다. 스스로 관점을 바꾸는 사람도 있지만, 옆에서 마음을 다해 도와주면 한결 수월하게 바꿀 수 있다.

■ 심리적 안정을 주는 인터뷰

심료회상법은 마음속에 있는 밝은 부분을 떠올리도록 유도하며 즐겁게 수다를 떤다. 죽음을 앞두고 경망스럽다며 불쾌하게 생각하는 사람도 있겠지만 죽음을 앞두고 있으므로 더욱 웃음이 필요한 것이다. 웃음이야말로 심리적으로 안정을 주고 남은 시간을 의미 있게 보내려는 의지의 원동력이 된다. 심료회상법의 기본은 적절한 인터뷰다. 인터뷰의 질이 잡담과 심료회상법을 구분하는 중요한 포인트다. 인터뷰에 걸맞게 인터뷰하는 목적과 알아내고자 하는 포인트, 진행 방향에 맞게 상기시키는 기술 등이 잘 갖춰져 있어야 한다.

■ 이야기꽃이 피는 회상록 작성

심료회상법으로 회상록을 작성할 때는 레미닌 단독으로 할 때도 있고 레미닌의 자녀나 가족 등 돌봐주는 사람이 함께 참여할 때도 있다. 돌봐주는 사람이 자녀라면 건강했던 부모의 모습을 기억하고 있으므로 병든 모습을 보며 '속상함'을 느낀다. 그런 자녀의 마음을 위로하기 위해서라도 부모가 건강했을 때의 즐거운 이야기를 주제로 고른다. 유원지에서 있었던 에피소드, 해수욕장에서의 추억 등 부모와 자식만이 알 수 있는 이야기를 유도하며 '해본 것 찾기'를 한다. 추억을 함께 공유하면 인생에 대한 '긍정과 이해'를 쉽게 끌어낼 수 있다.

■ 간호적·돌봄적 커뮤니케이션

'간호적·돌봄적'이라는 말을 쓰는데 여기서 '돌봄적'이란 생활에 필요한 최소한의 보살핌을 의미한다. 시한부 선고를 받은 환자와의 커뮤니케이션에 대입해보면 죽음을 받아들이지 못해 괴로워하는 환자 상태를 조금이라도 완화할 수 있도록 돕는 것이다. 어떻게 하면 좋을지 물어온다면 본인의 생각을 전달해도 좋다.

'간호적'이란 생활을 지속하는데 필요한 생활 전반에 걸친 의료 간호적인 케어를 의미한다. 시한부 선고를 받은 환자와의 커뮤니케이션에 대입해보면 시한부 선고로 인해 받은 충격을 완화하고 레미니션이 적극적으로 유도해 남은 시간을 소중히 보낼 수 있도록 돕는 것이다. '기다리는 자세'가 아니라 '적극적으로 유도하는 자세'로 대응하는 것이 중요하다. 같은 증상이라도 마음가짐에 따라 앞으로의 요양이 크게 달라지듯이 레미닌과 기억을 떠올리는 커뮤니케이션(심료회상법)으로 웃으며 '남은 삶'을 살아갈 수 있도록 하자.

■ 인터뷰를 통해 회상록을 작성할 때 주의점

회상록은 인쇄된 인터뷰 문항에 답하는 것으로 일본회상요법학회가 발행하고 있다. 같은 방법으로 본인이 회상록을 만들 수도 있다. 사전에 인터뷰하고 싶은 내용을 노트에 적어두면 좋다. 자서전에는 자신의 반평생을 기술하는 일기장 형식 등 여러 종류가 있지만, 어느 것이든 '스스로 작성하는 것'은 매우 어렵다. 그러나 질문을 받게 되면 의외로 옛날 일이 쉽게 떠오른다. 이것은 대화라는 자극이 있기 때문이다. 아무리 생각해내려고 해도 생각나지 않는 것을 정확하게 포인트를 잡아 인터뷰하면 쉽게 떠올릴 수 있다. 생각나는 인터뷰 항목을 회상록에 적어두고 인터뷰한다. 아무리 나이가 많아도 젊었을 때의 달콤한 추억에 관해 물으면 누구나 웃으며 대답해준다. 그때 듣는 입장인 레미니션도 최선을 다해서 상대방의 감정을 이해하려고 노력하자. 공감 없이 인터뷰하면 '취조받는 느낌'을 주어 오히려 상대를 괴롭히게 되므로 주의해야 한다.

■ 레미닌의 생활 정보를 미리 알아둔다

인터뷰 대상인 레미닌에 대한 사전 조사는 매우 중요하다. 이름, 나이, 기혼·미혼, 자녀, 고향, 학교, 직업 등에 대해서는 기본적으로 알아두어야 한다. 만약 고향이 같다면 그것을 화제로 삼아 마음을 터놓고 이야기할 수 있다. 그리고 자녀가 없는 분이라면 자녀에 관한 인터뷰는 하지 않는다. 특히 왜 자녀가 없는지 묻지 않는다. 분위기 파악 못 하는 레미니션이 되지 말자.

레미닌의 생활환경을 알기 위한 가장 효과적인 방법은 가까이에서 돌보는 사람에게 물어보는 것이다. 돌보는 사람에게 레미닌을 어떻게 생각하는지 직접 물어보면 속마음을 쉽게 털어놓지 못한다. 이때는 레미닌의 생활이나 살아온 인생을 화제로 삼아 이야기하다 보면 파악할 수 있다. 긍정적(좋은 부분을 중심으로)으로 말해주면 레미닌에 대해 긍정적인 감정이 있다는 것이고, 그렇지 않다면 그 반대의 감정이 있다고 받아들이면 된다.

■ 완성된 회상록은 소중히 관리해야 한다

완성된 회상록에는 개인 정보가 가득 담겨있다. 원칙적으로 레미닌 본인에게 건넨다. 그리고 본인이 어떻게 할지 정하면 그대로 따른다. 만일 가족에게 주기를 원한다면 가족이 읽어서 기분 나쁠 것 같은 부분은 삭제한 후 건넨다. 회상록은 레미닌이 남기는 마지막 말이므로 프로세스와 상관없이 감사와 기쁨으로 충만한 내용이 될 수 있도록 하자.

■ 집에서 사망했을 때의 의료지원

재택 호스피스 의사(집에서 요양하는 말기 암 환자를 의사가 방문 진료한다). '사쿠사베 언덕길 진료소'의 의사 오이와 다카시 선생은 요미우리신문 기사에서 '재택 왕진은 대부분 2주간으로 짧다'고 밝혔다. 마지막 2주는 증상이 악화해 거의 움직일 수 없는 기간이다. 심료회상법을 효과적으로 활용하기 위해서는 의식이 또렷할 때 인터뷰하는 것이 가장 이상적이지만 마지막까지 최선을 다해 레미닌의 말을 경청하려고 노력하면 마음이 전달된다.

이러한 시대적 분위기를 반영하여 2008년도 의료보험점수에 '후기고령자 말기 상담 지원비 200점'이 추가되었다. 이것은 암 등으로 시한부 선고를 받았을 때 향후 의료 방침, 예를 들면 연명치료 여부 등을 상담하는 것이다.

일본의 의료 특징은 의료보험이 잘 갖추어져 있어 의료보험이 적용되지 않는 의료는 하지 않는 경향이 있다. 그러나 삶의 마지막 시기에 다다르면 의료보험이 적용되지 않는 의료도 필요하기 마련이다. 그중 한 가지가 정신적인 케어인데 의료보험이 적용되지 않기 때문에 어쩔 수 없이 고통을 감내해야 하는 사람들이 많다. 모든 것을 의료보험 탓으로 돌리고 싶은 생각은 없다. 의료보험의 틀을 넘어선 의료의 세계를 확대해 가고 싶다.

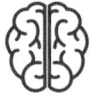

12-4
SDD: 의학적 연명치료를 거부하는 의사표명서(Self Dignity Declare) 보관

오사카에 사는 83세 여성이 내장질환으로 긴급 입원했으나 연명치료 거부를 표명하는 문서를 가지고 있지 않아 연명치료에 들어가고 말았다. 생전에 결정한 환자 본인의 의사에 따라 가족들이 연명의료 장치 제거를 요구했으나 "연명의료 장치를 제거할 거면 다른 병원으로 옮겨달라."는 답변을 들었다. 표면적으로는 연명의료 장치를 달고 있으면 1개월마다 병원을 옮겨야 하므로 그 병원을 소개한다는 것이었다.

이는 분명 병원 매출에 규정된 요구일 것이다. 자세히 말하면 연명의료 장치를 사용하면 큰 비용이 병원으로 들어오지만 1개월마다 보험점수가 내려가므로 반복해서 병원을 옮겨 다녀야 한다는 것을 의미한다. 연명치료 거부 증서 없이 연명의료 장치를 제거해 환자가 죽으면 살인죄가 될 수 있으므로 이를 배려한 판단인 동시에 대법원의 판단에 따른 조치라고 할 수 있다. 결국 '연명거부 의사표명서'를 의사에게 보여주지 않는 한 의사는 연명치료를 시작할 수밖에 없다.

그래서 일본회상요법협회에서는 SDD를 작성하도록 권하고 있다. 시한부 선고를 받게 되면 본인의 상태를 충분히 파악한 후 자기 결정을 해야 한다. 환자가 의사표명을 하지 않는 이상 의사는 연명치료를 할 수밖에 없다. 이런 배경에서 SDD가 만들어졌다.

SDD는 본인의 인생은 본인이 결정한다는 자기 결정의 원칙을 실행하는 데 필요한 서류이므로 반드시 작성해 두었으면 한다.

■ 의학적 연명치료를 거부하는 의사표명서에 대해

본인은 '자연사'를 원하지만, 친족이 그것을 허락하지 않을 때도 있다. 살아있어야 가족이 고액의 연금을 받을 수 있기 때문이다. 이처럼 본인의 의사를 무시한 친족의 이기적인 행동을 막기 위해 자기방어를 해야 하는 현실이 슬프지만, 이런 현실에 맞춰 대비해야 하는 것도 현실이다.

'의학적 연명치료를 거부하는 의사표명서'를 보관하고 있는 분은 평소에 주변 사람에게 '나는 연명치료를 하지 않고 자연사하고 싶다.'는 의사를 밝히고 보관번호가 기록된 SDD 표명서를 널리 알리는 노력을 해야 한다.

■ 의학적 연명치료를 거부하는 의사표명서 기재 방법

'환자의 입장'에서 생각하는 자연사를 기본으로 하고 있다. 의료의 입장에서는 사전동의의 중요성이 강조되고 있지만, 여전히 실천되고 있지 않은 것이 현실이다. 정말 중요한 것은 자연사를 말하기 이전에 환자의 상태를 제대로 고지해야 한다. 말기까지의 시간을 소중하게 보내기 위해 의사에게 '정확한 병상태고지病狀告知'를 요구하는 것이 인간의 권리라고 생각한다.

또 의료적 연명치료의 의미도 모르고 관념적으로 주장하는 환자도 있다. 즉 원칙적으로 연명치료와 장기기증은 연계되어 있으므로 연명치료를 거부한 사람은 기본적으로 장기기증이 불가능하다. 특수한 상황을 제외하고 장기기증을 희망하는 사람이라면 의료적 연명치료를 받는 것이 바람직하다. 연명치료를 함으로써 이식 준비를 위한 시간을 확보할 수 있기 때문이다.

■ 의학적 연명치료를 거부하는 의사표명서 등록 방법

2013년 일본 대법원의 판결로 인해 의사는 의무적으로 환자에게 의료적 연명치료를 해야 한다. 구체적으로는 인공호흡기, 인공 심폐 장치, 인공영양 등이 여기에 해당한다. 이것은 한번 장착하면 가족이 제거해달라고 요청해도 의사는 살인죄로 처벌받을 수 있으므로 제거할 수가 없다. 그러나 예외 규정으로 환자 본인이 의식이 있을 때 분명하게 연명 거부를 표명해두었다면 의사는 의료적 연명치료를 중단할 수 있다. SDD는 이런 본인의 의사를 명확하게 의사에게 전달하는 것이 목적이다.

일본 내각총리대신인증 특정비영리활동법인 일본회상요법학회에서 본인의 의사표명을 제삼자 증명을 해준다. 예를 들어 가족과 떨어져 있거나 자신의 의식이 분명하지 않을 때도 SDD를 의사에게 제출해 두거나 소지하고 있으면 의료적 연명치료를 거부할 수 있다.

· SDD 카드

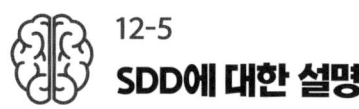

12-5
SDD에 대한 설명

　SDD에 대해 학회장 고바야시가 홋카이도 의료신문사 전문잡지 ≪베스트 너스≫와 인터뷰한 내용이다.

◇ 대체 '의학적 연명치료를 거부하는 의사표명서'란 무엇인가요?

고바야시: 네, 생소하실 텐데요. 간단히 말하면 의학적인 연명을 하지 말 것을 의사에게 부탁하는 문서인데 이 문서를 일본회상요법학회에서 보관하고 있습니다. 전국 보건소에서 당 학회를 소개해서 그런지 최근 몇 년간 급증하고 있습니다.

◇ 좀 더 구체적인 사회적 배경에 대해 말씀해주세요.

고바야시: 네, 연명치료를 중단하기 위해서는 본인의 의사 확인이 필요하다고 대법원이 명시하고 있습니다. 환자 본인의 의사 확인 없이 연명치료를 중단한 의사가 살인죄로 유죄 판결을 받은 것이 직접적인 계기입니다.

◇ 대법원의 판결입니까? 조금 더 자세히 설명해주세요.

고바야시: 그렇습니다. 대법원판결 이전에도 여러 건의 재판에서 연명치료 중단에 관한 법원의 판결이 있었습니다. 1991년 1월 도카이東海 대학병원에서 의사가 연명치료를 중단했다는 이유로 재판을 받게 되었습니다.

　혼수상태에 빠진 환자의 아내와 장남이 연명치료 중단을 요구함에 따라 의사는 연명치료를 중단했고 환자는 끝내 사망했습니다. 의사는 살인죄로 기소되었고 1995년 요코하마지법은 의사에게 유죄 판결을 내렸습니다. 이때 법원은 의사가 안락사를 결정할 수 있는 4가지 조건을 제시했습니다.

① 환자가 참을 수 없을 만큼 큰 육체적 고통이 있을 때
② 환자가 죽음을 피할 수 없고 죽음이 임박했을 때
③ 환자의 육체적 고통을 제거하거나 완화하기 위해 모든 방법을 시도했지만 달리 대처 방법이 없을 때
④ 생명 단축을 승낙한다는 환자의 의사표명이 명시되어 있을 때

이런 의료의 연명 중지 가이드라인이 법원으로부터 처음 제시되었습니다만, 이 중 '④ 생명 단축을 승낙한다는 환자의 의사표명이 명시되어 있을 때'라는 항목에 관심이 집중되어 본인 스스로가 연명치료 거부 의사표명을 해야 한다는 인식이 확산되었습니다.

◇ 그렇군요. 법원이 제시한 가이드라인이었군요?

고바야시: 그렇습니다. 원래 연명치료는 의사의 의무이고 그것을 소홀히 하는 것은 의료법 위반이라는 인식이 있었습니다만, 최근에 환자들의 자의식이 높아지면서 자신의 생명은 자신이 결정한다는 환자의 의사를 존중해서 의사가 연명치료를 중단하게 된 것입니다. 그러니까 연명치료 중단 판단은 의사의 전권사항이지 법원이 판단해야 할 문제는 아니라는 인식이 대두되었지만, 살인죄와의 형평성 문제도 있기 때문에 법원의 판단이 필요했던 것입니다.

■ SDD의 유무가 살인죄 성립의 조건

고바야시: SDD의 유무에 따라 살인죄 성립조건에도 차이가 있었습니다. 2006년 3월 도야마^{富山}현 이미즈 시민병원에서 2000~2005년 사이에 환자 7명의 인공호흡기를 떼 사망에 이르게 한 사건이 발생했습니다. 1명은 SDD를 가지고 있었습니다만, 나머지 6명은 가지고 있지 않았습니다. 도야마현 경찰은 SDD를 가지고 있지 않았던 6명에 대해서 살인죄를 적용했습니다. 물론 7명 모두 가족이 연명치료를 중단해 달라고 요구했고 의사는 그 의견을 존중해 준 것입니다. 만약 7명 전원이 SDD를 가지고 있었다면 살

인죄가 적용되지 않았을 겁니다.

■ 대법원의 판결은 유죄

고바야시: 이런 연명중단 재판 사례 중에서도 2009년 12월에 대법원이 내린 판결이 SDD의 소지 확대에 크게 영향을 주었습니다. 사건은 1998년 11월에 가와사키^{川崎} 협동병원에서 발생했습니다.

58세 남성이 기관지 천식중적증으로 심폐 정지 상태로 실려 와 인공호흡기와 기관 내 삽관 튜브를 장착했습니다. 그러나 얼마 후 배우자와 자녀, 손자가 지켜보는 가운데 의사가 연명치료를 중단했습니다. 그 후 연명치료 중단(인공호흡기 제거)을 반대하는 의사의 내부고발로 요코하마지방검찰청은 연명치료를 중단한 의사를 살인죄로 기소했습니다.

2005년 3월 요코하마지방법원의 1심 판결은 살인죄를 인정, 징역 3년(집행유예 5년)을 구형했습니다. 2007년 2월 도쿄고등법원의 2심 판결에서 살인죄는 인정되었지만, 가족의 요청이 있었다는 점을 고려해 징역 1년 6개월(집행유예 3년)로 감형되었습니다.

2009년 12월 대법원 제3 법정은 환자의 의사가 반영된 행위라고 할 수 없다며 도쿄고등법원의 판결을 받아들여 유죄를 확정했습니다.

◇ 그런 재판의 내막이 있었군요. 여기서도 역시 '환자의 의사^{意思}'라는 부분이 유무죄를 가르는 기준이 되었군요.

고바야시: 그렇습니다. SDD를 가지고 있으면 살인죄가 성립되지 않고 가지고 있지 않으면 살인죄가 성립되므로 의사는 연명치료를 지속해야 법에 저촉되지 않습니다.

◇ 놀랍네요. 연명치료를 하는 것이 원칙이고 이를 중단하려면 환자의 의사표명, 즉 SDD가

없으면 안 되는 거네요?

고바야시: 네, SDD가 없으면 가족이 아무리 간청해도 의사는 연명치료를 중단할 수 없습니다. 이는 대법원이 내린 법적 조치이므로 의사는 따를 수밖에 없습니다.

◇ 그렇다면 SDD는 앞으로 더욱 중요한 문서가 되겠군요.

고바야시: 그렇습니다. 의식이 있을 때(생전) 연명치료는 안 한다는 사실을 가족에게 구두로 남겼고 의식이 없어진 후(사후)에 법정상속인 전원이 이를 원해도 본인의 의사표명서가 없으면 연명치료를 중단할 수 없습니다.

■ SDD를 웹과 서류로 보관

◇ 그렇군요. 연명치료를 거부하는 서류에 대해서 보건소에 문의하면 일본회상요법학회를 소개해주는데요. 왜 그런가요?

고바야시: 당 학회에서 SDD를 인터넷 '보관 서비스'를 하고 있기 때문입니다. 인터넷으로 등록하면 그것이 제삼자 증명이 됩니다. 포털사이트 야후 등에서 일본회상요법학회를 검색하면 바로 찾을 수 있습니다.

◇ '제삼자 증명'이란 무엇입니까?

고바야시: 앞에서도 말했듯이 연명치료를 중단(거부)하기 위해서는 SDD가 꼭 필요하므로 가족이 대필(위조)해서 의사에게 제출할 가능성도 있습니다. 만약 나중에 위조가 발각되면 의사도 법적으로 문제가 되므로 불안합니다. 그러므로 환자가 건강할 때 의사에게 SDD를 제출해 두면 걱정할 필요가 없지만 그렇지 않은 경우에는 의사가 더욱 신중해질 수밖에 없습니다.

◇ 그렇군요, 그래서 제삼자 증명이 필요하군요.

고바야시: 네, 특정 시점에 정확하게 제삼자에게 자신의 의사를 전달했다고 하는 증명입니다. 즉, 이 증명을 제출하면 본인의 의사 확인을 명확하게 할 수 있고 문서로도 완벽하게 남기게 되는 것이지요.

■ 시한부 시간을 보내는 방법

◇ '연명치료 거부'와 함께 '시한부 기간 케어'라는 활동을 하고 있다고 들었는데요, 어떤 활동인가요?

고바야시: '시한부 기간'이란 암 등으로 시한부 선고를 받은 후 암 치료를 중단하고 통증 관리로 전환한 시점부터 인생의 마지막까지의 기간을 말합니다. 물론 암뿐만 아니라 고령으로 자신의 삶이 얼마 남지 않았다는 것을 직감하는 분도 포함됩니다. 이 기간 동안 고령자든 암 환자든 오래전부터 자신의 인생을 긍정적으로 생각하지 않았다면 자기 죽음을 받아들일 수 없습니다.

싫은 것, 나쁜 것(네거티브)만 보고 말하며 살아온 고령자는 죽음이 임박하면 자기 죽음에 대해 긍정적으로 생각하기 어렵습니다. 자기 죽음을 수용하기 위해서는 일찍부터 자신의 과거를 긍정적으로 바라보고 충분히 자기 긍정의 시간을 가져야 합니다. 이를 위해 회상법을 활용하고 있습니다.

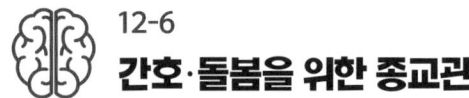

12-6 간호·돌봄을 위한 종교관

■ 간호·돌봄 종사자는 왜 종교를 알아야 하는가?

일반적으로 일본에서는 종교에 대해 제대로 배울 기회가 별로 없다. 학교에서도 종교인의 이름이나 종파 명을 맞추는 공부는 하지만 교리를 배우는 일은 드물다. 그 이유 중 하나가 1945년까지 철저하게 종교 교육을 진행해왔던 것에 대한 반발 의식 때문이다. 특히 1940년~1945년까지는 군국교육이라는 명목하에 천황을 국가의 중심으로 삼고 천황을 신으로 숭배하는 종교관이 존재했다. 그러나 연합군 최고사령부(GHQ)가 그것을 부정하는 교육을 진행하면서 종교 전반에 걸쳐 '종교 알레르기'가 확산하였다.

원래 종교에는 '들어간다.', 신앙은 '갖는다.'라는 표현을 한다. 영어도 종교는 religion, 신앙은 belief로 구분되어 있다. 종교는 단체 참가나 가르침을 상징하고 신앙은 개인이 개별적으로 생각하고 느끼는 것이라는 차이를 제대로 이해해 두었으면 한다. 그러나 현재 일본의 종교법인은 약 18만 개에 달하며 여기에 등록된 신자 수는 총 2억 명이 넘는다. 일본 인구가 약 1억 2천만이라는 것을 고려하면 일본인 대부분이 복수의 종교법인에 등록되어 있다는 계산이 나온다. 이것을 보면 '도대체 일본인의 종교관이란 무엇인가?'라는 의문이 든다. 실제로 12월 25일에는 그리스도의 탄생을 축하하고 12월 31일이 되면 절에서 제야의 종을 치며 번뇌를 떨친다. 1월 1일에는 신사에 가서 참배하고 새해 축복을 기원한다. 이러한 행동을 단순하게 '일본의 종교는 종교가 아니라 문화다.'라는 정신 문화론으로 정리하는 것은 불가능하다. 우리는 종교에 대해 얼마나 알고 있는가?

간호·돌봄 현장에서 '죽음의 간병'은 일상적인 일이다. 아마 사후처리 등 기술적인 것은 배웠을지 모르지만, 과연 죽어가는 이의 심정을 공감하며 진심으로 다가갈 수 있을 것인가? 그들에게 다가가기는 하지만 그들과 함께 죽어줄 수는 없다. 어느 정도 거리를 두며 진심으로 공감하지 않으면 안 된다. 그러기 위해서는 죽음을 진지하게 말하는 종교를 제대로 이해해 둘 필요가 있다.

■ 동일본 대지진 때 활약한 종교인

2011년 3월 11일 동일본에서 리히터 규모 9.0, 진도 7의 지진이 발생했다. 이로 인해 높이 20m의 쓰나미가 발생했고 사망·실종 등 약 2만 명의 사상자가 나왔다. 부서진 가옥이나 거리 정비도 중요하지만 먼저 제대로 된 의료와 사랑하는 부모·형제를 잃은 가족에 대한 심리적인 대응이 시급했다. 재해 발생 직후 작은 트럭에 음식 재료와 커피를 싣고 피해지역에 달려가 야외카페를 연 종교인이 있었다. 야외카페 이름은 '카페, 더 몽크'. 손님을 대접하는 이들은 종파를 초월한 승려들. 몽크(monk)란 영어로 스님을 뜻한다. 다양한 불만을 듣고 함께 고민하며 아파했다. 그들은 어느 날 갑자기 가족을 잃은 유족의 마음을 있는 그대로 받아들였다. 이야기의 주제는 '죽음'이었다. 죽음을 이야기할 수 있었던 것은 자의식을 가지고 죽음에 관한 생각을 함께 이야기할 수 있는 종교인이었기 때문이다.

동일본 대지진과 같은 긴급 사태는 특별한 상황이지만 서서히 죽음을 기다리는 환자에게 죽음은 육체적인 고통보다 더한 마음의 고통으로 다가온다.

'죽음'이란 무엇일까? 지극히 심리적인 케어이므로 죽음에 대해 많은 것을 이야기하는 종교에 대해서 하나하나 배워보자.

■ 계약의 종교 (기독교 등)

기독교나 이슬람교 등은 각각의 신과 자신과의 계약이 기본 교리다. 구체적으로 말하면 자신이 죽으면 영혼이 구원받아 신의 곁으로 간다는 것이다. 세례는 그 계약의 의식이고 전쟁터나 병원에 있는 채플린(목사, 신부)은 영혼을 신에게 보내는 역할을 한다. 신자 본인도 죽으면 영혼이 신에게로 간다고 믿고 있고, 채플린이 신에게 가도록 도와주므로 마음 편히 승천할 수 있다. 결과적으로 죽음에 대한 공포나 불안이 줄어든다. 호스피스는 그런 크리스천을 위한 곳이며 신의 곁으로 떠날 준비를 하는 장소이다.

간호·돌봄 종사자는 신으로부터 영혼을 보호받고 있다고 믿는 크리스천의 마음을 이해하고 소중히 생각해야 한다.

■ 자손번영의 종교 (신도 등)

신도식 장례는 전체 장례 120만 건 중 약 5%(6만 건)를 차지한다. 건수는 많지 않지만, 천황가를 비롯해 일정 인구에 뿌리내리고 있다. 오늘날의 검은색 상복은 1897년 2월에 거행된 에이쇼 황태후의 대상大喪 때부터 입기 시작했다. 그 이전의 상복은 흰색이었다.

1940년 일본제국이 초등학교 교육에서 천황을 중심으로 하는 군국주의와 신도를 결부시켜 신도에 대해 큰 오해가 생겼다. 신도는 원래 「신의 길·오직 신의 뜻대로」라는 뜻이고 자손번영을 기본으로 하는 종교로 다산을 비는 그런 단순하고 관대한 종교였다. 무덤을 만들지 않는 이유도 모든 영혼은 신이 있는 곳으로 되돌아간다고 믿기 때문이다.

사람은 신으로부터 영혼을 일부 받아 살고 있다고 생각해서 한 사람 한 사람을 '분령分靈'이라 표현한다. 사람은 신의 분신이기 때문에 '사람은 곧 신'이다. 사람이 신이므로 상호 존중하며 사이좋게 살아간다고 하는 팔백만사상八百万思想이 탄생했다.

고령자 중에는 "나는 자식도 있고 손자들도 있으니 마음 편히 떠날 수 있다."고 하는 사람도 있다. 자손을 남겼으니 이 세상에서 할 일은 다 했다고 생각하는 것이다. 이러한 생각을 하는 고령자에게는 자녀가 훌륭하게 장성한 것을 함께 기뻐해 주고 자랑스럽게 여기도록 해준다. 본인이 떠나더라도 대를 이을 자손이 있다는 확신 때문에 죽음에 대한 불안이 줄어든다. 그러나 자녀와 관계가 좋지 않은 고령자는 죽음에 대한 두려움이 크고 불안해 하므로 주의해야 한다.

■ 가마쿠라鎌倉 불교

불교는 가마쿠라 시대 때 크게 변화하여 발상지인 인도나 중국과는 다른 일본 특유의 불교가 전파되었다. 원래 불교는 인도의 석가모니(고타마 싯다르타)가 창시했고 중국을 거쳐 나라奈良 시대 때 일본에 들어왔다. 나라·헤이안^{平安} 시대에는 '진호국가^{鎭護國家}' 즉, 영적으로 나라를 지키는 것이 불교의 역할이었다. 그런 이유로 헤이안 시대 후기에는 사체가 벌판에 방치되기도 했다.

그런 현상을 한탄하며 개선하려는 움직임이 가마쿠라 시대 때 크게 나타났다. 사원에 소속되어 있지 않은 승려들이 길가에 있는 시체를 한곳에 모아 매장했다. 그래서 가마쿠라 불교를 '장례불교'라 부르기도 하는데 귀족의 전유물이었던 불교를 서민 불교로 발전시켰다는 점에서 의의가 크다.

가마쿠라 불교의 종파는 크게 3가지로 나눈다. '무슨 종파인가요?'라는 질문은 대부분 다음 소개할 불교를 묻는 것이다.

■ 염불종 (정토종, 정토진종, 시종 등)

당시에는 글을 모르는 서민들이 언제든 부처를 느낄 수 있도록 '나무아미타불'을 외는 것만으로 극락정토에 갈 수 있다고 가르쳤다. 정토는 삼도천^{三途川} 건너에 있고 배를 타고 건너기 위해서는 염불을 외어야 한다. 이 가르침은 쉽고 바로 실천할 수 있으며 내세에 대한 밝은 이미지를 심어주기 때문에 많은 서민의 마음을 사로잡았다.

염불종을 믿는 고령자에게는 "부처님의 구원을 믿습니다"라고 하며 부처님의 구원의 손길을 함께 기다리는 자세로 대한다. 부처님이 손을 잡아 정토에 데려다주실 것을 믿고 있으므로 그렇게 다가간다. 기독교와도 비슷하지만, 기독교적인 계약관계는 아니다. 단지 '나무아미타불'을 외는 것만으로 선인이든 악인이든 상관없이 모든 사람의 영혼이 구원받는다. 가장 알기 쉬운 가르침이다. 염불을 소리를 내어 외기 때문에 주변 환경도 생각하면서 하자.

■ 선종 (조동종, 임제종 등)

좌선^{坐禪}함으로써 극락을 유사 체험하고 자신의 불성을 수양한다. 당시 무사 가문에서는 대부분 배움과 자기단련에 선을 도입했다. 정토는 선의 중심에 있고 '선즉정토'라는 생각으로 정신을 수양했다. 가마쿠라 불교 중 본래의 불교와 가장 가까운 형태를 유지하고 있다. 스스로 수행해서 정토(열반)에 가는 것이 목적이다. '나무석가모니불'을 왼다. 염불종처럼 소리 내어 염불하지는 않지만, 부처에 대한 감사를 마음속으로 왼다. 좌선을 통해 이미 정토를 체험했으며 죽음에 대한 불안을 스스로 제어하려는 마음이 강하므로 참선의 시간을 가질 수 있도록 배려하자.

■ 일연종 日蓮宗

일연종의 목표는 '이 세상을 정토로 만드는 것'이다. '나무묘법연화경'이라는 일곱 글자를 반복해서 암송하고 기근이 들면 사람들이 서로 돕는 구조를 만들어 '사후'보다는 현재를 살아가는 것을 중요하게 생각한다.

종교에 관해서 설명했지만 이러한 '가르침'에 집착하는 고령자는 현실적으로는 많지 않다. 현실은 더 느긋하고 정신적인 집착보다는 외적인 집착이 강하다. 예를 들어 '나는 정토종을 믿기 때문에 정토종의 창시자인 호넨法然 족자를 갖고 싶다.', '나는 정토진종 신자니까 창시자인 신란親鸞의 족자를 갖고 싶다.'라는 말을 한다. 각각의 교리는 잘 모르더라도 자신이 믿고 있는 '종교의 형식'을 중요하게 생각하는 고령자도 있으므로 이를 이해하고 다가가는 것도 간호•돌봄의 심리적 케어라 할 수 있다.

13장
지자체 위탁 치매 예방사업

13-1 도리데^{取手}시 위탁 치매 예방사업

13-2 새로운 치매 예방사업 '회상법스쿨'

13-3 회상법스쿨: 평균연령 레미닌 76세, 레미니션 70세

13-4 레미닌카페: 건강한 고령자가 기운이 없는 고령자에게 기운을 북돋아 주는 활동

13-5 레미닌프렌드사업을 통한 방문회상법

13-6 경계에 있는 시니어를 돕는다

13-7 회상법 수다 트레이닝

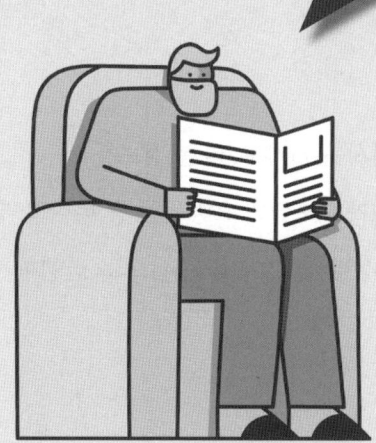

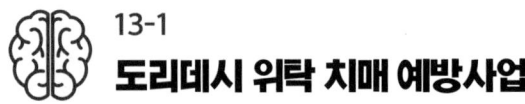

13-1 도리데시 위탁 치매 예방사업

■ 돌봄 예방·치매 예방

지자체가 진행하는 돌봄 예방은 4가지 분야로 구성되어 있다. 문제는 분야별 전문가는 있는데 보급을 위해 통합적으로 교육을 할 수 있는 인재가 부족하다. 이바라키현 도리데시는 '돌봄 예방·치매 예방 세미나'를 4~6회에 걸쳐 시리즈로 개최할 때 반드시 회상법부터 시작한다. 그 이유는 4가지 분야의 연관 관계와 각 분야를 생활 속에서 즐겁게 접목하는 방법을 설명하기 때문이다. 즉 분야별로만 이해해서는 행동 변화로 이어지기 어렵다. 행동 변화로 연결하기 위해서는 '즐거움'이라는 요소를 명확하게 의식화시킬 필요가 있으며 그 즐거움을 가져다주는 것이 회상법이다. 앞으로 회상법은 치매 예방에 없어서는 안 될 필수 내용이 될 것이다.

■ 돌봄 예방의 4가지 분야

돌봄 예방사업을 추진하는 지역포괄지원센터(일본의 각 기초자치단체에 설치된 노인 상담 및 복지 지원 기관-옮긴이)는 실제로 돌봄이 필요한 고령자를 관리하는 것만으로도 벅차서 예방까지는 엄두도 못 내는 것이 현실이다. 그러나 돌봄 예방·치매 예방 차원에서 4가지 상담을 하고 있다.

1. 영양 지도

'육류를 드세요. 균형 잡힌 식사를 하세요.'라는 정보는 제공하고 있지만, 실천은 개인의 몫이다. 도시락 배급도 요지원 등급(개호보험의 요양등급 중 하나로 부분적으로 도움이 필요하지만, 기본적으로 혼자 생활 가능한 상태-옮긴이)을 중심으로 진행하기 때문에 등급을 받지 않은 고령자는 배급에서 제외되는 경우도 많다.

2. 구강 지도

충치나 틀니 관리를 장려하고 있지만 정작 치료를 받으려고 하면 의료보험이 적용되지 않는 경우도 많아 망설이는 고령자가 많다.

3. 운동 지도

몸을 움직이는 것은 매우 좋은 운동이지만 운동을 하기 위해서는 운동하는 장소까지 이동해야 한다. 그러나 운전을 할 수 없는 고령자들은 운동 장소까지 가는 것조차 버겁다. 또 운동 내용이 알차면 그만큼 체력적인 부담도 크다. 건강 운동은 건강한 성인을 대상으로 하는 것이므로 고령자들에게는 부담이 될 수 있다.

4. 치매 예방

건강마작, 바둑·장기, 훌라댄스, 일본무용, 요리 교실, 게이트볼, 도예 등 언뜻 보기엔 전부 취미 생활 같다. 하지만 뭐든 생판 처음 접하는 거라면 즐기기까지는 시간이 걸리고 사람마다 실력 차이가 크므로 팀에 들어가려면 노력이 필요하다. 또 리더격인 자원봉사자의 개성도 다양(사명감이 강한 리더는 참가를 강요한다)해서 인간관계에 따라 참가 범위가 제한되기도 한다. 게다가 자원봉사자의 평균연령이 높아 활동이 정체되기 쉽다.

■ 종합사업의 칸막이 행정

2017년도 후생노동성은 각 지자체에 돌봄 예방·치매 예방의 지역 활동의 하나로 '종합사업'을 진행하도록 지시했다. 종합사업은 요양등급을 받은 고령자(요지원1~2등급)와 요양등급을 받지 못한 고령자(자립)를 종합해서 사업을 진행하려 하였으나, '요양등급을 받은 고령자'를 담당하는 부서와 '요양등급을 받지 못한 고령자'를 담당하는 부서가 달라 진행이 원활하지 못한 상태다.

담당 부서도 그렇지만 개호보험으로 요양 서비스를 제공하는 사업자도 운영 규정이나 자격 소지 요건 등 조건이 까다롭다. 그러나 개호보험 이외의 서비스에 대해서는 그런 조건이 없다

보니 행정이 개호보험 이외의 서비스에까지 신경 쓸 여력이 없어 자원봉사자에게 맡기고 있는 실정이다. 고령자가 상담하러 가면 먼저 개호보험 요양등급판정부터 받자(담당 부서가 판정 결과로 정해진다)고 하는 행정기관이나 서비스 제공업자의 행태를 보면 고령자는 빨리 요양등급을 받고 싶은 심정일 것이다. 반면 잘 예방해서 개호보험 서비스를 받지 않고 살기를 원하는 고령자가 많음에도 불구하고 예방에 필요한 적절한 정보나 기회를 제공해주는 환경이 부족하다.

■ 돌봄 예방과 생활 지원

2017년도부터 진행하는 새로운 종합사업은 '돌봄 예방'과 '생활 지원'으로 분류되어 있다. 이것은 커다란 진전이라 할 수 있다. 지금까지 개호보험에서의 돌봄 예방이란 '생활 지원'을 의미했다. 생활 지원을 통해 요개호 등급(개호보험의 요양등급 중 하나로 혼자 일상생활이 어렵고 돌봄이 필요한 상태-옮긴이)이 되지 않도록 한다는 발상이었으나, 요지원 고령자를 대상으로 생활 지원을 하고 있는데도 치매 발병과 진행이 늦춰지지 않아 실제로 효과가 있는지 의문이었다. 즉, 생활 지원은 돌봄 예방으로 이어지지 않는다는 사실을 확실히 인식하게 되었다.

지자체에서 진행하고 있는 도시락 배달 등의 생활 지원은 분명히 고령자의 생활에 도움이 되고 있지만, 그것이 돌봄 예방에 효과가 있는지 의문이다. 이처럼 돌봄 예방은 실제로 눈에 보이는 것이 아니다. 또 지자체가 진행하는 돌봄 예방사업, 예를 들어 체조 교실 등은 그곳까지 찾아가야 하므로 외출하기 싫어하고(걸을 수 있지만 귀찮아하는 성격) 다른 사람과 잘 어울리지 못하는 고령자는 대상에서 제외되기 쉽다.

게다가 시·구·정·촌(기초자치단체)이 인정하는 종합사업의 대상 고령자는 요지원 등급을 받은 고령자와 '기본체크리스트에서 필요하다는 평가가 나온 고령자'로 되어 있으나, 전체 25개 항목 중 치매 관련 항목은 3개밖에 없다. 이는 체크리스트가 신체적인 측면에 편중되어 있어 치매 고령자는 대상에 포함되기 어려운 구조적인 문제를 안고 있다. 이 때문에 요지원 등급을 받은 고령자가 가장 필요로 하는 치매 예방 활동 프로그램을 받을 수 없다. 치매를 예방하기 위해 받는 프로그램은 보험적용이 안 된다. 이 사실만 보더라도 개호보험제도에서 치매 예방사업이

차지하는 비중이 얼마나 미미한지 알 수 있다.

    2018년도, 개호보험제도가 크게 바뀌어 기초자치단체가 독자적으로 돌봄 예방·치매 예방사업을 전개할 수 있게 되었다. 이에 따라 신체적인 돌봄 예방, 생활 지원, 치매 예방 등 3가지 방향으로 진행되고 있다. 그러나 '기초자치단체 독자적으로'라는 말은 기초자치단체 간의 격차가 더욱 벌어지는 것을 의미한다. 실제로 경제적인 문제로 인해 돌봄 예방·치매 예방사업은 진행하지 못하고 생활 지원만 하는 기초자치단체도 다수 나오고 있다.

■ 대상 고령자의 규모 확대에 대한 우려

    개호보험 등급자를 요지원과 요개호로 나누면 전국평균 요개호 74%, 요지원 26%(2009년 후생성)다. 도리데시는 요개호 81%, 요지원 19%(2014년)로 차이를 보인다. 제6기 도리데시 개호보험 사업계획의 개호보험사업 전망에 '돌봄 예방사업을 더욱 확충하여 고령자의 건강 유지와 개호보험 수가 절감을 위해 노력하겠다'라는 내용이 명기되어 있다. 따라서 요지원자와 종합사업 대상자의 규모를 확대해야 하지만, 요지원 등급자에게 제공하는 돌봄 예방 서비스 제공률이 상당히 낮기 때문에 향후 추가로 치매 예방·돌봄 예방 서비스를 제공해야 한다.

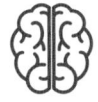

13-2 새로운 치매 예방사업 '회상법스쿨'

    새로운 치매 예방사업인 '회상법스쿨' 제1회 참가 접수가 2016년 5월 1일 9시부터 도리데시에서 진행되었다. 시 담당자는 지원자가 적을 것을 대비해 사전에 후보자를 수배해달라고 했으나, 정작 뚜껑을 열어보니 엄청난 반향을 일으켰고 전화접수도 마비가 될 정도였다. 그때의 생생했던 현장 상황을 살펴보자.

■ 오전 9시를 알리는 시계 종소리와 함께 접수 시작

8시 59분까지만 해도 '전화가 올까?', '정원이 채워질까?', '참가자가 적으면 내년에는 못하겠지!' 등 불안하고 초조한 마음으로 전화를 기다리는 직원들 사이에 긴장감이 흘렀다.

오래된 괘종시계가 9시를 알릴 준비를 하는 순간 전화벨이 울렸다.

"네, 회상요법센터입니다."

"광고 보고 전화했는데요. 참가 신청하려고요."

"네, 알겠습니다. 성함부터 말씀해주세요."

전화를 끊자 동시에 다음 전화가 울린다. "네, 회상요법센터입니다." 이 상태가 2시간 동안 이어졌다.

9시 20분에 거의 정원이 찼으나 오후에도 전화는 계속되었다.

"뭐라고요? 아직 10시도 안 됐는데 이미 다 찼다고요? 시작한 지 1시간도 안 됐잖아요?"

"네, 정말 죄송합니다."

"이런 적은 한 번도 없었는데……. 체조와 회상법 프로그램이 마음에 들어 전화했는데 인기가 많은 것 같네요."

"감사합니다. 내년에도 개최할 수 있도록 노력하겠습니다."

이런 대화가 온종일 계속되었고 3일째가 되어서야 겨우 잠잠해졌다. 총 문의 건수는 100건이 넘었으며 참가자 25명, 자원봉사 어시스턴트 17명을 선발했다.

■ 회상법스쿨 제1회

레미닌 25명, 레미니션 17명, 지도 스태프 5명, 시청 직원 3명, 기타 지자체 시찰단 3명 등 총

53명이 세미나 장소인 복지교류센터 대강당에 모였다. 처음에는 체조 지도사가 1시간 동안 참가자들을 지도한다. 그다음 회상법으로 넘어간다. 사전에 명찰을 색으로 구분했다. 초록색은 지도 스태프, 파란색은 어시스턴트(레미니션), 빨간색은 참가자(레미닌). 그룹별로 레미니션이 레미닌에게 말을 건네면서 함께 의자에 앉는다.

제1회의 주제는 '구연동화'다. 자전거에 실린 그림 상자, 구연동화를 하는 아저씨, 넋을 잃고 보는 아이들의 모습 등이 찍힌 사진을 보면서 그룹별로 수다를 떤다.

"물엿을 산 아이가 맨 앞줄에 앉게 되지."

"새빨간 매실잼을 바른 전병과자가 있었지."

"어머, 까까머리에 상고머리도 있네!"라며 신나서 큰 소리로 떠든다. 순식간에 수다 타임이 종료된다.

레미닌이 돌아가고 난 후 레미니션은 피드백(회고)을 진행한다. 먼저 다섯 그룹으로 나누어 레미닌 한 사람 한 사람의 'D 체크'(5-4참조)를 기록한다. D 체크로 레미닌의 치매 정도와 수다의 만족도 등을 평가한다. 그리고 오늘 자신이 떨었던 수다에 대해 반성할 점을 공유한다. 다섯 그룹의 피드백 공유가 끝나면 전체 미팅을 한다. 이를 통해 전체적인 주의점과 다음 회 진행할 수다 포인트 등을 확인한다. 제1회의 주의점은 '레미닌과 눈 맞춤을 하자.', '적절히 맞장구치자(리액션).'였다.

■ 회상법스쿨 제2회

체조 후 회상법을 진행했다. 이번 주제는 '단란한 가족'이다. 화롯가에 둘러앉아 아버지는 신문을 읽고 어머니는 뜨개질하고 아이들은 어머니 옆에서 뜨개질하는 것을 보고 있는 사진이다. 이 사진을 보면서 수다를 떤다.

"접는 밥상이 그립네요."

"이 신문 회람판이네!"

"화로 삼발이 위의 주전자 물이 팔팔 끓고 있네요."

이런 말들이 계속 오간다. 실제로 사진을 보고 있지만, 사실은 본인이 경험한 추억의 한 장면을 이야기하고 있다. 떠오르는 이미지를 직접 말로 표현함으로써 대뇌를 활성화한다.

"앗! 뇌가 움직였다!"라는 레미닌의 말에 레미니션도 크게 웃는다. 즉 대뇌의 활성화를 실감한 것이다. 눈 깜짝할 사이에 수다 시간이 끝나고 레미닌을 보내드린다. 그리고 레미니션 5인 그룹이 내용을 공유한다.

"오늘은 맞장구와 추임새를 제대로 했습니다."

"이야기의 주제가 분산되어 따라가기 어려웠습니다."

등 회상법에 대한 여러 가지 의문점과 잘된 점을 이야기한다. 레미닌보다 레미니션의 표정이 더 생기가 넘쳤다.

■ 자원봉사자 육성 방법에도 주목

이번 회상법스쿨은 레미닌 2명과 레미니션 2명을 한 그룹으로 구성하여 진행했다. 이것을 '4인식 회상법'이라 부른다. 이 방식은 그룹 회상법과 개인 회상법의 중간 형태로 레미닌은 편하게 이야기할 수 있고 레미니션은 효과적으로 지도기술을 습득할 수 있다.

치매 예방 활동을 지역에 정착시키기 위해서는 지역에서 활동할 수 있는 레미니션(자원봉사자)을 육성해야 한다. 회상법 전문가가 매회 이벤트로 레미닌을 지도하는 것 보다 그 지역 사람들을 자원봉사 레미니션으로 육성하여 지도하는 것이 효과적이다. 지역사회는 지역주민을 자원봉사 레미니션으로 참여시킴으로써 공동체 활성화에 이바지하고, 자원봉사자로 참여하는 레미니션 본인도 활동을 통해 자연스럽게 치매 예방을 할 수 있다. 이런 자원봉사자 육성프로그램에 관심을 보인 여러 지자체에서 시찰단을 보내왔다.

자원봉사자 육성은 지자체가 적극적으로 추진해야 할 과제이며, 또 이러한 노력 없이는 앞으로 다가올 초초고령사회를 극복할 수 없다. 얼마 전 사회복지협의회 자원봉사자 육성세미나에 참석한 30대 정도로 보이는 강사가 "예전처럼 가까운 이웃끼리 서로 돕자."라며 큰 소리로 호소했다. '예전'이라면 강사가 태어나기 훨씬 전인 50년 전을 말하는 것이리라.

확실히 50년 전에는 행정의 영향력이 약했고 지역에서도 주민 이동이 적어 이웃 사람의 이름은 물론이고 무슨 일을 하는지 식구는 몇 명인지 속속들이 다 알던 시대였다. 집의 자물쇠가 필요 없던 시대였기에 이웃사촌끼리 돕자는 말이 통했다. 그러나 지금은 아파트 생활을 하다 보니 이웃에 누가 사는지 모르는 사람이 더 많다. 예전처럼 이웃사촌끼리 돕자고 외쳐봤자 와닿지 않는다. 이제는 자원봉사자를 육성하는 전문가가 적절한 육성프로그램으로 의욕이 넘치는 지역주민을 육성하는 것이 효과적인 시대가 되었다. 이런 의미에서 회상법을 통한 자원봉사자 육성은 지역사회에서 큰 역할을 할 것이다.

■ 세컨드 자원봉사자 탄생

회상법스쿨에서 육성한 지역자원봉사자 레미니션은 2017년에 시작한 종합사업인 '레미닌카페'에서 활동하고 있다. 또 2018년부터 노인시설 등을 방문해서 회상법 수다를 떨며 치매 진행 예방을 시행하는 '레미닌프렌드사업'에서도 활약하고 있다.

현행 '개호보험 서비스'를 이용해 방문하면 방문 시설의 부지 밖으로 나가서는 안 된다고 규정되어 있다. 그러나 고령자가 틀어박혀 지내는 것이 좋지 않다는 지적도 나오고 있어서 제도와 현실의 괴리는 크다. 이 괴리를 좁혀주는 것이 레미닌카페사업과 레미닌프렌드사업이다.

지자체에서 진행하는 종합사업은 자원봉사자의 활동을 전제로 한 사업이라 할 수 있는데 자원봉사자가 모이지 않는다. 자원봉사자는 동일본 대지진이나 기누가와^{鬼怒川} 수해 등에서도 활약했다. 그들은 자신이 먹을 식량을 들고 왔다. 식량이 없으면 지원물자를 먹게 되므로 자원봉사의 의미가 사라지기 때문이다. 즉 의식주를 모두 자비로 해결하며 봉사하는 것이 자원봉사다.

이런 자원봉사활동은 비교적 단기간에 끝나지만, 종합사업과 같이 '제도'와 '시스템'으로 움직이게 되면 장기간 지속한다. 장기간 모든 것을 자비로 해결하며 자원봉사를 해야 한다면 계속할 수 있는 사람은 거의 없다. 그래서 '세컨드 자원봉사자'라는 개념을 고안해냈다. 2017년의 도리데시 지역 복지계획에도 나와 있는데, 세컨드 자원봉사자에게는 교통비와 식비는 지급하고 노동력은 무상으로 받는다는 개념이다. 지금도 '유상 자원봉사자'라는 말이 있지만, 후생노동성이 정한 최저임금을 밑돌기 때문에 바람직하지 않다는 지적이 나오고 있다. 무엇보다도 유상 자원봉사자라는 명칭은 자원봉사 정신에 반하는 개념을 포함하고 있는 느낌을 준다.

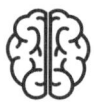

13-3 회상법스쿨: 평균연령 레미넌 76세, 레미니션 70세

도리데시의 위탁사업인 치매 예방사업은 2년째 접어들면서 '수다 트레이닝' 즉, 대뇌에 산소를 효율적으로 공급하는 수지手指운동을 도입해 회상법 효과를 더욱 높이고 있다.

■ 강의장을 가득 채운 회상법스쿨

'회상법스쿨 참가자 모집' 광고를 냈더니 정원이 25명인데 38명이나 지원해 급히 큰 강의장을 마련해 지원자 전원을 받았다. 작년에는 비교적 고령자들에게 관심이 있을 만한 '뇌 활성 스쿨'이라는 이름으로 모집했으나 올해는 '회상법스쿨'이라는 단독명칭으로 모집했다. 그런데도 모집정원이 초과한 것을 보고 스태프들과 시 공무원들은 확실하게 자신감을 가지게 되었다.

참가자의 평균연령은 76세이며 최고령은 92세다. 80대도 7명이나 되고 모두 요양등급을 받지 않았다. 매우 재미있게 수다를 즐기고 있다. 참고로 어시스턴트를 해주는 레미니션의 평균연령은 70세다. 평균 6살의 나이 차이가 수다 떠는 데 가장 효과적이다.

88세 참가자는 "현재 혼자 살다 보니 온종일 한마디도 안 하는 날도 있어요. 문득 말을 잊어버릴 것 같아 좀 두려울 때도 있지요. 그래도 매주 이 회상스쿨에 참가해서 신나게 수다를 떨고 나면 그날은 푹 잔답니다. 역시 수다를 떨어야 건강해지는 것 같아요. 호호호."라고 말했다.

회상법스쿨에 12회 모두 출석하면 졸업증서를 수여한다. 회상법 어시스턴트를 동시에 모집했는데 25명이 지원했다. 어시스턴트가 되면 회상법스쿨 과정이 끝난 후 회고의 시간을 갖고 회상법 수다의 질을 높이는 지도를 받는다.

회상법스쿨이 끝난 후 피드백 시간에는 레미니션 전원이 감상과 의견을 말한다. "레미닌과 레미니션의 발언 비율은 어느 정도가 적당한가요?"라는 커뮤니케이션에 관한 질문에 "정해진 시간이 60분이라고 가정하면 4명이니까 단순히 1명당 15분이라는 계산이 나오네요. 그러나 레미닌이 중심이므로 레미닌 1인당 20분은 주어야 해요. 그렇다면 레미니션은 10분 정도. 전체 시간의 10~20% 정도 되겠네요."라는 이야기가 오간다.

레미니션 본인이 오히려 수다를 과하게 떨어버렸다고 반성하는 사람에게는 "그게 그렇게 나쁘다고는 생각하지 않습니다. 다만 레미니션이 신나서 이야기하다 보면 레미닌의 말을 잘 들을 수 없게 됩니다. 본인이 수다 떨 때는 상대방이 수다를 떨었다는 사실은 기억하지만, 무슨 내용인지까지는 파악하기 어렵거든요. 본의 아니게 레미닌의 수다 기회를 레미니션이 뺏어버리는 상황이 되고 맙니다. 아무래도 본인이 과하게 수다 떨기보다는 '맞장구와 추임새'를 적절히 사용하며 배려하는 것이 좋겠네요."라는 의견을 건넨다.

"이번 시간에는 멋진 이야기를 들을 수 있었어요. 인생의 기승전결을 짧은 시간에 끌어낼 수 있었습니다."라고 하는 남성 레미니션에게 "그게 과연 회상법에 해당하는지 생각해볼 필요가 있을 것 같아요. 회상법은 추억의 한 장면을 생생하게 말로 표현하는 것입니다. 80년 인생을 10분 만에 다 말할 수는 없거든요. 그렇게 가벼운 것도 아니고요. 줄거리는 있었지만, 장면이 없었기 때문에 좀 아쉽다는 생각이 드네요."라며 예리한 피드백을 건넨다.

피드백 시간은 정말 중요하다. 내버려 두면 같은 실수를 반복하지만 매회 잘못을 되돌아보고 개선해야 할 사항은 개선하고 배울 점은 배우기 때문에 회상법의 기술은 더욱 향상된다.

13-4
레미닌카페: 건강한 고령자가 기운이 없는 고령자에게 기운을 북돋아 주는 활동

2017년 6월 6일(화) 회상요법센터 주최로 시내에 있는 한 복지 레스토랑에서 치매 예방카페 제1회 '레미닌카페'를 열었다. 레미닌카페에서는 노래나 체조는 하지 않는다. 한 테이블에 4명씩 앉고 그중 1명이 회상법 레미니션이다. 1명의 레미니션이 3명의 참가자와 커피나 음료를 마시며 수다를 즐긴다. 수다 주제는 따로 정하지 않고 테이블별로 참가자와 레미니션이 자유롭게 수다를 떤다. 90분이라는 시간은 눈 깜짝할 사이에 지나고 100분이 훌쩍 넘어서 끝났다.

■ 혼자 있으면 한마디도 하지 않는다

레미니션: 오늘 레미닌카페에 참석해 주셔서 감사합니다. 연세가 어떻게 됩니까?

레미닌: 네, 올해로 82세입니다. 작년에 회상법스쿨에 참가했었지요. 그런데 도중에 다쳐서 병원에 입원하는 바람에 쉬다가 나왔어요. 지금은 다 나아 이렇게 신나게 수다를 떨 수 있어 정말 기뻐요. 혼자 살다 보니 말할 사람이 없어 온종일 집안이 적막하고 외롭거든요. 여기선 실컷 수다를 떨 수 있어서 좋아요. 무엇보다 레미니션과 이야기하는 것이 즐거워요. 뭐랄까 잘 들어주시는 것 같아요. 나도 모르게 엄청 수다를 떨게 된답니다.

레미니션: 감사합니다. 그렇게 말씀해주시니 마음이 한결 가벼워지네요. 이제 곧 장마철인데요. 생각나는 추억이 있나요?

레미닌: 글쎄요, 우산이 생각나네요.

레미니션: 장마철이니 우산이 필요하죠.

레미닌: 제가 어렸을 때는 우산이 귀했거든요.

레미니션: 그랬죠.

레미닌: 우산이 없을 때는 물에 빠진 생쥐 꼴로 뛰어다녔다니까요(호호호).
레미니션: 구멍 난 우산도 많았지요.

우산에 얽힌 추억담으로 분위기가 무르익었다.

■ 건강과 질병의 에어포켓

앞에서 말한 82세 여성은 집안에서는 별 무리 없이 생활할 수 있기 때문에 자립 판정을 받았다.

수다를 떨고 싶으면 자비로 주간보호센터에 가면 되는데, 가고 싶지 않다면서 현실을 말해준다. "주간보호센터도 여러 군데 견학해보았는데, 그런 곳은 수다를 떨 상대가 별로 없어요. 주로 돌봄이 필요한 노인들이 오기 때문에 나같이 돌봄이 필요 없는 노인은 그저 가만히 있다가 오니까 집에 있는 거랑 다를 게 없거든요. 그런데 레미닌카페는 신나게 수다를 떨 수 있어서 얼마나 즐거운지 몰라요."

행정담당자 중에는 "자립 판정을 받더라도 주간보호센터를 많이 이용해주세요."라며 현실과 동떨어진 말을 하는 분도 있다. 건강하다면 노인학교 등 활동이 많은 이벤트에 참가할 수 있다. 하지만 건강하다고는 하나 이벤트에 참가할 정도는 아니다. 그렇다고 등급을 받은 사람을 돌봐주는 주간보호센터에 가면 고립되기 십상이다. 이런 에어포켓 지대에 놓여있는 자립 판정을 받은 고령자를 그대로 방치하면 얼마 가지 않아 돌봄이 필요한 상태로 전락해버린다. 담당 부서도 요양등급을 받으면 복지부, 등급을 못 받으면 건강부로 나누어진다. 건강부가 관리하는 대상은 고령자들뿐만 아니라 젊은 사람도 포함되어 있으므로 고령자에 대한 행정서비스가 부족할 수밖에 없다. 이것을 보완하기 위해 복지부 담당의 종합사업을 시작했지만, 실제로는 도움이 필요한 등급(요지원 및 요개호 등급)의 고령자를 대상으로 하고 있으므로 자립 판정을 받은 고령자까지 신경 쓸 여력이 없다.

■ 건강한 고령자가……

얼마 전 복지관계자와 '치매 오렌지 카페'에 관한 회의를 하던 중 "레미닌카페는 건강한 고령자가 기운이 없는 고령자에게 기운을 북돋아 주는 것을 목표로 하고 있다."고 하자 복지담당자가 메모판에 건강한 고령자가 그렇지 못한 고령자를 케어한다고 적었다. 그래서 그 문장은 복지의 관점에서 이해한 표현이고 자원봉사자를 중심으로 진행하는 관점에서 보면 그 의미가 다르다고 지적하자 담당자는 어리둥절한 표정을 지었다.

건강한 고령자가 그렇지 못한 고령자를 케어한다는 표현은 복지관계자에게는 지극히 평범한 표현일 것이다. 그러나 자원봉사자는 '케어'를 할 수 없다. '불가능한 것'을 요구하는 꼴이 된다. 자원봉사자의 기본은 '가능한 것'을 하는 것이다. 행정이 자원봉사자의 활동을 중심으로 삼아 치매 예방대책을 구상할 때 '노동력 무상제공'이라는 발상을 한다면 관점에 큰 차이가 생긴다.

'건강한 고령자'라는 의미는 '타인을 위해 움직이는 것이 곧 자신을 위한 일'이라고 생각하는 고령자를 의미한다. 실제로 레미닌카페는 레미닌과 즐겁게 수다를 떨면 레미니션의 스킬도 함께 향상되므로 레미니션 본인의 치매 예방에도 도움이 된다. 이런 것을 스스로 깨닫게 하는 것도 레미닌카페의 목적 중 하나다.

■ 기운이 없는 고령자를……

'건강한 고령자가 그렇지 않은 고령자를'이라는 문맥으로 해석하면 '그렇지 않은 고령자'란 '병치레가 잦은 고령자'라는 이미지가 떠오른다. 즉 '건강한지, 병에 걸렸는지' 양자택일을 해야 한다. 그러나 실제로는 '건강하지도 않지만, 병에 걸리지도 않은' 중간 상태의 고령자도 많다. 그런 중간 상태에 있는 고령자는 대부분 옆에서 기운을 북돋아 주면 점차 원기를 회복한다. 고령자는 원래 건강했는데 단지 지금은 기운이 나지 않는 생활환경에 있는 것뿐이다. 고령자가 기운을 내도록 돕는 것이 고령자 자원봉사자의 중요한 역할이라 할 수 있다.

레미닌카페에서는 건강한 고령자 자원봉사자(레미니션)가 지금은 기운이 없는 고령자를 수다를 통해 기운을 내도록 돕고 있다.

■ 기운을 북돋우는……

레미닌카페에서는 서비스, 케어, 치유(cure), 보조(Follow), 카운슬링, 접대, 상담 등은 하지 않는다. 물론 참가자가 요청하면 바로 전문가와 연결해주지만, 레미닌카페는 기본적으로 '즐기는 곳'이다. 스포츠, 산책, 경치 등을 즐기는 것처럼 '수다를 즐기는 곳'이 레미닌카페다.

나이가 들면 긍정적인 감정이 둔화한다. 제일 먼저 둔화하는 감정은 쾌감정(신경전달물질 도파민)이다. 도파민이 분비되면 기분이 좋아진다. 10대 때는 풍부하게 분비되지만, 나이가 들면 분비가 저하되고 감동도 줄어든다.

다음으로 둔화하는 감정은 행복 감정(신경전달물질 세로토닌)이다. 세로토닌은 다른 대상과 비교해서 자신이 더 낫다고 생각할 때 나오는 감정으로, 예를 들면 '오늘 날씨가 좋아 행복해!'라는 감정은 '비가 오는 날과 비교해서'라는 비교 대상이 있을 때 생긴다. 이것도 나이가 들어 사회나 국가, 세계 등에 관한 관심이 줄어들면 가까운 지인을 비교 대상으로 삼아 험담을 하며 세로토닌을 분비시키려고 한다. 누군가의 험담을 하며 자신은 그렇지 않다는 행복감을 얻는 다소 복잡한 심리구조다.

마지막까지 남아 있는 긍정적인 감정은 안정감(신경전달물질 옥시토신)이다. 동료와 함께 있을 때 나오는 옥시토신은 '안정감'을 느끼게 한다. 인간이 사회적인 존재라는 의미의 근거라 할 수 있다. 안정감을 유지하면 노인성 우울증과 치매를 막을 수 있다. 이를 위해 수다 친구와 즐겁게 수다 떠는 것이 매우 효과적이다. 기운을 주고받는 공간, 즐겁게 수다를 떨 수 있는 공간, 그곳이 레미닌카페다.

■ 레미닌카페 활동

레미닌카페는 후생노동성이 추진하고 있는 치매 시책 중 하나인 '치매카페'에 해당하며, 치매에 걸린 사람과 그 가족이 사회적으로 고립되지 않도록 하는 것이 목적이다. 기본적으로는 '치매 환자' 즉 치매에 걸린 고령자와 가족을 대상으로 하고 있어 담당 부서는 복지부이고 요지원 등급을 받은 고령자를 고려한 활동 내용이다.

회상요법센터도 '돌봄 예방 방문 요양 지정사업소' 인가를 받았으므로 이러한 흐름에 맞춰 요지원 등급 고령자도 염두에 두고 활동하고 있다.

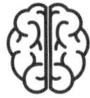

13-5 레미닌프랜드사업을 통한 방문회상법

■ 닌토모사업이란

후생노동성은 요양보호 관련 사업을 ① 개호보험급여사업, ② 지역종합사업, ③ 지역지원사업 등 3가지 핵심 사업으로 정했다.

1. 개호보험급여사업

요개호 1~5등급인 고령자가 개호보험의 요양 서비스를 받았을 때 지급되는 보험 급여이며 요양 서비스 메뉴와 가격이 규정되어 있고, 요양 서비스 제공사업자는 개호복지사(한국의 요양보호사에 해당하는 국가 자격-옮긴이)나 초임자 연수 수료자(방문요양보호사 민간자격-옮긴이) 등의 자격을 의무화하고 있다. 보험급여사업은 급여 수급률이 12%를 넘으면 국민이 내는 개호보험금을 올려야 하는 구조로 되어 있으며 현재 수급률은 12%를 상회하고 있다. 이를 극복하기 위해 요양등급 사정을 엄격하게 하기, 자기부담금을 20%로 올리기, 요지원 등급자를 종합사업(지자체)으로 이관하기 등의 방법으로 대응하고 있다. 이런 큰 흐름 속에서 지자체의 역할이 더욱 커지고 있고 지자체의 역량에 따라 요양보호사업의 격차도 벌어지고 있다.

2. 지역종합사업

요지원 1~2등급 및 특정고령자라 불리는 고령자를 대상으로 기초자치단체가 자체적으로 내용을 연구해 요양 서비스와 개조介助 서비스를 진행하는 사업이다. 그러나 현황을 보면 개호보험 급여에 규정된 요양 서비스와 거의 비슷한 내용을 무료자원봉사자(무자격자)로 대체하려는 지자체도 있다. 이 때문에 자원봉사자를 비용 절감의 수단으로 이용하고 있다는 지적도 나오고 있다. 바꾸어 말하면 '요양보호사 자격도 없는 사람에게 요양 서비스를 맡기는 상황'이 초래될 수 있어 요양 서비스의 질적 저하가 우려된다. 게다가 요개호 1~2등급도 이쪽으로 이관되면 상황은 더욱 심각해진다. 머지않아 돌봄이 필요한 고령자를 자원봉사자에게 맡기는 사태가 벌어질 수도 있다.

3. 지역지원사업

지역사회의 자원(장소나 사람)을 활용해 돌봄 예방이나 치매 예방을 진행하는 것이 핵심이다. 이 사업은 '치매서포터' 육성과 '치매카페' 개설 등 치매 지역지원추진위원을 중심으로 활동하고 있다. 이 지역지원사업 안에 '닌토모사업'이 있다.

치매카페에서 알게 된 자원봉사자가 치매에 걸린 사람의 집을 방문해 함께 시간을 보낸다는 내용으로 규정되어 있지만 실제로는 치매카페 자체가 많지 않은 데다 진행 횟수도 연간 4~6회 정도에 그친다. 가족이 치매 환자를 돌보는 방법을 배우는 장소로 이용되는 사례도 있고, '가족 대상 돌봄교실'이라는 활동도 있다. 이 정도로 자원봉사자 없이는 힘든 분위기인데 행정 측은 '자원봉사자는 무료'라는 인식에서 여전히 벗어나지 못하고 있는 것 같다.

닌토모사업은 치매카페에서 활동하는 자원봉사자들이 닌토모사업에서도 활동을 해주어야만 가능한 구조로 되어 있다. 그런데 이것은 자원봉사자가 활동을 중복해야 하는 구조이므로 활동 자체가 뜸해질 수밖에 없다. 향후 치매카페가 안정된 사업(충분한 예산 배정이 이루어진다면)으로 인정을 받게 된다면 닌토모사업도 순조롭게 진행될 것이다.

■ '닌토모'와 '레미니션'

후생노동성의 '지역지원사업' 중 하나인 '닌토모사업'은 고립되기 쉬운 고령자를 개별적으로 돌보는 사업이다. 기본적으로는 '치매카페'에 참여한 치매 고령자를 자원봉사자가 개별적으로 케어하는 것을 말한다.

회상요법센터에서는 매월 1회 '레미닌카페'라는 이름으로 치매카페를 개최하고 있다. 대상은 치매가 걱정인 고령자와 그 가족, 치매 의심 고령자와 그 가족, 치매에 관심이 있는 시민 등이므로 실제로는 누구나 대환영이다. 레미니션과 레미닌이 있는 곳이 '레미닌카페'다. 여기서 회상법을 진행한다.

도리데시는 2018년도부터 '닌토모사업'을 '레미닌프랜드사업'이라는 명칭으로 정식 사용하고 있다.

■ 세컨드 자원봉사자란

도리데시는 2016년 제2기 도리데시 지역 복지계획에서 무보수 자원봉사자와는 다른 '세컨드 자원봉사자'라는 새로운 자원봉사자 개념을 규정하고, 시가 주도하는 지속적인 지역사업에 세컨드 자원봉사자로 참여하도록 독려하고 있다. 일본에서는 자원봉사자라고 하면 무보수로 노동을 제공한다는 이미지가 강하다. 이는 큰 재해 때는 어쩔 수 없지만, 일상적인 행정사업 시스템 내에서 진행하는 '정상적인 업무'를 자원봉사자가 주체가 되어 진행한다는 것은 문제가 많다. 특히 '계속성, 안정성, 책임성' 부분에서 문제가 있다는 지적이 나오고 있다. 실제로 활동이 정체되고 있는 사업도 여러 건 있다.

원래 자원봉사란 자유의사로 자신의 신념에 따라 참가하는 것이므로 활동에 한계가 있고 지속적이지 못한 경우가 많다. 구체적인 사례를 살펴보면 행정이 주도하는 고령자 대상 체조 교실에서 자원봉사자가 개최 당일 몸이 좋지 않아 결석하자 '대체자를 찾지 못해 개최할 수 없다'고 한 사례도 있었다. 또 개최 당일 불참을 알린 자원봉사자에게 선배 자원봉사자가 "왜 미리 말해주지 않죠? 활동을 우습게 보지 마세요!"라는 질책을 하자, 자원봉사자는 '나는 자원봉사인데 왜 이렇게까지 심한 말을 들어야 하지?' 하는 불만을 품고 실제로 그만둔 사람도 있었다. 그리고 병원에서 자원봉사를 하는데 정원 잡초제거 업무만 시키고 '그 외 업무는 불가'라는 경우도 있었다. 당연히 자원봉사자의 참여율이 감소하고 활동 자체도 순조롭지 않게 된다. 바꾸어 말하면 '개인으로서의 자원봉사활동'과 '조직 행동으로서의 자원봉사활동'은 다르다. 자원봉사자 활동이 줄어드는 것을 조금이라도 막기 위해 세컨드 자원봉사자 제도를 도입했다. '노동은 무료봉사'지만 계속성과 안정성을 높이는 데 필요한 경비는 지급하는 제도다.

세컨드 자원봉사자를 '유상 자원봉사자'로 오해하기 쉽다. 유상 자원봉사자는 '노동의 대가'로 임금을 받고 그 임금이 최저임금을 밑도는 사례가 많아 노동법 위반이라는 지적을 받고 있다. 그러나 세컨드 자원봉사자는 교통비나 식사비가 필요경비로 처리되기 때문에 그런 지적을 받지 않는다.

■ 회상법이 도리데시의 행정에 정착하기까지

2013년에 회상법을 지자체 사업으로 정착시키기 위해 도리데시를 거점으로 '개호보험 지정 돌봄 예방 전문 방문요양사업소·회상요법센터 도리데'를 이바라키현으로부터 인정認定 받았다. 특징은 '돌봄 예방'에 특화된 지정이었다. 요지원 등급자만을 대상으로 요양 서비스를 제공한다는 내용으로 신청을 했더니 담당자가 "돌봄 예방만 하십니까? 정말 돌봄 예방만 해도 괜찮겠습니까?"라며 몇 번이나 확인했다. 서류 2장만 더 첨부하면 '방문요양사업소'로 인정받아 요개호 등급자도 서비스 대상에 넣을 수 있는데 굳이 요지원 등급자만을 대상으로 한다고 했으니 놀랐던 것 같다.

돌봄 예방 전문 방문요양사업소로 활동을 시작했지만, 회상법을 서비스 메뉴에 추가하려고 하니 담당자가 수다를 떠는 것만으로 돌봄 예방 서비스라고 할 수 없다며 수다와 신체 돌봄을 같이 진행하라는 주문을 했다. 그리고 방문처의 부지 밖으로 나가서는 안 된다는 말도 덧붙였다.

2015년, 종합사업을 진행하기 위해 준비 작업에 들어갔다. 개호보험급여에는 '방문처 부지 밖으로 나가서는 안 된다.'고 규정되어 있었으나, 한편으로는 두문불출은 좋지 않다는 돌봄 정책의 모순을 극복하고자 '고령자의 바깥나들이'를 목표로 종합사업에 참여하려 했다. 그러나 2016년 종합사업 서비스 메뉴에 '부지 밖 외출 금지'라는 내용이 명시되어 버렸다. 다시 돌봄 정책 모순에 말려든 상태다.

회상요법센터는 2016년에 개호보험제도에서 벗어나 지역지원사업의 하나로 '회상법스쿨', 2017년에 '레미닌카페', 2018년에 '레미닌프렌드' 등 3가지 사업을 전개하고 있다.

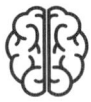

13-6
경계에 있는 시니어를 돕는다

후생노동성은 종합사업 안에 요개호 1등급과 2등급을 포함하기 위한 검토를 하고 있다. 개호보험제도의 '장벽'과 '행정의 사각지대'에 놓인 '경계에 있는 시니어'에 대한 사례를 살펴보자.

■ 사례 (1) 87세 여성

매번 회상법스쿨에 나가 수다를 떨며 즐겁게 생활하고 있었다. 회상법스쿨은 '인생의 묘약'이라고 표현할 정도로 생활의 활력이었다. 총 12회 중 4회 차가 끝날 무렵 넘어져서 골절로 입원하게 되었다. 3주 후 퇴원했으나 병원의 요양등급판정으로 요지원 2등급을 받아 회상법스쿨에 참가할 자격을 잃었다. 회상법스쿨에 참가하려면 요양등급 판정을 받지 않아야 하기 때문이다. 매주 수다 떠는 것이 치매 예방에 도움이 된다고 느꼈기 때문에 회상법스쿨에 계속해서 참가를 희망하고 있다. 이대로 두면 두문불출하다 치매에 걸릴 수도 있다.

■ 사례 (2) 82세 여성

회상법스쿨에 매번 참가하여 수다를 즐기고 있으나 같은 말을 자꾸 반복해서 커뮤니케이션이 어렵다. 객관적으로 보면 요지원 1 혹은 2등급 정도인데 개호보험 신청은 하지 않고 있다. 왜냐하면, 신청해서 요지원 등급 판정을 받으면 회상법스쿨에 참가할 자격을 잃기 때문이다.

■ 사례 (3) 78세 여성

요개호 1등급 판정. 주간보호센터에서 진행하는 운동과 회상법의 효과로 건강을 되찾게 되어 '자립' 판정을 받았다. 본인과 가족도 크게 기뻐하며 삶에 의욕이 생겼다. 그러나 자립 판정과 동시에 개호보험 서비스인 주간보호센터에 참가할 수 없게 되었다. 그 결과 집에서 나올 일도 없어지고 식욕도 떨어져 무기력해졌다. 이대로 가면 요개호 상태로 되돌아갈 가능성이 클 것으로 예상했다. 반년 후 다시 요개호 1등급 판정을 받고 주간보호센터에 왔을 때 싱글벙글 웃고 있었다.

■ 개호보험제도와 행정의 구분

개호보험 서비스를 받기 위해서는 복지부로부터 요지원 1등급 이상의 등급을 받아야 한다. 개호보험 서비스를 제공하는 사업자를 담당하는 부서는 복지부다. 또 재활을 열심히 해서 요지원 1에서 자립으로 등급이 개선되면 개호보험 대상에서 제외되어 '건강한 고령자'로 바뀐다.

주간보호센터에 다닐 때는 '송영 서비스'가 있었는데 자립등급을 받고 이 서비스를 받을 수 없게 되었다. 돌봄 예방 체조 교실에 자력으로 가야 하는데 고령인 몸으로는 무리다. 가고 싶지만 포기하고 집에 있을 수밖에 없다. 이렇게 되면 개호보험 대상자로 있는 게 낫다는 생각을 하게 된다.

이런 '경계에 있는 시니어'를 지원하는 것이 종합사업의 큰 목표였으나, 이 사업의 실행 기관으로 기존의 개호보험 서비스 제공사업자를 염두에 두고 있다는 것은 현실과 맞지 않다는 생각이 든다. 앞서 기술했던 요개호 1등급에서 자립으로 개선된 이용자로 인해 사업자는 고객을 한 사람 잃게 되고 그만큼 매출도 감소하게 된다. 이렇게 매출이 마이너스가 되는 요양 서비스에 사업자는 소극적일 수밖에 없다. 결과적으로 개호보험 서비스 제공사업자를 근간으로 하는 종합사업 진행은 순조롭지 못하게 될 것이다.

개호보험제도와 상관없는 성실한 활동 주체에게 맡긴다면 바람직한 종합사업의 방향성을 정하게 되고 자원봉사자를 효과적으로 활용할 수 있게 될 것이다.

■ 특정고령자 사업의 실패

후생노동성은 개호보험 규모가 확대되는 것을 막기 위해 '특정고령자'를 규정했다. 이는 '현재는 개호보험을 수급하고 있지 않지만, 방치하면 개호보험 수급자가 될 가능성이 있는 고령자'를 찾아내는 것이었다. 그러나 다음 3가지 이유로 실패했다.

① 특정고령자를 규정하는 체크리스트의 내용이 신체 분야에 집중되어 있다.
② 특정고령자를 선정하더라도 그들에게 제공되는 서비스가 거의 없다.
③ 돌봄 예방사업을 개호보험 서비스 제공사업자에게 전가하려고 했다.

방치하면 요양등급을 받게 될 고령자의 가장 중요한 포인트는 치매다. 신체적으로 문제가 있는 특정고령자는 이미 요양등급을 받은 사례가 많고 가벼운 치매라도 신체적으로 문제가 없으면 대상이 되지 않는다. 그리고 가사 지원이 돌봄 예방이라고 하는 방법론도 문제다. 여기에 개호보험 서비스 제공사업자는 마이너스 경영이 될 가능성이 있는 돌봄 예방사업에 참여하는 것을 꺼린다. 그렇다고는 하나 한번 치매에 걸리면 회복이 어렵고 평생 개호보험 수급자 신세가 되므로 치매에 걸리지 않도록 예방하는 일을 소홀히 해서는 안 된다.

■ 요양등급을 받지 않는 고령자

고령자 자신은 개호보험 신청을 하지는 않았지만, 사회적 판단에서 보면 요양등급이 필요해 보이는 고령자도 있다. 특정고령자를 판단할 때 신체적인 면에서 요양등급이 필요한 상태는 판단하기 쉽지만, 사회생활이나 정신적인 면에서는 판단하기 어렵다. 체면을 중시하거나 자신의 판단이 옳다고 고집을 부리며 요양등급을 신청하지 않는 고령자도 있다. 이런 경계에 있는 시니어는 2가지 타입이 있다.

1. 치매 증상을 보이는 경계에 있는 시니어
- 같은 내용을 반복해서 말한다.
- 이야기의 내용에 구체적인 고유명사가 나오지 않는다.
- 추상적인 이야기를 계속한다.
- 지난주 일을 기억하지 못한다.
- 사람이나 사물의 이름을 잘 기억하지 못한다.

2. 사회적 부적응 증상이 있는 시니어 (커뮤니케이션 장애 증상)
- 다른 사람의 이야기는 듣지 않고 자기 말만 한다. 그래서 친구가 없다.
- 공격적인 언어를 많이 사용한다. 그래서 외롭다.
- 약속을 잊어버리고 얘기하면 그제야 기억해 낸다. 그래서 친구가 없어진다.
- 말(단어)을 정확하게 사용하지 못한다. 그래서 다른 사람에게 오해를 받는다.
- 다른 사람은 틀리고 자신은 옳다고 주장한다. 그래서 생활환경이 개선되지 않는다.

■ 경계에 있는 시니어에 대한 대응

고령자는 요양등급을 받아 요지원 등급이 되면 요양 서비스 등의 케어를 받을 수 있으나, 경계에 있는 시니어는 현실적으로는 요지원 등급 상태라 하더라도 신청하지 않으면 요양 서비스를 받을 수 없다. 이런 경계에 있는 시니어는 돌봄 예방에 대한 대응의식이 낮고, 행정도 '요양등급을 받은 고령자는 복지부 담당'으로 '요양등급을 받지 않은 모든 고령자는 건강 추진부 담당'으로 나누어져 있으므로 경계에 있는 시니어는 양쪽의 경계선에 있는 것처럼 보인다.

그래서 레미니션은 이런 경계에 있는 시니어를 대상으로 요양등급을 받을 정도의 상태가 되지 않도록 회상법을 활용한 지원 활동을 한다. 경계에 있는 시니어는 돌봄 예방·치매 예방 등 건강한 고령자를 대상으로 하는 활동에 대해 심리적 거부감이 적으므로 그런 공간과 환경에서 치매에 걸리지 않도록 돕는다. 회상법스쿨에서는 실제로 경계에 있던 시니어가 회복한 사례가 있어 이를 참고하여 치매 예방 활동을 펼치고 있다.

■ 돌봄 예방은 행정과 시민이 함께 노력해야 한다

'돌봄이 필요 없는 삶'을 가장 절실히 원하는 사람은 고령자 본인과 그 가족일 것이다. 돌봄은 행정의 범위에 있지만 돌봄 예방은 본인 책임이라는 인식이 크다. 예를 들어 고령자 한 명이 80세에 요개호 1등급을 받아 개호보험 서비스를 이용한다면 월 15만 엔×12개월 = 180만 엔이 필요한데 이는 지역주민이 내는 보험금 등으로 충당한다. 그리고 지역에서의 소비 활동이 사라지기 때문에 월 4만 엔×12개월 = 48만 엔이 마이너스다. 여기다 돌봄을 위해서 자녀가 아르바이트를 그만두면 사회적 네거티브 비용이 더욱 증가한다. 이것을 1년 늦추어 81세에 요개호 1등급이 된다면 이런 연간 네거티브 비용이 발생하지 않고 또 지역에서 소비 활동도 계속할 수 있으므로 지역경제에도 기여한다.

이렇게 생각해보면 돌봄 예방은 단지 약자를 구제하는 것이 아니라 지역경제를 유지하는 데 필요한 '사회적 인프라'라고 할 수 있다. 고령자 비율이 32%인 도리데시는 고령이라도 건강하면 소비자로서 활동할 수 있다는 것을 실증하기 위해 지자체가 돌봄 예방에 착수했다. 개호보험료의 폭등(현재 5,000엔 수준에서 20,000엔 수준까지 상승할 것으로 예측)을 잡을 수 있다면 시민들에게도 큰 이점이고, 돌봄 일손 부족으로 인한 돌봄체계 붕괴도 막을 수 있다. 돌봄 예방 활동을 하면 개호보험제도를 유지할 수 있고 동시에 지역경제도 유지하는 효과를 얻을 수 있다.

■ 개호보험제도는 돌봄의 '효과와 수익'이 반비례

개호보험은 요양상태가 중증이 될수록 많은 보험금이 개호보험 서비스 제공사업자에게 지급되는 구조다. 그러나 등급과 상관없이 필요한 요양보호사 수는 같기 때문에 요양상태가 중증이 되면 될수록 수익이 증가하는 제도적 구조로 되어 있다. 당연히 수익 향상을 위해 노력하는 민간사업자는 아이러니하게도 등급을 받은 고령자가 중증으로 가면 갈수록 수익은 향상된다. 바꾸어 말하면 빨리 요양상태가 중증이 되도록 만드는 개호보험 서비스 제공사업자는 수익이 높아지고, 등급이 중증이 되지 않도록 노력하는 개호보험 서비스 제공사업자는 수익이 낮아진다.

질이 좋은 요양 서비스를 제공하여 요양상태가 개선되면 수익이 감소하기 때문에 결과적으로 자신의 목을 조르게 된다. 이런 상황에서도 '돌봄 예방'사업을 개호보험 서비스 제공사업자에게 맡겨왔다. 과연 이들이 진심으로 '돌봄 예방'을 위해 노력하고 있는지 의문이다. 돌봄 예방사업을 개호보험 서비스 제공사업자로부터 분리해 돌봄 예방효과를 높여야 한다. 행정은 돌봄 예방 활동을 개호보험 서비스 제공사업자에게 맡기지 말고 사회적 인프라로 새로운 사업 형태를 만들어야 할 것이다.

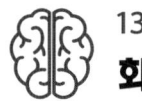
13-7
회상법 수다 트레이닝

회상법스쿨에서 매회 진행하고 있는 '수다쟁이 손가락 운동'을 소개한다.

■ 둘이 마주 보고 앉아서 좌우 손가락 터치가 동시에 되는지 본다

- 본인의 수다에 맞춰 좌우 동시에 터치한다.
- 일정한 리듬에 맞추는 것이 아니라 본인의 수다 타이밍에 맞춘다.
- 둘이 마주 보고 상대방의 인터뷰에 대답한다.
- 인터뷰 진행자는 상대의 손의 타이밍이 좌우 동시에 이루어지는지 관찰한다.

■ 인터뷰를 시작합니다

① 생년월일은 언제입니까?
- 1900년 0월 0일. 00살입니다.

② 오늘은 몇 년 몇 월 며칠입니까?
- 2000년 0월 0일입니다.

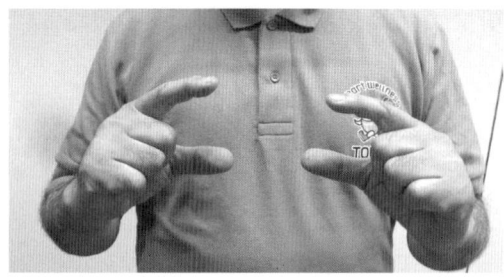
손가락을 벌린다

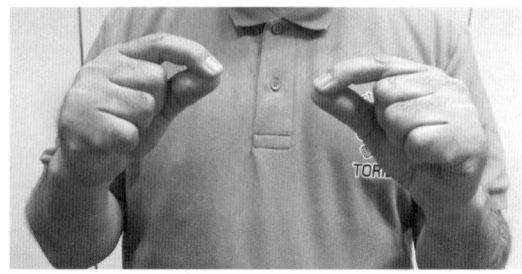
손가락을 닫는다

③ 정오는 몇 시를 말합니까?

- 낮 12시입니다.

④ 채소 이름 5개를 말씀해주세요.

- ○○, ○○, ○○, ○○, ○○입니다.

⑤ 곤충 이름 5개를 말씀해주세요.

- ○○, ○○, ○○, ○○, ○○입니다.

⑥ 떡국은 언제 먹나요?

- 설날입니다.

⑦ 초등학교 교정에 있었던 사물을 3개 말해주세요.

- ○○, ○○, ○○입니다.

⑧ 초등학교 때 친구 이름 3명만 말해주세요.

- ○○, ○○, ○○입니다.

⑨ 초등학교 때 선생님의 이름을 기억하시나요?

- ○○선생님입니다.

⑩ 동물 이름 5개를 말해주세요.

- ○○, ○○, ○○, ○○, ○○입니다.

⑪ 생선 이름 5개를 말해주세요.

- ○○, ○○, ○○, ○○, ○○입니다.

⑫ 솜사탕의 재료는 무엇입니까?

- 설탕입니다.

⑬ 과일 이름을 5개 말해주세요.

- ○○, ○○, ○○, ○○, ○○입니다.

⑭ 면 종류를 5개 말해주세요.

• 칼국수, 라면, 메밀, 자장면, 짬뽕, 스파게티, 소면 등
⑮ 비 올 때 쓰는 것은 무엇입니까?
• 우산입니다.

⑯ 1부터 10까지 반대로 말씀해주세요.
• 10, 9, 8, 7, 6, 5, 4, 3, 2, 1
⑰ 구구단 중 7단을 말씀해주세요.
• 칠일은칠, 칠이십사, 칠삼이십일, 칠사이십팔, 칠오삼십오, 칠육사십이, 칠칠사십구, 칠팔오십육, 칠구육십삼

■ 수다 트레이닝은 대뇌 점검

손가락 수다는 '좌우의 동시성'이 포인트다. 좌우 동시에 수다 떠는 타이밍에 터치한다. 이것은 좌뇌와 우뇌의 전류 속도를 체크하는 것으로, 좌우 뇌 내 전류 속도에 차이가 나면 좌우 터치 속도에 차이가 생긴다. 좌우 뇌 내 전류에 차이가 있으면 어느 한쪽 뇌에 문제가 있다는 신호이므로 의사에게 진단을 받도록 권한다. 처음에 약간의 차이가 있어도 반복하면 점차 개선되기 때문에 정확하게 손가락을 움직이는 트레이닝을 하면 대뇌가 활성화된다.

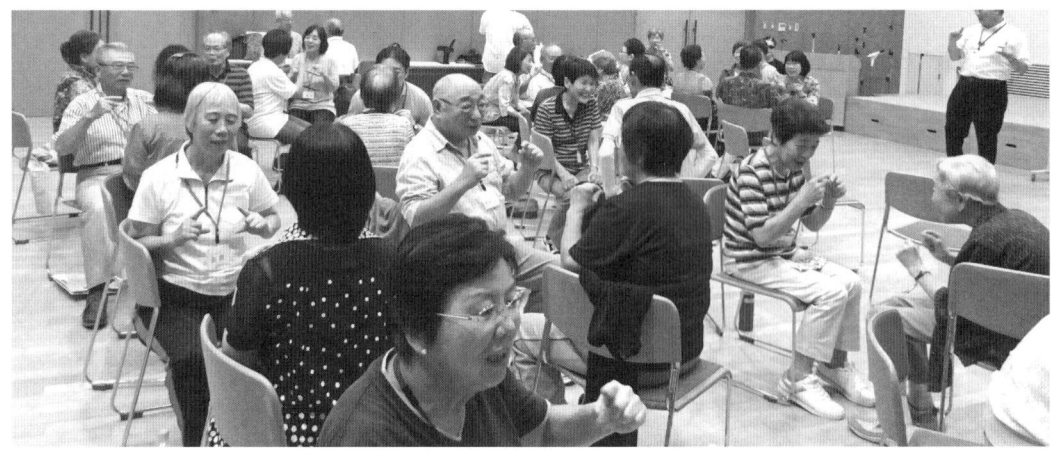

14장

지역사회와 시설에서의 실천 전개

14-1 '시설병'의 위기: 왜 노인시설에 회상법이 필요한가?

14-2 개호노인보건시설(개호보험법의 적용을 받는 시설로 의료와 요양서비스를 제공한다-옮긴이)에 회상법을 도입하는 의미

14-3 류가사키^{龍ケ崎} 시립역사 민속자료관에서 하는 회상법

14-4 회상요법센터 돗토리^{鳥取}의 활동

14-5 회상요법센터 스기나미^{杉並}의 활동

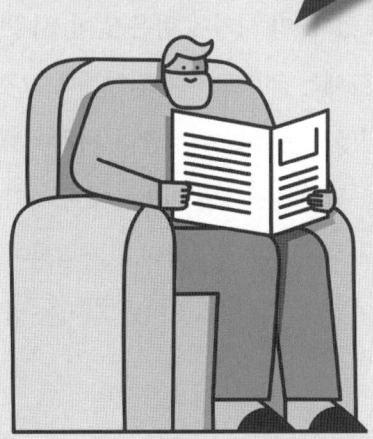

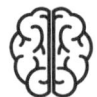
14-1
'시설병'의 위기: 왜 노인시설에 회상법이 필요한가?

시설 내 노인학대 건수는 2012년 736건, 2013년 962건으로 매년 증가 추세에 있다(후생노동성 조사). 무엇을 학대라고 규정할지에 대한 논의도 이루어지고 있으나 유튜브 등에 올라온 영상을 보면 인권침해로 보이는 대응이 많은 것 같다. 2014년 후생노동성의 지원을 받아 NPO 전국 억제폐지연구회(신체 구속폐지)가 8,988개 시설의 정보를 모아 집계한 결과 461개 시설이 '학대가 있었다.', 1,049시설이 '있었던 것 같다.'고 응답했다. 무려 16.8%에 이른다. 어쩔 수 없이 일시적으로 필요하다고 생각했을지 모르지만 절대로 있어서는 안 되는 일이다.

2005년 11월 노인학대방지 및 조기발견과 돌보는 사람에 대한 지원 등을 정한 '고령자 학대방지, 고령자를 돌보는 사람에 대한 지원 등에 관한 법률'이 통과되었으나 실제로 그 효과는 미미하다.

■ 시설병은 관계성의 변화가 원인

1990년대, 복지정책의 일환으로 노인시설을 비롯한 복지시설이 우후죽순으로 개설되었다. 복지시설은 대략 건설비용의 90%가 보조금으로 충당되므로 버블 붕괴의 여파가 이런 전시성 행정에까지 영향을 미쳤다. 개호보험이 도입(2000년)되기 전이라서 그런지 생활 전반을 책임져 주는 노인시설은 대성황을 이루었다. 이 시기에 나온 말이 '시설병'이다. 원래는 정신과 병원에서 입원환자의 행동 변화를 나타내는 의미로 사용되었는데 그것이 노인시설에도 파급되었다. 개호보험이 생기기 전, 노인시설에서는 '두발 위생관리' 차원에서 남성은 빡빡머리, 여성은 단발머리로 통일하고 개인의 개성은 관리복지라는 미명하에 무시되었다. 이처럼 모든 입소자에게 시설 규정을 엄격하고 평등하게 적용하여 획일화되고 자의식이 떨어진 채로 생활환경에 적응하게 되면 주체성이 없는 로봇이 되고 만다. 로봇이란 의미는 감정이 없다는 뜻이다. 입소자는 기쁨이나 슬픔의 감정조차도 잃어버리고 삶의 즐거움을 느끼지 못한 채 살아간다.

더 큰 문제는 시설에 근무하는 직원들이 입소자를 인격체로 느끼지 않게 되는 것이다. 시간에 맞춰 정해진 돌봄 일을 기계처럼 처리할 뿐, 인간에 대한 경의나 인생 선배에 대한 존경심 따위는 없다. 시설 직원 역시 감정 없는 로봇으로 전락하고 만다.

■ 심리실험으로 검증

돌봄 직원의 비인간적인 행동 패턴의 발생 사례는 '스탠퍼드 감옥실험'에서도 볼 수 있다.

1971년 8월 14~20일에 걸쳐 미국 스탠퍼드 대학교 심리학부에서 심리학자인 필립 짐바도 교수의 지도로 실험이 진행되었다. 교도소를 무대로 하여 평범한 사람에게 특수한 직함이나 지위를 부여하면 그 역할에 맞는 행동을 한다는 것을 증명하기 위한 실험이었다.

교도소 세트장(실험 감옥)은 스탠퍼드 대학 지하실험실을 개조하였고 실습 기간은 2주를 예상했으나, 간수 역할 참가자가 행사한 폭력으로 인해 6일 만에 중단되었다. 실험 내용을 살펴보면 신문광고를 통해 일반 대학생 등 70명을 모집하였다. 이 중 21명을 피험자로 선발해 11명은 간수 역할로, 10명은 죄수 역할로 나누어 각각의 역할을 실제 교도소와 흡사한 세트장에서 연기하도록 했다. 시간이 지남에 따라 간수 역할의 피험자는 더욱 간수답게, 죄수 역할의 피험자는 더욱 죄수답게 행동한다는 사실을 알게 되었다. 이 실험에서 간수역과 죄수역의 관계성이 차단됨에 따라 간수역이 죄수역을 인간 이하로 취급하는 것에 대해 거부감이 사라져 폭력행위로 이어졌다.

실험에 앞서서 교도소 분위기를 내기 위해 온갖 '아이디어'를 동원했다. 예를 들면 죄수역을 맡은 사람들에게는 각각 수인번호를 나눠주고 실험 기간에는 의무적으로 서로 번호로 부르게 했다. 또 죄수역에게 질이 낮고 착용감이 나쁜 면 소재 수인복과 고무신, 그리고 머리에 쓰는 스타킹(삭발한 것처럼 보이기 위해) 등을 지급했다. 일부 죄수역은 손발을 쇠사슬에 묶어놓기도 했다. 한편, 간수역에게는 카키색 제복과 나무 진압봉을 주고 죄수역에게 위협하는 것까지는 허락했다. 폭력은 당연히 금지했고 간수역에게는 큰 거울렌즈 선글라스를 쓰게 해 익명성을 확보

했으며 죄수역과 눈이 마주치지 않도록 하는 등 다양한 방법을 고안했다. 이 실험을 소재로 한 영화가 2002년에 「에스(es)」, 2012년에는 「익스페리먼트(Experiment)」라는 타이틀로 두 번이나 제작되었다.

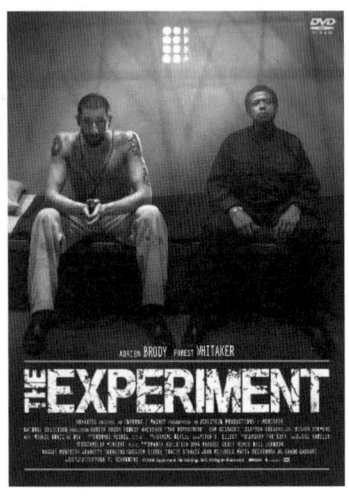

■ **관계성의 차단이 로봇 인간을 만든다**

시설 내의 고령자와 직원이라는 상호 관계성(커뮤니케이션)이 단절되면 양측의 감정이 메마르고 로봇처럼 변해 '노인시설의 감옥화'가 나타난다. 이처럼 입소자와 돌보는 사람이 로봇처럼 감정이 없어지는 현상을 '시설병'이라고 한다.

시설병의 원인이 직원과 입소자의 커뮤니케이션 부족이라는 분석이 지배적인데도 불구하고 일손 부족을 이유로 심각하게 받아들여지지 않고 있다. 그러나 현실적으로 젊은 직원들이 고령의 입소자와 대화를 나누고 싶어도 무슨 이야기를 해야 할지 모른다. 고작 인사를 나누는 것이 커뮤니케이션의 전부일 때가 많다. 최근 시설이 급증하면서 인력 부족으로 20~30명의 입소자가 모이는 식당에는 TV 소리만 흘러나오고, 이야기 나누는 소리가 전혀 들리지 않는 곳도 많다. 이런 시설 환경이 시설병을 만들어내고 나아가 시설 내 학대를 유발하는 게 아닐까?

■ 시설병 예방을 위해서

시설병이나 학대는 심리학적으로 분석해 보면 개인의 익명성이 원인이다. 스탠퍼드 감옥실험에서도 죄수를 번호로 불러서 개성을 없애고 사적인 대화를 금지하여 지시에 따르기만 하는 관계성을 형성했다. 이를 고령자시설에 적용해보면 ○○ 씨라고 이름은 부르고 있지만, 어디에서 태어났는지 어떻게 살았는지 특기나 좋아하는 것이 무엇인지도 모른 채, 마치 번호 대신 ○○ 씨라고 부르는 것과 다를 바 없다.

상대에 대해 모르기 때문에 비인간적인 행위가 가능하다고 한다면 상대에 대해 많이 알면 비인간적인 행위는 불가능해진다. 돌봄의 기본은 고령자를 '이해하는 것'이라고 입버릇처럼 말하지만 어떻게 하면 이해할 수 있는지에 대한 구체적인 방법은 거의 언급하지 않고 있다. 왜냐하면 서로를 이해하는 것을 돌봄의 범위가 아니라 커뮤니케이션의 범위로 간주해 돌봄자 개인의 노력에 기대고 있기 때문이다. 그러나 나이 차이가 크게 나거나 현재 상황을 잘 표현할 수 없는 고령자를 이해하기 위해서는 상황에 맞는 적절한 기술과 노력이 필요하다. 이런 노력 없이는 시설병을 예방할 수 없다. 일손 부족을 이유로 시설병이 방치된다면 시설 내 학대는 끊이지 않게 될 것이다.

■ 회상법은 시설병을 예방한다

입소 고령자를 가장 잘 이해하는 방법은 회상법이다. 80년 인생의 발자취를 시설 직원이 함께 이야기하고 공유하다 보면 자연스럽게 고령자를 인격체로 대하게 된다. 그로 인해 시설 직원과 입소 고령자 사이에 관계성이 유지되고 비인간적인 의식이 억제된다.

회상법은 고령자를 위해 진행하는 요법이지만 시설에 근무하는 직원들의 의식 전환에도 크게 도움이 된다. 매일 똑같은 생활 지원의 노동 패턴이 반복되면 자신도 모르게 감정이 무뎌져 손이 덜 가는 고령자는 '좋은 입소자', 그렇지 않은 입소자는 '기준 이하'라는 자신만의 기준을 만들게 된다. 그리고 기준 이하의 고령자는 억누르고 관리하려고 하는데 이때 학대가 발생한다.

지바현의 한 그룹홈에서는 직원들과 입소자가 늘 즐겁게 이야기를 나눈다. 직원들이 자주 말을 건네다 보니 입소자의 불만이 뭔지 파악할 수 있고 바로 개선할 수 있으므로 큰 불만으로 발전하는 일은 거의 없다. 이곳은 소유주가 시설장이고 직원은 10년간 거의 바뀌지 않았다. 매주 스터디를 통해 시설장은 입소자와 이야기를 나누는 것이 얼마나 중요한지에 대해 직원들과 공유한다. 큰 시설에서 온 직원은 처음에는 이야기 나누는 것이 익숙하지 않아서 그다지 수다를 떨지 않지만, 시간이 지나면 고령자와 매우 즐겁게 수다를 떨게 된다. 현재 이 그룹홈에서는 매월, 스님이 설법하고 설법이 끝나면 개별적으로 돌아가며 수다를 떤다. 내용은 어렸을 때 갔던 절에 관한 이야기나 종파 등 스님이 아니면 할 수 없는 이야기를 한다. 이런 그룹홈이라면 시설병에 대한 걱정은 필요 없을 것 같다.

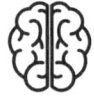

14-2
개호노인보건시설에 회상법을 도입하는 의미

회상법을 진행하는 시설이 늘고 있다. 그러나 내용은 천차만별이다. 자원봉사자가 레크리에이션 시간에 회상법을 진행하는 곳이 있는가 하면 직원이 피아노를 치면서 노래를 부르는 회상법도 있다. 또 삿포로에 있는 노인시설 '이리스 모토마치'처럼 직원이 평소 돌봄을 하면서 회상법을 활용한 커뮤니케이션을 하는 곳도 있다. 이처럼 시설 간 회상법의 차이는 갈수록 벌어지고 있다. 여기서 회상법을 시설에 도입하는 의미에 대해서 알아보자.

1. 입소자의 웃음소리

웃음이 건강에 좋다는 것은 누구나 아는 사실이지만 특히 고령자는 웃으면 면역력이 높아지고 동료들과 감정 공유를 통해 사회성도 유지된다. 그런데 웃음의 종류는 세 가지나 된다. 신경전달물질로 표현하면

① 도파민 웃음 (쾌감정을 동반하는 웃음),

② 세로토닌 웃음 (행복을 느끼면 나오는 웃음),

③ 옥시토신 웃음 (편안함과 동료 의식에서 나오는 웃음)이 있다.

이 세 종류의 웃음은 나이가 들면서 ①→②→③의 순으로 감소한다. 그러므로 최대한 '도파민 웃음'을 끌어낼 수 있도록 수다를 떨어야 한다.

2. 이용자의 스트레스 감소

'예전엔 할 수 있었는데 이젠 할 수 없는 것'에 스트레스를 받는 고령자는 아무것도 하지 않고 있는 것 자체가 스트레스다. 이런 스트레스에 의식이 적응하면 '우울 증상'이 나타난다. 이를 막기 위해서는 이야기를 통해 나도 할 수 있다는 의식을 갖도록 해야 한다.

3. 기억소멸의 억제(치매 진행 억제)

이것이 큰 목적이기도 하지만 '10~15세 기억'에 ADL에 관한 기억이 포함되어 있으므로 평소에 이 시기의 기억을 자극하면 ADL 저하를 늦출 수 있다.

4. 심리적인 안녕

이용자의 불온한 행동은 대부분 심리적인 불안이 원인이라고 한다. 고독이나 외적 정보의 부족, 부정적인 생각 등 심리적 불안을 줄이기 위해서는 이야기를 통해 불안 요인을 특정하고 그것을 줄여야 한다. 이용자의 불안 요인을 케어해 주는 것이 바로 이야기하는 것, 즉 수다 떠는 것이다.

5. 이용자와의 커뮤니케이션 촉진

직원 업무의 대부분은 신체 노동이므로 말없이 업무를 처리하는 분위기로 흘러가기 쉽다. 이런 직원들의 분위기를 헤아려 이용자가 일부러 수다를 떨지 않을 때도 있다. 직원끼리 즐겁게 잡담하고 이용자는 그저 듣기만 하는 시설이 되어서는 안 된다.

6. 직원의 돌봄 노동량의 경감(협력 동작)

이용자의 기억이 또렷하면 옷을 갈아입을 때나 목욕을 할 때 '협조'를 해준다. 만일 이용자가 협조해주지 않으면 여러 명의 직원이 필요하고 시간도 오래 걸리지만, 이용자가 협력 동작을 해주면 직원의 돌봄 노동은 그만큼 줄어든다.

7. 직원의 관찰력 향상

돌봄은 매일 같은 일을 반복하므로 타성에 젖기 쉽다. 타성에 젖으면 이용자의 변화에 둔감해지고 이용자가 불편을 호소해도 알아채지 못한다. 이용자와 수다를 계속 떨다 보면 같은 동작을 하더라도 평소와 다르다는 것을 알 수 있다. 예를 들어 '평소보다 목소리에 힘이 없다.', '숨소리가 거칠어졌다.' 등 작은 변화를 알아차린다면 큰 변화로 이어지는 것을 조기에 대응할 수 있다.

8. 직원의 수다 기술향상

젊은 직원은 고령자와 수다를 떤 경험이 적어 무슨 얘기를 해야 할지 망설이는 경우가 많다. 고령자와는 '현재를 보고 과거를 이야기한다.'라는 말이 있듯이 과거의 화제를 이야기 중심으로 삼는다. 예를 들어, 아이스크림을 먹고 있다면 "이 아이스크림 맛있네요. ○○씨는 아이스크림을 언제 처음 먹어봤나요?"라는 대화 흐름으로 현재의 이야기에서 과거의 주제를 끌어낼 수 있다.

9. 직원이 이용자에게 관심을 보이게 된다

다수의 이용자에게 똑같은 돌봄 서비스를 제공하다 보면 이용자가 '사람'이 아닌 '물건'처럼 느껴지기도 한다. 불만을 호소하지 않는 온순한 이용자는 더욱더 그렇다. 그러나 돌봄 서비스를 제공할 때 이용자와 수다를 떨다 보면 그 사람이 수십 년 동안 살아온 인생을 공유하게 되고, 물건이 아닌 사람으로서의 품격을 느끼게 된다. 물론 이용자를 물건으로 느끼는 직원은 소수에 불과하겠지만 그 소수가 클레임의 원인이 될 수도 있다.

10. 직원은 이용자와 수다 떠는 것을 즐기게 된다

'일은 즐겁게'라는 말은 요양업무의 기본이자 대인 서비스의 기본이다. 이용자나 직원이나 모두 감정을 가진 사람이므로 서로 즐거운 관계를 유지하는 것이 중요하다. 수다는 즐거운 관계를 유지하는 좋은 윤활유가 된다. 서로 수다를 즐기는 수준에 이르면 시설 내의 분위기도 밝아지고 심리적 환경도 좋아진다.

11. 직원들끼리의 잡담이 줄어든다

수다는 이용자뿐만 아니라 직원들도 변화시킨다. 직원들끼리의 잡담이 줄어든다. 직원이 이용자와 수다를 떨지 않고 일만 하면 직원들끼리의 잡담이 늘어나지만, 이용자와 스스럼없이 수다를 떨 수 있게 되면 자연스럽게 직원들끼리의 잡담이 줄어든다.

12. '근무 태만이라는 편견'을 바로잡자

직원이 이용자와 수다를 떨면 '근무 태만'이라 생각하는 동료나 관리자도 있다. 물론 날씨 이야기 같은 잡담이라면 '근무 태만'으로 볼 수도 있겠지만 이용자의 어린 시절에 관한 이야기라면 기억 소실을 막아주므로 매우 바람직한 돌봄 행위라 할 수 있다. '바람직한' 수다인지 아닌지 판단하는 것은 어렵지만 적어도 이용자와 수다를 떨 수 있는 직원이라면 이용자가 마음 편히 대할 수 있는 사람일 것이다.

■ 회상법 도입에 관한 생각

1. 회상법과 파밍을 동시에 습득

개호노인보건시설에는 비교적 중증인 치매 고령자가 생활하고 있으므로 언어적 커뮤니케이션이 어려울 때가 있다. 이때 파밍과 회상법을 병행하면 매우 효과적이므로 회상법과 파밍을 함께 습득한다.

2. 경도 치매 단계

자원봉사자가 시설 내에서 이용자를 대상으로 회상법을 진행한다고 해서 회상법이 정착되는 것은 아니다. 직원들이 평소에 업무를 하면서 회상법을 이용한 수다 커뮤니케이션을 습관적으로 해야 한다.

3. 중등도 치매 단계

자원봉사자가 시설 내에서 이용자를 대상으로 파밍을 진행한다고 해서 회상법이 확대되는 것은 아니다. 일회성에 지나지 않아 시설은 변함없이 침묵이 지배하게 된다. 직원들이 파밍 기술을 배워 '케어의 일부'로 지속해서 진행한다면 이용자의 심리적 안녕을 도모할 수 있다.

4. 핵심멤버 육성

회상법과 파밍은 '기술'이기 때문에 습득하는 데 시간이 걸린다. 그러나 기술이기 때문에 다른 사람에게 전수해 줄 수 있다. 일정 수준의 기술을 습득한 직원에게 '레미니션 자격'을 부여하고 핵심멤버(중심적 리더)로 삼는다. 기술은 혼자만 쓰면 아류에 그치지만 다수의 멤버와 정보를 공유하면 기술이 향상되고 주류가 된다.

■ 회상법 도입 계획

1. 결정해야 할 사항

- 진행 일자, 진행 시간, 진행 장소
- 레미닌 선정
- 참가 희망 직원
- 전달 강습의 유무
- 참가직원의 로테이션
- 3개월 후 변화 측정
- 직원의 변화 체크
- 전후 SV(슈퍼바이즈) 시간

- 6회 참가한 사람에게 레미니션 자격인정

2. 항목사례

- 참가자: 경도 치매 병동 2명, 중등도 치매 병동 1명, 총 3명
- 기간: 6회, 3개월 4텀/연간
- 자격인정: 6회 참가자에게 레미니션 자격인정 (16명/연간)
- 시간대: 회상법 4:00~4:30, 파밍 4:30~5:00, 피드백 5:00~6:00
- 개인식 회상법: 3명
- 파밍: 3명

3. 내용

- 개인식 회상법

- 1회째: 진행 상황 견학·자기소개

  주제 - 좋아하는 음식

- 2회째: 견학·부리더

  주제 - 즐거웠던 놀이

- 3회째: 리더, 부리더

  주제 - 축제 (기록 방법)

- 4번째: 리더, 부리더

  주제 - 일본의 전통 명절인 오봉(관찰 방법)

- 5번째: 리더, 부리더

  주제 - 설날(진행 방법)

- 6번째: 리더, 부리더

  주제 - 강이나 바다에 대한 추억(마무리)

- 파밍
  - 1회째: 준비순서·상호진행
    정보수집
  - 2회째: 진행 상황 견학·관찰
    화제 찾기
  - 3회째: 파밍 진행
    수다와 파밍스킬
  - 4번째: 파밍 진행
    웃는 얼굴과 파밍스킬
  - 5번째: 파밍 진행
    수다와 관찰
  - 6번째: 파밍 진행
    수다와 전체진행

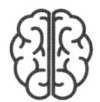

14-3
류가사키 시립역사 민속자료관에서 하는 회상법

이바라키현 시정촌^{市町村} 역사 민속자료관 연락 협의회의 직원연수회가 '고령자의 평생교육과 회상법'을 주제로 류가사키 시립역사 민속자료관에서 개최되었다.

역사 민속자료관은 박물관으로 지정되어 있어 큐레이터가 관리 운영을 하고 있다. 연간 초·중학교의 사회과목 견학 장소로 활용되고 있으며 '교육' 분야의 일익을 담당하고 있다. 그러나 최근 저출산의 영향으로 방문자가 급감해 운영 자체가 어려워질 수 있다는 우려도 있다.

이러한 배경에서 문부과학성이 추진하는 '평생교육'의 하나로 고령자를 박물관으로 불러들이

자는 분위기가 일어 '쇼와 시대 생활용품' 전시가 확산하기 시작했다. 앞선 활동으로 후지富士현 히미氷見 시립박물관에서는 '지역 회상법'이라는 이름으로 박물관(역사 민속자료관)을 개방하여 폭넓은 연령층의 시민들이 방문하고 있다. 또 아이치현 기타나고야北名古屋시에서는 역사 민속자료관을 활용해서 회상법을 이용한 지역 고령자 케어를 전개하고 있다. 그리고 류가사키 시립역사 민속자료관에서는 '회상 가이드' 자원봉사자를 배치하여 찾아온 고령자와 추억담을 나눌 수 있도록 하고 있다.

쇼와 시대 생활용품 전시를 통해 많은 고령자가 방문하고 있으나 그저 전시관을 보는 것만으로는 회상법이 이루어지지 않는다. 시립역사 민속자료관에서 진행하고 있는 것처럼 가이드와 재미있게 추억의 물건을 보며 이야기를 나누는 것으로 고령자의 지적 흥미를 끌어내고 평생교육의 동기부여의 기회로 삼아야 한다.

■ 역사 민속자료관 이용

1. 고령자의 평생교육으로 쇼와 시대를 다시 배운다

일반적으로 어린이는 '모르는 것'에 대한 호기심이 강하고, 고령자는 '경험한 것'에 대한 호기심이 강하다고 한다. 고령자는 본인이 살아온 시대를 되돌아보고 자기만의 추억을 느끼는 것도 중요한 평생교육이라 할 수 있다. 이를 위해 역사 민속자료관을 활용해 보자.

2. 쇼와 시대를 '회상'하는 의미

자신이 경험한 것을 떠올려 즐겁게 수다를 떠는 것을 '회상법'이라고 한다. 떠올린 내용 중에는 기분을 좋게 하는 내용도 있고 기분을 나쁘게 하는 내용도 있다. 이중 회상법은 즐거운 기억만을 수다의 화제로 삼는다. 즐겁게 떠는 수다는 대뇌를 활성화해 치매를 막아준다. 또한, 즐겁게 수다를 떨면 자연스레 웃음이 나와 건강에도 좋다.

3. 치매를 예방하는 평생교육

지금까지 평생교육과 치매 예방은 전혀 별개의 것으로 생각했으나, 최근 연구를 통해 어린 시절의 추억을 이야기하며 떠는 수다에는 ADL을 유지하는 효과가 있다는 사실이 밝혀졌다. 즉 어린 시절에 관해 수다를 떨면 평생교육과 치매 예방이 동시에 되는 것이다. 어린 시절을 그리워하는 동무들과 수다를 떨면 치매의 원인인 뇌세포 손상을 줄일 수 있다.

4. 회상법의 메커니즘

치매는 나이가 들면서 대뇌 세포가 죽거나 기능이 저하되어 나타나는 생활 장애다. 뇌세포가 죽는 것은 막을 수는 없지만, 생활 행동에 필요한 뇌 기능을 잔존시키는 것은 가능하다. 이것에 주목한 것이 회상법이다. 10~15세의 기억 중에 ADL 기억이라 불리는 기억군이 있는데 이 ADL 기억군이 소실되면 생활 장애(치매)가 발생한다. 이를 막기 위해서는 어린 시절의 이야기를 화제로 삼아 즐겁게 수다를 떨어야 한다.

5. 회상 환경으로서의 역사 민속자료관

회상법은 사람들이 경험한 기억을 끌어내는 방법이지만 이를 위해서는 매개가 필요하다. 어렸을 때 가지고 놀았던 장난감이나 축제 때 찍은 사진 등을 보는 것만으로도 회상이 된다. 그런 추억을 이야기하거나 그림으로 남겨두면 그것이 역사 민속자료관의 2차 자료가 되고 다음 세대에 정신문화를 전승하는 자료가 된다. 내버려 두면 사라져 없어지는 여러 가지 기억이나 경험을 다음 세대에 전하는 것도 고령자의 즐거움이 될 수 있다.

■ 스스로 치매 예방을 실천한다

'치매 예방은 의료복지의 몫'이라는 인식이 흔들리고 있다. 일본 정부가 치매 대책을 국가전략으로 규정했듯이 치매 대책은 의료복지만의 문제가 아니다. 공공단체가 가진 모든 사회자원을 활용해 치매 확산을 막아야 한다. 그렇지 않으면 사회의 존립마저 위태로울 수 있다. 그러나 현

상황에서 치매를 막을 묘책이 없으므로 고령자 스스로가 기억을 유지하는 활동을 적극적으로 실천해야 한다.

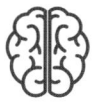

14-4 회상법센터 돗토리의 활동

특정비영리활동법인 회상요법센터 돗토리는 2016년 3월 7일에 설립되었습니다. 법인의 설립 목적은 '장애인, 고령자, 우울증 환자에 대한 복지서비스 및 치매 예방 활동을 진행하여 누구나 삶의 보람과 꿈을 가지고 살 수 있는 지역 만들기'에 이바지하는 것입니다.

2003년 오사카에서 돗토리로 이주할 당시 시골이라 좀 더 소통이 잘 될 거로 생각했습니다. 그런데 막상 대화를 나눠보니 이야기가 부정적이고 '즐거운 대화'가 부족하다는 느낌이 들었습니다. 그러던 중 당시 근무하던 주간보호센터로부터 회상법을 레크리에이션으로 진행해 달라는 의뢰를 받고 고민하던 차에 일본회상요법학회를 만나 회상요법에 관한 공부를 하게 되었습니다.

회상법을 배우면 배울수록 '고령자에게 꼭 필요한 심리요법'이라는 생각이 들어 공부를 계속하며 현장에서는 초로기 알츠하이머병 환자를 지원하였습니다. 고령자와 달리 연령층이 낮고 할 수 있는 것들이 남아 있음에도 불구하고 주간보호센터에 가지 않으면 안 되는 초로기 알츠하이머병 환자의 현실을 보고 '이대로 괜찮은 건가?' 하는 딜레마에 빠지게 되었습니다. 이용자를 돌보면서 이들이 하루하루 즐겁게 생활하기 위해 ADL을 유지하는 것이 얼마나 중요한지, 그리고 이를 해결하기 위해서는 '10세~15세의 기억'을 잘 유지하게 해야 한다는 사실을 알게 되었습니다.

■ 5분마다 가던 화장실도 자주 가지 않게 되었다

회상법을 시작하고 처음으로 만난 분은 오카야마(岡山)에 살다가 부인이 죽고 딸 집으로 이사 온 스님이었습니다. 친구나 지인은 물론 말할 사람도 없었고 치매와 우울증으로 심각한 상태였습니다.

고령자들은 조상을 중요하게 생각하니 주간보호센터 레크리에이션 시간에 스님에게 전통 명절인 오봉에 관한 이야기를 부탁했습니다.

스님이 이야기를 시작하자 치매로 5분마다 화장실에 가던 87세 여성이 40분간 화장실에 가지 않았습니다. 모두가 놀랐고 스님에게 '다음 주에도 부탁한다.'고 하자 아주 기쁘게 허락해주었습니다. 알츠하이머병을 앓고 있어 단기기억력이 짧을 터임에도 불구하고 이틀 후 춘분에 관해 이야기를 준비했다며 먼저 말을 걸어왔습니다. 신기하게도 빈뇨증세가 있던 여성은 스님이 이야기할 때는 화장실도 안 가고 집중했습니다.

4명의 치매 환자를 대상으로 시작한 레크리에이션 회상법은 그 후 5명이 추가되어 9명으로 늘어났습니다.

그 후로도 스님의 수행 이야기는 정기적으로 진행되었고 모두가 이 시간을 기다리게 되었습니다. 딸도 아버지가 집에서도 건강하게 생활하고 있다며 기뻐했습니다. 이때부터 회상법 이외에도 가루타(일본 카드놀이의 일종-옮긴이), 화투, 트럼프 등의 놀이를 진행했습니다.

흥미로운 것은 치매에 걸려도 성격은 변하지 않는다는 점입니다. 승부 근성이 강한 사람은 다른 사람 몫까지 가지려고 하고, 배려심이 많은 사람은 욕심부리지 않고 다른 사람 앞에 카드를 갖다 놓기도 합니다. 비록 지더라도 즐겁게 웃습니다.

■ 가족도 알아보지 못하지만, ADL은 유지되고 있다

그 후로도 현장 공부를 위해 여러 시설에서 일했습니다. 그룹홈이나 주간보호센터에서 회상법을 생활 속에서 진행했습니다. 한 그룹홈에 사는 86세의 여성은 매일 초등학교 교가를 불렀습니다. 가족을 알아보지 못했지만, 신기하게도 ADL은 유지되고 있었습니다. 옷을 갈아입는 것은 물론 식사, 화장실, 목욕도 도움 없이 스스로 했습니다. 저는 이 사례를 보고 '아, 이거구나!' 하고 깨달았습니다. 다른 이용자들에게도 어렸을 때의 이야기로 수다를 시도해 보았습니다.

알츠하이머병을 앓고 있는 84세 여성은 식사 때 국물을 인식하지 못해 제대로 마시지 못했지만, 어렸을 때 추던 춤에 관한 이야기와 초등학교에 미군 병사가 온 이야기 등을 반복해서 시켰더니 얼마 후 국물을 마실 수 있게 되었습니다. 그리고 어렸을 때 췄던 춤도 지금은 매일 추고 있습니다.

또 요개호 4등급으로 커뮤니케이션이 어려운 89세 여성에게 어렸을 때 썼을 법한 말투로 "쉬 가자. 쉬 하자."라고 했더니 싫은 기색 없이 화장실에 갔습니다.

다른 주간보호센터에서 파킨슨병을 앓고 있던 87세 여성은 발을 앞으로 내딛는 것이 힘들고 발이 자주 걸려서 균형을 잡지 못하는 상태였습니다. 바로 회상법을 진행했습니다. 여성은 초등학교 때 계주선수였던 일, 15세 때 방적 공장에 취직했는데 지기 싫어서 남들보다 빨리 가서 실을 연결했던 일 등을 얘기해 주었습니다. 그 덕분에 보행을 도울 때 계주 이야기를 하거나 방적 공장 이야기를 화제로 삼아 대화를 할 수 있게 되었습니다. 치매라서 그런지 하루도 빠지지 않고 계주 이야기를 즐겁게 반복했습니다. 그랬더니 다리가 자연스럽게 앞으로 나오게 되었고 이를 본 작업치료사(OT)와 물리치료사(PT)는 "고바야시 씨와 함께 걸을 때는 다리가 앞으로 나오네요."라며 신기해했습니다. 이때 지금이 기회라는 생각에 회상법 이야기를 꺼냈습니다. 그러나 작업치료사는 '즐거운 추억뿐만 아니라 나쁜 기억도 포함해 그 사람이 살아온 모든 것이 회상법'이라고 주장했습니다. 그때 '아닌데……'라는 생각은 들었지만 더는 말하지 않았습니다.

회상법에 대해서 제대로 설명해줄 수 있었다면 좋았겠지만 스스로 공부가 부족하다는 것을 알았으므로 그대로 물러날 수밖에 없었습니다. 아쉬웠지만 더 공부해서 올바른 회상법을 전파해야겠다는 결심을 했습니다. 많은 고령자에게 언젠가 필요한 날이 올 것이라 믿고 지금도 회상법을 열심히 하고 있습니다.

■ '꿈 공방 고바짱' 개설

2015년에 초로기 알츠하이머병에 걸린 분들이 일할 수 있는 곳을 만들고 싶어 열정 하나로 단체를 설립했습니다. 회상요법이라고 하면 '무슨 종교 관련 기관'으로 오해하는 사람도 있어서 '이 이름을 붙여도 될까?', '내가 잘 설명할 수 있을까?' 하는 망설임도 있었습니다. 하지만 내가 믿음을 갖고 공부해왔기 때문에 2016년에 '특정비영리활동법인 회상요법센터 돗토리'라는 이름으로 법인을 설립하고 일본회상요법학회로부터 인증을 받았습니다. 동시에 '꿈 공방 고바짱'이라는 취업 지속지원 B형 사업소를 설립해 초로기 알츠하이머병을 앓고 있는 분들의 취업 지원에도 나섰습니다.

중요하게 생각하는 것은 소통, 개성(환경도 포함), 함께 생각하는 것, 주체성, 동료와의 관계, 웃는 얼굴, 식사입니다. 업무 방법을 모를 때는 "전에는 이렇게 했던 거 같은데요?"라고 말해줍니다. 처음에는 업무 방법을 모르지만 "지난번에 했던 것과 같아요."라고 말해주면 할 수 있는 일들이 늘어납니다.

■ '긍정적인 것 찾기', '1H 화법', '회상법 수다 5종 세트'

취업 지속지원 B형이므로 정신장애, 지적장애, 신체장애 등 다양한 분들이 오십니다. 정신장애가 있는 분 중에 매일 저에게 불평의 글을 적어 주는 분이 있었습니다. 그분에게 '긍정적인 것 찾기'에 대한 이야기를 했을 때의 일입니다.

"과자가 맛있었어요. 쇼핑하러 갔는데 예쁜 옷이 있어서 기뻤어요." 등 긍정적인 내용의 편지를 쓰게 했더니 매일 오던 불평투성이의 편지가 오지 않게 되었습니다. 저 자신도 '긍정적인 것 찾기'를 했더니 괴로울 때도 부정적으로 생각하는 시간이 짧아지는 것을 느꼈습니다.

지금 꿈 공방 고바짱에서 가장 효과가 있는 것은 '1H 화법으로 하는 대화'입니다. 젊은 직원이 무슨 말을 나눠야 할지 모르겠다고 할 때 주변을 둘러보라고 말해줍니다. 우리가 평소에 사용하고 있는 것에 관해 이야기하면 됩니다. 어려워하지 말고 그냥 "당신 것은 어떻습니까?"라고 물어보면 됩니다. 그리고 바로 대답이 돌아오지 않을 때는 "내 것은 이래요."라고 마중물 같은 말을 건넵니다. 매일 우리가 사용하고 있는 것, 예를 들면 책상, 의자, 시계, 컵 등을 가지고 이야기를 해봅시다. 이때 '회상법 수다 5종 세트'를 사용하면 더욱더 이야기가 무르익고 재미있어집니다.

이것을 현장에 적용했더니 직장의 분위기가 밝아지고 초로기 알츠하이머 환자분들도 함께 웃으며 일하는 곳이 되었습니다. 주위 사람들에게도 '고바짱'은 즐거워 보인다는 소문이 퍼져 견학 오는 사람들이 늘어났습니다.

■ 커뮤니케이션에 도움이 되는 회상법

특수학교에도 커뮤니케이션 방법을 몰라 힘들어하는 선생님들이 많은데 회상요법에 관한 이야기를 하면 진지하게 들어주십니다. 아직 알아주는 분들이 많지는 않지만, 회상요법센터 돗토리에 대한 문의는 계속 늘어나고 있습니다.

앞으로도 우리가 실천하고 있는 회상요법을 널리 알린다면 다양한 곳에서 적절한 니즈를 찾을 수 있을 것입니다.

※ 회상법 수다 5종 세트
 ① 10~15세의 추억을 이야기한다.
 ② 자기 자랑은 좋은 수다 재료다.
 ③ 즐거운 화제는 분위기를 고조시킨다.
 ④ 상대의 수다를 즐겁게 듣는 것이 좋은 수다다.
 ⑤ 다른 사람 험담은 하지도 듣지도 말자.

(일본회상요법학회 돗토리지부장 고바야시 가야미)

14-5
회상요법센터 스기나미의 활동

■ **비교적 건강한 고령자가 다니는 주간보호센터, 기억을 회복시켜 행동 저하 예방**

도쿄 스기나미 구립 오미야 중학교 건물을 활용해 운영하는 주간보호센터 '오미야 만남의 집'에 찾아오는 고령자는 대부분 건강한 분들이며 언뜻 보면 노인회 모임 같은 분위기입니다. 주간보호센터의 격전지로 알려진 스기나미구의 주간보호센터를 소개합니다.

오미야 만남의 집은 2000년 설립 당시에는 스기나미 구립주간보호센터였는데, 2006년에 민영화가 이루어져 현재 NPO 법인 등불회가 운영하는 개호보험 사업소로 바뀌었습니다. 등불회는 개호보험사업 이외에 자원봉사자 활동과 사회교육 활동을 전개하고 있습니다. 1986년 등불회가 발족한 이래 '경청'을 기본으로 '밀착지원 자원봉사자'의 양성 및 육성을 통해 병원과 요양병원 등에서 밀착지원 활동을 해오고 있습니다.

등불회의 팸플릿에는 이런 말이 적혀있습니다. "어린이도 어른도 '있을 곳'을 찾기 힘든 사회. 능력주의, 경쟁 원리, 자기 책임이라는 말이 활개를 치고 약하면 밀려나는 분위기 속에서, 케어란 강자가 약자를 도와주는 일방통행의 관계가 아니라는 것을 알리고 싶습니다. 돌봄을 지원하는 사람, 돌봄을 받는 사람이라는 틀을 넘어선 '관계'를 만들어가고 싶습니다."라고.

'함께 살아가는 지역주민들을 가장 소중히 하는 것'이라고 생각합니다. 우리가 사는 지역사회 속에는 어린이도 어른도 약자도 강자도 남자도 여자도 있습니다. 이러한 다양한 사람들이 어우러져 살고 있으므로 각자가 자신의 권리만 주장하지 말고 가능한 범위에서 다른 사람과의 '관계'를 소중히 만들어가는 것이 바람직한 사회의 모습이라고 생각합니다. 이런 의미에서 오미야 만남의 집이 지역 사람들의 '교류의 공간'이 되기를 희망합니다. 또 함께해주시는 자원봉사자분들도 즐겁고 의미 있는 시간이 되었으면 좋겠습니다.

■ 중학교 안에 있는 주간보호센터

　스기나미 구립 오미야 중학교는 1946년에 설립되었고 올해 학생 수는 141명. 한 학년 50명이 안 되는 중학교입니다. 이곳은 빈 교실을 활용해 운영하는 주간보호센터입니다.

　수업이 있는 날은 항상 중학생들의 활기찬 소리에 왠지 모르게 흥겨워집니다. 이런 분위기가 이용자분들에게도 전달되겠지요? 저도 덩달아 건강해지는 것 같습니다. 할머니 할아버지가 손자 손녀를 돌보면 활력이 생기는 것처럼 젊은 에너지를 받는 느낌입니다.

　가끔 중학생들과 함께 이벤트를 여는데 고령자들이 다소 버거워하는 기색이 보일 때도 있어서 중학생들에게 고령자와 나누는 커뮤니케이션 요령을 알려주면 좋겠다고 생각했습니다.

　설립 당시부터 주간보호센터에서도 밀착지원 자원봉사자들이 활약하고 있습니다. 우리가 지속해서 활동할 수 있는 것은 자원봉사 정신이 있기 때문입니다. 남을 위해서 자신이 할 수 있는 일을 하고 그 즐거움을 함께 공유할 수 있는 친구 같은 마음이 등불회의 정신입니다. 그러니까 주간보호센터에서도 함께 즐기려는 마음이 자연스럽게 생기는 것이겠죠.

　밝게 웃으며 생활하는 이용자들을 보고 있노라면 스기나미구에서 우리 주간보호센터가 가장 활기차다는 생각이 듭니다. 이용자의 80%가 요지원 1에서 요개호 2등급이며 정정하신 분들이 많아 매일 이벤트를 즐기며 즐겁게 보내고 있습니다.

　이벤트 진행을 지원해 주시는 자원봉사자분들께는 늘 감사하고 있습니다. 우리는 이런 이벤트를 '액티비티활동'으로 정의하고 생활의 활력소로 삼아 요양상태가 나빠지지 않도록 노력하고 있습니다. 이런 활동에 협력해주시는 분들도 모두 무상자원봉사자입니다.

　이용자는 평범한 노인들입니다. 대부분 아버지나 할아버지, 할머니의 연령대이므로 자신의 부모나 할머니라고 생각하면 일한다는 생각은 사라집니다. 참 신기하죠. 할머니와 즐겁게 시간을 보내고 집으로 돌아오니 제 아이가 웃으며 맞아주네요. 시간의 축 위에서 생각하면 내 위에 노인이 있고 내 아래에 아이가 있는 거죠. 이런 세대 간의 연결이 사회를 지탱하고 역사를 만들어 간다는 생각이 들어 가슴이 뭉클해집니다.

■ 액티비티에 참가하면 건강해진다

사람마다 취향이 다르므로 싫어하는 액티비티에는 참가하지 않습니다. 그러나 좋아하는 액티비티에 계속 참가하던 이용자가 규칙을 잊어버렸다는 이유로 참가하지 않는 경우가 있습니다. 이때 더 이상 주간보호센터에서는 어려우니 시설로 보내야 한다며 포기하는 분위기가 형성되기도 합니다. 그러나 그렇게 해서는 안 된다는 것을 경험을 통해 알았습니다. 가능한 한 오랫동안 주간보호센터에 와서 액티비티에 계속 참가하는 것이 요양상태를 좋게 하는 결과로 이어지기 때문입니다. 액티비티에 참가할 수 없게 된 이용자를 주간보호센터에서 서비스를 지속해서 받을 수 있도록 개별적으로 도와주는 것이 우리가 해야 할 일입니다.

등불회는 원래 밀착지원 자원봉사자의 모임입니다. 이럴 때일수록 조용히 다가가 수다를 떨면서 기억을 회복시켜주고 좋아하는 액티비티에 참가할 수 있도록 응원하고 있습니다.

■ 기억이 회복되면 행동도 회복된다

액티비티에 참가할 수 없게 되는 과정을 살펴보면 의욕 저하가 먼저 나타나는 것이 아니라 알고 있던 규칙을 잊어버리는 것이 먼저이고, 규칙을 모르니까 자연스레 흥미를 잃게 되는 흐름입니다. 그러므로 잊어버린 규칙을 떠올릴 수 있도록 수다를 떨게 해서 기억을 회복시켜야 합니다.

이를 위해 직원이나 밀착지원 자원봉사자를 대상으로 영상을 이용한 회상법 연수를 시행해 기억력 회복을 체계적으로 진행하는 심료회상법을 학습하게 할 생각입니다.

주간보호센터에서는 주간에만 관찰하기 때문에 정확하지는 않지만, 기억이 상실되는 프로세스와 ADL이 저하되는 프로세스는 거의 비슷합니다. '모른다.', '할 수 없다.'고 하는 불안감을 줄여서 조금이라도 길게 자신의 집에서 생활할 수 있도록 돕고 싶습니다.

(일본회상요법학회 도쿄 스기나미지부장 고바야시 요시카즈)

15장
일본회상요법학회 활동

15-1 레미니션 육성

15-2 일본회상요법학회 창립 20주년 발자취

15-3 일본회상요법학회 활동 업첵(발췌)

15-4 일본회상요법학회 통신교육: 심료회상사 자격인정

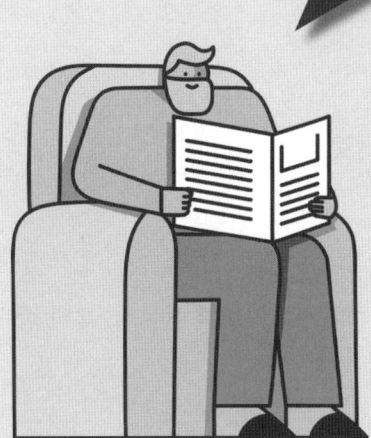

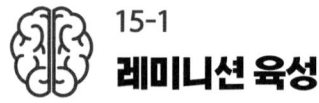

15-1
레미니션 육성

'회상법스쿨'(이바라키현 도리데시 위탁사업)은 치매 예방을 목적으로 매주, 통산 12회, 총 3개월에 걸쳐 회상법을 진행한다. 12회를 한팀으로 하는 회상법은 일본에서는 처음 시도하는 방법이지만 실제로 효과를 보이고 있다. 이 회상법스쿨의 목적은 '참가 고령자의 치매 예방'과 '자원봉사자인 레미니션을 육성하는 것'이다.

레미니션이란 회상법이 가능한 사람을 의미하며 현장에서 회상법 어시스턴트로서 경험을 쌓아야 한다. 말이 어시스턴트지 자원봉사자를 육성한다는 측면에서 높은 평가를 받고 있다. 현재 진행되고 있는 돌봄 서비스 중에서 자원봉사자를 중심으로 한 돌봄 서비스(안부 확인 등)는 어느 지역이든 일손 부족으로 활동이 어려운 실정이다. 흔히 고령자를 사회가 돌본다는 추상적인 개념으로 지역 돌봄을 이야기하지만, 실제로 돌봄 서비스를 하는 것은 지역에 사는 '사람'이지 사회라는 추상적인 존재가 아니다. 여기서 사람이란 구체적으로 말하면 자원봉사자이며 이 자원봉사자에게 의지와 기술이 없으면 사실상 돌봄은 불가능하다. 즉 자원봉사자에게 필요한 기술을 습득하게 하고 그것을 대인 서비스(사회적 안전망)로 활용하면 지역사회에 실질적인 파워가 생긴다. 이런 의미에서 자원봉사자의 기술습득 및 기술향상은 돌봄 예방과 치매 예방의 핵심이라 할 수 있다.

회상법스쿨의 레미닌 평균연령은 76세, 레미니션의 평균연령 70세로 모두 고령자이며 '건강한 고령자가 기운이 없는 고령자에게 기운을 북돋아 주는 활동'을 하고 있다.

■ 레미니션에서 인스트럭터로

광고를 통해 회상법스쿨 참가자와 어시스턴트를 동시에 모집한다. 먼저 어시스턴트 설명회를 개최하고 회상법에 대해 깊이 이해할 수 있도록 돕는다. 특히 중요한 것은 어시스턴트로 활동하면서 '본인의 치매 예방'이라는 최고의 보수를 받는다는 점이다. 사회를 위해 봉사한다는 추상적인 느낌이라면 기술을 습득하는 것에 대한 동기부여가 약하고 회상법의 즐거움을 알기도 전에 '시켜서 하는 느낌'이 들어 포기할 수도 있다. 그러나 본인은 치매에 걸리고 싶지 않다는 명확한 의지와 동기부여가 생기므로 레미닌과 레미닌션 모두 치매 예방의 시너지 효과를 얻을 수 있다.

1. 신입 레미니션

처음에는 선배 레미니션과 한 조가 되어 4인식 회상법을 진행한다. 회상법스쿨이 끝나면 매회 1시간씩 선배와 이야기를 나누며 회상법 스킬을 익힌다. 총 12회의 지도(슈퍼바이즈)를 통해 기술적인 측면과 수용 방법까지 자세하게 배운다.

2. 선배 레미니션

2기째 참가하는 레미니션은 신입 레미닌션을 지도할 수 있다. 지도에 참여하면 본인도 배움의 기회가 되고 수다를 떠는 것에 대한 자신감이 생긴다. 특히 7~9회차 때 기억이 극적으로 회복되는 참가자에 대한 대응과 그룹에 어울리지 못하는 참가자를 지켜보는 자세 등 경험자만이 알 수 있는 관점에서 이야기할 수 있다.

예를 들면……

신입: 오늘은 레미닌의 반평생을 한 편의 드라마처럼 차분하게 들을 수 있어서 매우 알찬 회상법 시간이었습니다.

선배: 어떤 내용을 들었나요?

신입: 회사에 들어가 고생은 했지만, 영업에서 잘 나갔던 일과 해외에서 문화적인 차이로 고생했던 일 등을 감동적으로 들었습니다. 대단히 좋았습니다.

선배: 그렇군요. 그런데 그것은 인터뷰이긴 하지만 회상법은 아니군요.

신입: 네? 그래도 옛날을 회상한 거잖아요?

선배: 회상을 한 건 맞지만 10~15세를 벗어난 이야기를 했으므로 치매 예방에 도움이 되는 ADL 기억을 자극한 것은 아닙니다.

신입: 아 그렇습니까?

선배: 게다가 레미닌의 이야기 내용을 레미니션이 영상으로 받아들이는 것은 어렵습니다. ○○시의 길이 깨끗했다고 말해도 레미니션이 그 길을 모르면 상상할 수 없거든요. 만약 상상한다고 해도 레미닌의 머릿속에 있는 영상과는 다를 겁니다. 즉, 말은 같지만, 서로가 완전히 다른 영상을 떠올리게 되니까요. 그것은 회상법이라 할 수 없습니다.

신입: 같은 기억 영상이 그려져야만 회상법이 성립되는 것이군요. 이해했습니다.

이처럼 실전 경험을 통해 깊이 있는 회상법을 배운다.

3. 인스트럭터(리더)

3기째부터는 '인스트럭터'로 인정받는다. 인스트럭터에게는 교통비와 식사비가 지급되고 세컨드 자원봉사자로서 회상법스쿨의 핵심 멤버로 활동한다.

2018년 현재, 인스트럭터 32명, 선배 레미니션 22명, 신입 레미니션 18명이 활동하고 있다. 이런 상태라면 2019년 4월에는 인스트럭터 40명이 확보되어 회상법스쿨의 활동 폭이 넓어질 것이다. 예를 들어 회상법스쿨에 가벼운 치매 증상이 있는 사람이 참가하더라도 개별 대응이 가능하고 일상 속 고민거리가 주제가 되더라도 신속하게 대응을 할 수 있다.

■ 인스트럭터의 활약 장소

인스트럭터 자격자는 매월 개최되는 '레미닌카페'의 스태프로 활동한다. 레미닌카페는 치매에 관심 있는 분이나 걱정되는 분이라면 누구나 참가할 수 있으며 회상법 수다를 마음껏 즐길 수 있다. 현재 94세 남성이 매회 참가하고 있다. 이분의 단골 소재는 '전쟁 때 마쓰시로의 대본영 방공호를 팠다는 이야기'이다.

남성: 먹을 것이 부족했던 1944년 대본영(사령부)을 옮기기 위해 나가노현 마쓰시로에 지하 방공호를 팔 때 기술설계자로 투입되었습니다.

레미니션: 마쓰시로라면 깊은 산중으로 옮기는 것이었네요?

남성: 그렇지요. 마쓰시로는 큰 암반으로 이루어진 지층이라 기둥이 필요 없고 그냥 바위를 뚫기만 하면 되었지요. 당시로써는 착암기가 획기적이었습니다.

레미니션: 어떤 모양이었나요?

남성: 2m 정도의 철봉으로 바위에 1m 정도의 구멍을 뚫고 거기에 다이너마이트를 넣어 폭파합니다. 하루에 고작 2m 정도 뚫었으니까요.

그때의 전개 과정을 자랑스럽게 얘기한다. 몇 번이나 들었지만 들을 때마다 감동하며 듣는다. 이렇게 고령자가 수다를 떨면 치매가 예방된다.

레미닌카페사업에 이어 2018년도부터 시작한 '레미닌프렌드사업'에서도 인스트럭터 레미니션이 활동하고 있다. 이동이 어려운 고령자를 찾아가 함께 수다를 떠는 사업이다. 레미닌프렌드사업은 개호보험의 수급 여부와는 상관없이 방문할 수 있으므로 더 많은 레미니션이 활약할 수 있다. 특히 요지원 등급을 대상으로 '방문회상법'을 실시하면 치매 진행을 억제할 수 있다.

■ 레미니션 설명회 내용(발췌)

1. 치매란 기억이 사라지면서 발생하는 생활 장애다

치매는 노화로 대뇌 세포가 손상되어 '기억 소실'을 초래하고 이로 인해 일상생활이 안 되는 생활부적응을 불러온다. 기억을 잃지 않도록 하는 것이 치매를 예방하는 길이다.

2. 치매 예방은 어렸을 때의 기억을 잃지 않는 것

치매는 '기억장애로 생기는 생활 장애'이다. 이것은 요지원 등급자의 45%와 요개호 등급자의 95%라는 치매 발생률을 봐도 알 수 있다. 운동만으로는 뇌를 충분히 자극하지 못하므로 뇌 기능 유지에 도움이 되지 않는다. 몸과 머리를 모두 자극하는 것이 중요하다.

3. 10~15세의 기억에 ADL 기억이 포함되어 있다

이 시기를 기억의 임계기^{臨界期}라고 부른다. 생활 기억과 습관 습득의 상한선이라 알려져 있다. ADL은 의식하지 않고 행동할 수 있는 것이 특징이고 이 시기에 모국어, 미각, 발음, 운동감각, 절대음감, 기본적 생활 습관 등 무의식에 반응하거나 행동하는 패턴이 습관화된다.

4. 기억은 영상 이미지로 축적되어 있다

기억은 우뇌에 '영상 이미지'로 저장되고 그것을 좌뇌가 '언어화'한다. 그래서 그 사람의 얼굴은 떠오르는데 이름이 입에서 맴도는 현상이 생긴다. 예전에는 고령자의 말수가 줄어든 것을 '기억량이 줄었기 때문'이라고 여겼다. 그러나 실제로는 영상 이미지기억량은 풍부하게 남아있지만 그것을 언어화하는 기능이 떨어져 말수가 줄어든 것이다. 고령자는 말로 표현하는 능력은 떨어졌어도 많은 것을 떠올리고 느낀다.

5. 즐거운 기억을 끄집어내 공감한다

'즐겁게 웃는 웃음'에는 코미디를 보고 웃는 웃음인 '세로토닌 웃음'과 그리운 친구를 만나면 웃는 웃음인 '도파민 웃음'이 있다. 전자는 상황의 차이를 재미있게 느끼고, 평소에는 하지 않을 것 같은 비상식적인 행동을 말로 표현함으로써 이미지의 차이를 느끼게 해 웃음을 유도하기 때문에 실제로는 말도 안 될 것 같은 화제를 주제로 삼는다.

후자는 동창회에서 그리운 친구를 만나면 자신도 모르게 학창 시절로 돌아가 웃는 웃음이다. 동창회가 아니면 나올 수 없는 웃음이므로 한정적인 웃음이자 기쁨의 웃음이라 할 수 있다. 어째서 얼굴만 봐도 웃음이 나올까? 학창 시절 함께 장난치고 좌절했던 추억을 공유하고 있기 때문이다. 당시에는 즐겁기는커녕 오히려 괴로웠을지도 모르지만, 이제는 세월이 흘러 그때 함께했던 추억이 그립고 반가워 절로 웃음이 나온다.

15-2 일본회상요법학회 창립 20주년 발자취

■ 1998년 11월 활동 개시

　내각총리대신인증 특정비영리활동법인 일본회상요법학회의 전신인 '일본 데스카운슬링협회'는 1998년에 도쿄 간다^{神田}에 있는 작은 목조가옥 2층에서 시작했다. 심리 카운슬러 15명이 모여 암 등의 질병으로 삶이 얼마 남지 않은 환자들을 카운슬링하기 위해 만들었다. 지금이야 지극히 평범한 생각이라 할 수 있지만, 당시로써는 함부로 다가가서는 안 되는 영역에 대한 도전이었다. 물론 학술적인 영역에서도 마찬가지였다.

　왜냐하면, 당시 심리학이나 카운슬링 분야에서는 죽음을 입에 올려서는 안 된다는 암묵적인 룰이 있었기 때문이다. 암 등을 고지하는 비율은 10% 이하였고 시한부 선고는 말할 것도 없었던 시대적 배경 속에서 시도된 카운슬링이었다. 즉 카운슬링은 주로 젊은이를 대상으로 했지 고령자를 대상으로 하지 않았다.

　분명 노인 심리학이라는 학문 분야가 있었고 대학에서 강의도 이루어졌지만, 내용은 노인시설에서 질병을 앓고 있는 고령자를 중심으로 한 것이었고, '사람은 어떻게 죽을 것인가?' 와 같은 가치관을 문제로 다루는 것은 종교의 역할이었으므로 심리학은 그것과 궤를 달리했다.

　역설적으로 말하면 그랬기 때문에 심리학이 의료분야에 안착할 수 있었던 건지도 모른다. 만약 그 시점에서 '죽음은 의료의 패배'라고 하는 죽음의 가치를 심리학이 논하였다면 의료분야에 심리 카운슬링은 받아들여지지 않았을지도 모른다. 이런 환경 속에서 죽어가는 사람들의 마음을 어떻게 심리적으로 어루만져줄 것인가에 대해 논하기 위해서는 대학이나 의료, 종교와 같은 기존의 틀에서 벗어난 곳에서 활동할 필요가 있었다. 또 죽음을 패배로 바라보는 의료분야에 '죽음은 개인이 선택해야 할 선택지 중 하나'라는 주장을 하기 위해 '일본 데스카운슬링협회'라는 명칭을 선택했다.

처음에는 '데스(죽음)'라는 의미의 명칭에 거부감을 느끼는 사람도 많았다. 그러나 심리적 거부감을 느끼는 사람의 대부분은 건강하고 죽음은 본인과 거리가 멀다고 생각하는 사람들이라는 사실을 알게 되었다. 병원에서 실제로 죽음을 기다리는 것 외에 달리 방법이 없는 사람들에게 가장 절실한 정보는 죽음에 대한 정보였다.

■ 개별 활동에서 특정비영리활동법인으로

일본 데스카운슬링협회라는 단체를 설립했지만 죽어가는 사람에 대한 카운슬링을 의료분야에서 인정할 리 만무했다. 그래서 회원인 카운슬러들은 개별적으로 환자를 만나 데스카운슬링을 진행했다.

이는 2000년 「특정비영리활동법인법」에 따라 NPO 법인을 취득하는 과정에서 큰 걸림돌이 되었다. 관청에 서류를 제출하러 가면 별실로 불러 '당신들은 죽음을 다루니 종교임이 틀림없다. 종교단체의 NPO는 인정할 수 없다.'며 압박했다. 그런 상황에서 나는 나의 신분과 활동 내용을 무려 3시간이나 설명하고 나서야 겨우 법인 인가를 받을 수 있었다. 그 정도로 죽음에 대한 이해가 부족했던 시대였다.

■ 데스카운슬링에서 회상요법으로

데스카운슬링이 처음 본보기로 삼은 것은 기독교 채플린의 커뮤니케이션 방법이었다. 그러나 종교관이 다르고, 또 미래지향형(사후세계부터 말함)이므로 일본의 고령자에게는 맞지 않는 방법이라는 생각이 들었다. 그래서 카운슬링의 기본인 성장 과정을 재인식시켜 자기 긍정으로 이끈다고 하는 프로이트의 고전적인 방법을 도입했더니 고령자에게 아주 좋은 효과가 나타났다. 이 방법을 1960년대 고령자들에게 응용한 사람이 바로 로버트 버틀러 박사였다. 그는 이를 '회상법'이라 불렀고 심리요법으로서 치매에 대한 효과도 검증받았다.

이 회상법을 만나고 나서 데스카운슬링은 크게 바뀐다. 죽음을 앞둔 환자뿐만 아니라 치매 고령자에게도 카운슬링이 효과를 보였기 때문이다. 죽음을 앞둔 환자라면 데스카운슬링이라고 해도 별로 문제가 되지 않지만 치매 예방과 개선을 위한 카운슬링이라고 한다면 이름으로 인해 오해가 생길 수 있다고 생각했다. 그래서 2006년에 일본 데스카운슬링협회를 모체로 하여 직업기능평가기구, 일본개조서비스협회, 일본카운슬링협회, 일본스마일 인스트럭터협회 등의 도움을 받아 '내각총리대신인증 특정비영리활동법인 일본회상요법학회'가 설립되었다.

■ 삿포로 간호심리연구회 설립

홋카이도에서의 회상법 활동은 2001년 10월 21일 홋카이도 아스티 45빌딩에서 삿포로 간호심리연구회(대표: 이나다 마유미, 現일본회상요법학회 홋카이도지부)의 설립연구회가 개최되었다. 현재(2018년 6월 기준) 222회가 넘는 연구회가 개최되었고 실질적인 회상법의 원동력이라 할 수 있다. 이나다 지부장은 "포기하지 않는다. 무시하지 않는다. 만족하지 않는다."는 말을 좋아한다. 이런 겸손한 마음가짐과 성실함이 있었기에 20년 가까운 세월을 꾸준히 연구하며 연구회를 이끌어 올 수 있었던 것이다.

■ 각 지역에서 회상법연구회 설립

2004년에는 홋카이도뿐만 아니라 전국 각지에서 일본회상요법학회의 지구연구회가 발족하였고 독자적으로 회상법 연구가 진행되었다.

■ 홋카이도 심료회상법연구회

삿포로 간호심리연구회를 모체로 2006년 일본회상요법학회가 설립되었고 명칭을 홋카이도 심료회상연구회로 명명했다.

2010년에는 일본회상요법학회 홋카이도지부가 설립되었다. 이곳에서 간호사를 중심으로 심리요법으로서의 '심료회상법'에 관한 연구가 진행되었고, 같은 해 홋카이도대학 의학부에서 개최된 일본심신의학회 홋카이도지부 정례회에서 연구발표를 했다. 또 2004년 10월호부터 홋카이도 의료신문사가 발행하는 ≪베스트 너스≫에 「회상요법으로 쉽고 즐겁게」가 연재되고 있다. 현재(2019년 3월 기준) 174회째 장기 연재 중.

■ 후쿠시마 회상법연구회

2004년 3월 후쿠시마시 오하라종합병원 대회의실을 거점으로 간호사들이 중심이 되어 후쿠시마 회상법연구회가 설립되었다. 여기서는 병동 내의 간호사와 환자 간의 커뮤니케이션 개선을 위한 연구가 진행되었다 (2010년까지).

■ 도쿄 회상법연구회(現 본부 연구회)

2003년 7월 다카다노바바高田馬場의 전문학교에서 간호사, 요양보호사, 작업치료사, 물리치료사, 심리 카운슬러 등 다양한 직종의 사람들이 모여 회상법의 본질에 관한 연구를 시작했다. 2019년 3월 기준 187회가 넘는 연구회가 열렸고 현재도 도리데시에서 계속 진행되고 있다.

■ 요코하마 회상법연구회

2008년 1월부터 방문요양보호사를 중심으로 설립되었다. 방문요양보호사는 혼자서 방문하기 때문에 이용자뿐만 아니라 가족과의 문제 등 여러 가지 어려운 문제점이 많다. 이런 문제점을 어떻게 대응해 나갈 것인가에 관한 연구가 활발히 이루어졌다(2010년까지).

■ 나고야 회상법연구회

2003년 7월 케어하우스 직원들을 중심으로 설립되었다. 칸막이 행정으로 인해 신체장애와 정신장애를 동시에 가지고 있는 고령자는 어떤 공적 시설에도 입소할 수 없다. 이런 사람들을 케어하는 케어하우스의 직원은 신체장애 대응, 정신장애 대응, 고령자 대응이라는 3가지 환경에 적응해야 하므로 고도의 커뮤니케이션 스킬이 필요하다. 본인들에게 맞는 스킬 향상을 위해 연구를 진행했다(2007년까지).

■ 오사카 회상법연구회

2003년 9월, 오사카 보건복지전문학교에서 간호학교 직원을 중심으로 발족하였다. 회상법을 어떻게 전달할 것인가에 대한 교수법을 포함한 회상법 연구와 병동, 방문, 돌봄 등 폭넓은 분야에서 통용되는 근본적인 회상법의 이념을 전달하는 연구를 진행했다(2008년까지).

■ 히로시마 회상법 연구회

2004년 5월 치위생사를 중심으로 발족하였다. 치매 고령자를 대상으로 치과 위생지도를 하기 위해서는 고령자와 라포르 형성과 치과 치료 시 관계성 유지 스킬이 필요하므로 이를 위해 회상법 커뮤니케이션을 연구했다(2007년까지).

■ 심료회상사 자격취득자 1,000명

심료회상사 자격취득자는 1,000명 (2019년 3월 기준)이 넘고 이들은 일본 전역에서 활동하고 있다. 심료회상사는 기본적으로 자신의 업무에 회상법을 활용하고 있다. 미래에는 심료회상사라는 독립된 직업으로 활동하게 될 것이다. 그리고 자원봉사자로 회상법을 배운 사람에게 수여되는 '레미니션' 자격 보유자는 3,000명이 넘는다.

■ 치매 예방 시대의 개막

2012년 6월 18일 후생노동성은 치매케어패스(치매 환자의 상태에 따라 어떤 의료 및 돌봄 서비스를 받을 수 있는지 안내하는 가이드북-옮긴이)에 대한 큰 방향 전환을 선언했다. '치매 환자를 정신병원에 입원시킨다'는 방향에서 '치매 발병을 막고 진행을 억제해 가능한 한 지역에서 케어한다'는 방향으로 전환했다. 자세히 말하면 기존의 '사후주의^{事後主義}' 즉, '나빠지면 어떻게 할 것인가'에서 '나빠지지 않기 위해 어떻게 할 것인가'로 방침을 획기적으로 바꾼 것이다.

고령 인구의 급증으로 치매 환자가 2025년에 700만 명에 달할 것이라는 현실을 고려하면 사후주의로는 감당할 수 없다는 것이 원래의 취지였다.

치매는 세계적인 문제이다. 프랑스 사르코지 대통령은 2008년 대통령 직할통괄관을 임명하고 3년간 약 1,800억 엔을 투입해 '본인과 가족의 생활의 질 향상', '연구 추진', '연대'를 기본이념으로 44개의 정책을 펼치고 있다. 또 미국 오바마 대통령은 「국가 알츠하이머 프로젝트 법」에서명하고 5개의 핵심 국가전략을 2012년 5월에 수립했다.

■ 회상요법센터 도리데 개설

2013년 5월에 이바라키현으로부터 방문요양사업소로 지정을 받았다. 사업 소명은 '회상요법센터 도리데'이다. 사업소 지정번호 0871701017호. 돌봄 예방을 전문으로 하는 방문사업소이며 이바라키현에서는 첫 지정이었다. 방문요양사업소나 돌봄 예방사업소는 모두 개호보험 지정사업으로 인정받기 위해 전문직 수나 사업장의 면적 등 갖추어야 할 조건이 많다. 다만 방문요양사업소가 돌봄 예방사업소보다 제출 서류가 2장 적을 뿐이다.

그만큼 돌봄 예방에 대한 발상이 없었다는 방증일 것이다. 바꾸어 말하면 방문요양사업소가 나중에 추가로 서류 2장만 제출하면 돌봄 예방사업소로 지정받을 수 있다는 뜻이다. 그래서 돌봄 예방을 전문으로 하는 방문사업소로 신청할 때 "서류 2장만 더 내면 돌봄 예방사업소도 신청할 수 있는데 안 하시는 거 맞죠?"라며 3번이나 확인을 했던 것이다.

지정사업자가 되어 보험사업을 통해 회상법을 진행하려고 했으나 현의 복지부는 신체 돌봄으로서 회상법을 진행해 달라는 지시를 했다. 그러나 돌봄 예방사업자는 요지원 1~2등급만을 대상으로 하고 있는 데다 혼자 살아야 한다는 조건과 부지 밖으로 나가면 안 된다는 조건이 있었다. 날씨가 좋은 날은 밖에 나가 산책하면서 수다를 떨면 좋겠다는 구상이 산산조각이 났다. 게다가 현실적으로 요지원 등급자가 혼자 사는 경우는 거의 없었다. 혼자 사는 고령자는 등급을 받지 않을 만큼 건강했고 만일 조금이라도 건강 상태가 좋지 않으면 시설이나 병원을 권유받기 때문에 바로 요개호 등급자가 된다.

2017년 12월, 개호보험사업이 현에서 시로 이관되면서 개호보험사업에서 철수했기 때문에 개호보험을 통한 회상법 단독진행은 이루어지지 않았다. 그러나 엄격한 현으로부터 인정을 받은 덕분에 도리데시로부터 신뢰를 얻을 수 있었고 다음 사업인 '종합사업', '지역지원사업', '고령자 돌봄 예방사업' 등으로 이어질 수 있었다.

■ 회상법스쿨

도리데시 위탁 치매 예방사업: 도리데시 건강증진부 소관

2016년 4월부터 도리데시로부터 수탁받아 '회상법스쿨'을 진행하고 있다. 연간 26회, 매회 60명, 연간 총 1,200명의 고령자를 대상으로 치매 예방을 위한 회상법을 진행하고 있다.

■ 레미닌카페

도리데시 조성 종합사업: 도리데시 복지부 소관

2017년 6월부터 매월 1회 '레미닌카페'을 개최하고 있다. 후생노동성이 제창한 치매 대응 정책으로 치매가 걱정되는 시민을 모아 개최한다. 연간 약 250명의 고령자를 대상으로 회상법을 진행하고 있다. 후생노동성은 '오렌지카페' 또는 '치매카페'라고 부르지만 회상요법센터 도리데에서는 신체장애인이나 정신장애인도 포함해 모든 시민이 찾기를 바라는 마음에 '레미닌카페'라 명명했다.

■ 레미닌프렌드

도리데시 위탁 지역지원사업: 도리데시 복지부 소관

2018년 6월부터 복지부 고령복지과로부터 방문형 회상법 서비스인 '레미닌프렌드사업'을 수탁받았다.

수다를 떨고 싶은데 이동이 불편해 참여할 수 없는 고령자들의 집이나 시설을 방문해 회상법을 진행한다. 후생노동성은 '닌토모사업'이라는 명칭을 사용하고 있으나, 도리데시에서는 '레미닌프렌드사업'이라는 사업 명칭을 사용하고 있으며 레미닌이라는 개념을 도리데시에 정착시켰다.

■ 창립 20주년 기념잡지

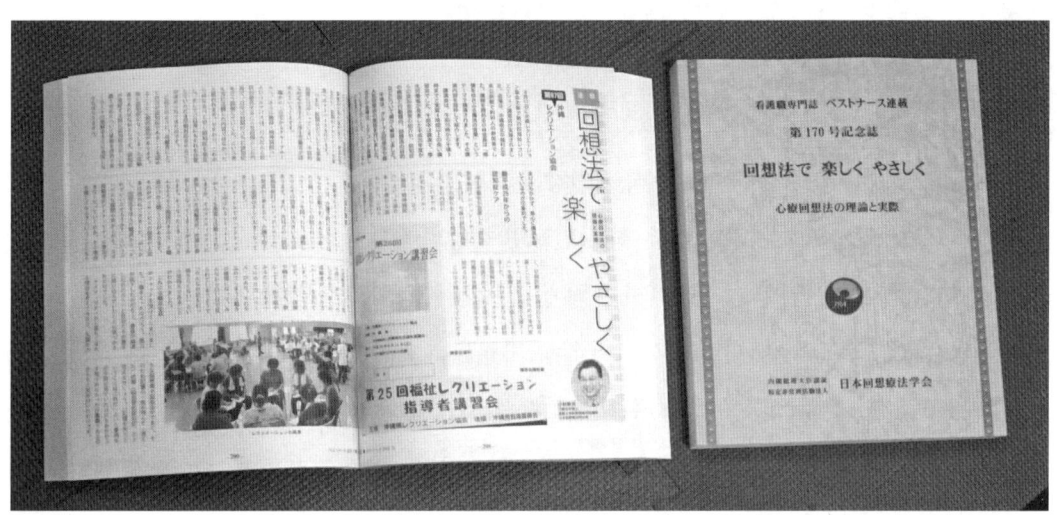

≪베스트 너스≫ 연재 '회상법으로 쉽고 즐겁게'(1회~170회까지 정리한 책자)

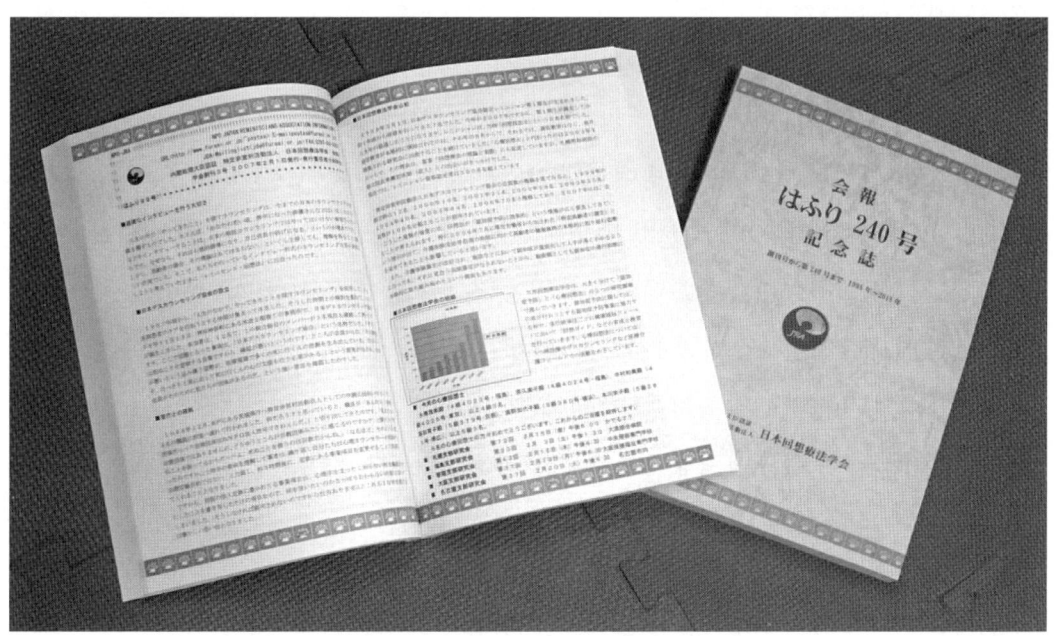

일본회상요법학회의 회보(창간호부터 240호까지)

15-3 일본회상요법학회 활동 업적(발췌)

- 2009년 02월, 지바현 가시와(柏)시 주최 시민강좌 회상법 강연회
- 2009년 02월, 도쿄도 마치다(町田)시 주최 시민포럼 회상법에 대해서
- 2009년 02월, 이바라키현 류가사키시 주최 돌봄 예방 설명회 회상법에 대해서
- 2009년 02월, 도쿄도 가쓰시카구 시니어 활동 지원센터 회상법교실에 대한 지도 및 조사검증
- 2012년 10월, 도리데시 교육위원회 주최 도리데시 시민대학 뇌 내 환경과 회상법 총 6회
- 2013년 05월, 이바라키현지사 개호보험 지정사업소 인가 돌봄 예방 전문 회상요법센터 도리데 허가번호 0871701017호
- 2013년 09월, 일본심리학회 삿포로대회 발표 ADL을 저하시키는 기억군 소실
- 2013년 11월, 도리데시 나가야마(永山)자치회관 주최 회상법 세미나
- 2013년 12월, 도리데시 건강증진부 주최 도리데시 돌봄 예방 서포터 강좌
- 2014년 03월, 도리데시 미야와다(宮和田) 자치회관 주최 회상법 세미나
- 2014년 05월, 도리데 시장 돌봄 예방에 관한 제안서 제출
- 2014년 10월, 이바라키현 조소(常総)지방 광역 시·정·촌권역 사무조합주최. 4개 시의회의원 합동연수회 (100명) 도리데시, 모리야(守谷)시, 조소시, 쓰쿠바미라이시
- 2015년 04월, 개호보험사업이 현에서 도리데시로 이관
- 2015년 09월, 도리데시 지역 복지계획책정위원회 참여
- 2016년 04월, 도리데시 치매 예방 위탁사업 제1기 회상법스쿨
- 2016년 04월, 도리데시 하쿠산(白山)공민관 주최 회상법 세미나
- 2016년 09월, 도리데시 야에스(八重洲)뉴타운 자치회 주최 회상법 세미나
- 2017년 04월, 도리데시 치매 예방 위탁사업 제2기 회상법스쿨
- 2017년 05월, 도리데시 후지시로(藤代) 스카이하이쓰 자치회 주최 회상법 세미나
- 2017년 06월, 도리데시 치매 예방 조성사업 제1회 레미닌카페 개최

- 2017년 08월, 도리데시 노인대학 후지시로학원 주최 회상법 세미나
- 2017년 11월, 도리데시 도키와다이※盤台자치회 주최 회상법 세미나
- 2018년 04월, 도리데시 돌봄 예방 위탁사업 3기 회상법스쿨
- 2018년 07월, 도리데시 치매 예방사업 제1회 레미닌프렌드사업 개시

15-4
일본회상요법학회 통신교육: 심료회상사 자격인정

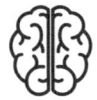

■ 통신교육과 세미나로 자격취득

내각총리대신인증법인 일본회상요법학회에서는 통신교육과 함께 당 학회가 개최하는 세미나 또는 연구회에 참가하면 '슈퍼바이즈(지도) 타임'을 인정하고 있다. 이 슈퍼바이즈 타임이 일정 시간 누적되고 자격심사위원회의 심사에 합격하면 '심료회상사'나 '레미니션' 자격이 인정된다.

자격인정에 대한 검정시험은 진행하지 않는다. 왜냐하면 '알고 있는 회상사'가 아니라 '활용할 수 있는 회상사'를 목표로 하기 때문이다. 심료회상법은 매우 광범위한 기술과 지식이 필요하다. 이 기술과 지식의 습득은 끝이 없다. 즉 활용할 수 있는 수준이 되려면 슈퍼바이즈 타임을 충분히 쌓아야 한다. 그래서 슈퍼바이즈 타임 누적 시간으로 인정하는 제도를 채택했다.

심료회상사 자격은 연수 참가 시간에 의해 각각 인정되기 때문에 일본회상요법학회가 개최하는 각종 세미나 연구회에 참가하면 슈퍼바이즈 타임이 누적된다. 또 인정지도원으로부터 지도를 받은 경우도 인정된다. 회상요법 강사(2급)는 레미니션의 자격인정이나 당 학회의 강사로 활동하는 길도 있다. 그리고 의료분야 종사자에게는 추천장이 발행된다.

■ 심료회상사의 활동 장소

    심료회상사는 병원을 비롯한 요양 시설 등 고령자와 커뮤니케이션을 해야 하는 모든 곳에서 활동하고 있다. 특히 돌봄 예방·치매 예방에서 효과를 인정받고 있으므로 지자체에서 활동할 때 도움이 된다.

■ 심료회상사의 기술인정

    심료회상사란 심료회상법을 배우고 실천할 수 있는 자에게 주어지는 기술인정 자격이다. 돌봄 예방, 치매 예방, 개선, 죽음 수용을 통한 치유, 우울증 완화, 고령자와의 커뮤니케이션기술 등 심료회상법의 활동 무대는 점점 확대되고 있다.
    심료회상법은 광범위한 응용 분야가 있고 기술이 다양하므로 5급~1급까지 폭넓은 범위를 인정하고 있다. 그리고 급수 인정을 '슈퍼바이즈 타임 인정제도'로 하는 이유는 '아는 것'은 물론 '활용할 수 있도록 하는 것'이 목적이기 때문이다.
    '인구감소사회'에서는 고령자와의 커뮤니케이션이 사회 경제활동에도 크게 영향을 미치고 있다. 지금과 같은 고령사회에서 반드시 익혀야 할 기술이다.

■ 급수별 기술달성 목표

심료회상사: 5급(40시간) Bronze Reminiscian
    심료회상법에 대해 이해하고 다른 사람과 심료회상법을 활용한 커뮤니케이션이 가능하다. (통신교육 수료 시 인정시간)

회상요법사 보^補: 4급(80시간) Silver Reminiscian

  심료회상법을 부분적으로 실천할 수 있으며 자신의 전문영역을 일부 가지고 있다. 그리고 다른 사람에게 심료회상법에 대한 개념을 전달할 수 있다.

회상요법사: 3급 (120시간) Gold Reminiscian

  심료회상법을 일상적으로 실천할 수 있고 자신의 전문영역에 대해 다른 사람이 이해할 수 있게 전달할 수 있다. 그리고 슈퍼바이즈의 어시스턴트가 가능하다.

회상요법 강사: 2급(240시간) Diamond Reminiscian

  심료회상법을 실용적으로 실천할 수 있고 일부 영역을 다른 사람에게 바르게 전달할 수 있다. 그리고 치매 고령자를 대상으로 심리요법으로서 심료회상법을 실천할 수 있다.

심료회상법 강사: 1급(500시간) Excellent Reminiscian

  심료회상법을 실용적으로 실천할 수 있고 전 영역을 다른 사람에게 바르게 전달할 수 있다. 또 죽음을 수용하고자 하는 분을 대상으로 심료회상법이 가능하다.

■ 심료회상사 급수 인정 방법

  심료회상법의 통신교육 강좌를 수료하면 심료회상사(5급) 자격이 수여되고, 동시에 슈퍼바이즈 타임 '40시간'이 인정된다. 지도 시간을 쌓으면 회상요법사 보(4급) 이상의 급수를 취득할 수 있다.
  각 지구에 10명 이상의 회원이 모이면 일본회상요법학회 지구연구회를 발족할 수 있다. 지구연구회에서의 연구 활동이 인정세미나가 되고, 리더가 회상요법 강사(2급)가 되면 인정 활동이 대폭 늘어나므로 실력도 빠르게 높일 수 있다. 심료회상법 세미나는 '기술 습득'을 위한 세미나이므로 경험하고, 보고하고, 검토해가는 과정을 통해서 심료회상법을 습득해가는 확실한 방법이라 할 수 있다.

■ 심료회상사 통신 교육강좌

- 리포트 제출 2회, 회상록 작성 2권(본인 것 포함)
- 우편 또는 이메일을 통해 지도를 받을 수 있다.
- 통신교육에 대해서는 아래의 주소로 팸플릿을 요청해 주시기 바랍니다.

내각총리대신인증 특정비영리활동법인 일본회상요법학회

〒 300-1514 이바라키현 도리데시 미야와다 2832-2

전화　0297-83-0556　　　psytex@fureai.or.jp

FAX　 0297-83-0530　　　http://www.fureai.or.jp/~psytex/

우체국 입금계좌: 00190-3-427891

명칭: 일본회상요법학회

■ 공동 집필자

모리야 히로시　　　오하라종합병원 부원장 · 의사

이나다 마유미　　　일본회상요법학회이사 · 홋카이도지부장 · 심료회상법강사
　　　　　　　　　　세이세이회 삿포로미나미병원 간호부장 · 간호사

고바야시 요시카즈　일본회상요법학회이사 · 도쿄 스기나미지부회 회상요법강사

주간보호센터 오미야 만남의 집 시설장

사회복지사, 개호복지사, 개호지원전문원, 보육사

고바야시 가야미　일본회상요법학회 돗토리지부장 · 회상요법강사

회상요법센터 돗토리 이사

개호복지사

사카가미 기미　일본회상요법학회 나고야지부장 · 회상요법강사

간호사

나카야마 이치로　일본회상요법학회 사업위원장

회상요법센터 도리데 지도강사 · 회상요법사

개호복지사실무자 연수수료

쓰쓰이 히로아키　일본회상요법학회이사

회상요법센터 도리데 지도강사 · 레미니션 인스트럭터

개호직원초임자 연수수료, 승려

고미야 아키코　일본회상요법학회 기획위원

회상요법센터 도리데 지도주임 · 레미니션 인스트럭터

개호복지사실무자 연수수료

■ 고바야시 간지 小林 幹児 박사(행동과학)

- 내각총리대신인정 비영리활동법인 일본회상요법학회 회장

- 돌봄 예방 전문 개호보험 지정 방문요양사업소 회상요법센터 도리데 센터장
- 산업능률대학 비상근 강사
- 노인과 어린이가 함께 즐기는 공간을 만들기 위해 보육사 자격, 조리사 면허, 방문개호원 2급 자격취득

■ 약력

1953년 도쿄 출생. 일본대학대학원에서 석사(심리학) 취득. 미국 유학 Ph.D. 취득. 문부성 관할 재단법인에서 발달과 노화연구진행. 퇴직 후 홋카이도의 지역 중핵병원中核病院에서 지역의료 돌봄 담당자로서 임상경험을 쌓았음. 노인 의료시설의 심리상담 및 관리직, 교육직을 역임하고 현재는 회상요법을 알리고 보급하는 데 힘쓰고 있으며 도리데시 위탁 치매 예방사업인 '회상법스쿨', 도리데시 조성 종합사업인 '레미닌카페', 도리데시 위탁 지역지원사업인 '레미닌프렌드'를 진행하고 있다.

■ 업적

4개시(도리데시, 모리야시, 쓰쿠바미라이시, 조소시) 시의회의원 합동 연수회, 이바라키현 박물관협회(이바라키현 시정촌 역사 민속자료관 연락협의회)연수회, 도리데시 시민대학강좌, 도리데시 돌봄 예방 서포터 양성강좌, 도리데시 지역 복지계획 책정위원회, 가시와시 그룹홈 전 직원 대상 회상법연수회, 도리데시 교육위원회, 특별민간법인 중앙 노동재해방지협회, 홋카이도 도립소비생활센터, 삿포로고등법원, 삿포로가정법원, 가나가와현 교육위원회, 오키나와현 교육위원회 등에서 연수 및 강습 진행.

■ 저서·논문·학회발표

- 『회상요법의 이해와 실제』 후쿠무라 출판(2009)
- 『돌봄·재활종사자 (PT·OT·ST)를 위한 심플 회상요법』 후쿠무라 출판(2009)
- 『심층 심리를 해석하는 꿈 사전』 일본문예사(2009)
- 『수다 떨기 심료회상법』 론소샤(2007)
- 『우울증 탈출 인터뷰 방법 심료회상법 추천』 메타몰 출판(2007)
- 『회상법의 이해와 실제』 아테네 서방(2006)
- 『터미널기 환자 및 가족과의 커뮤니케이션을 풍성하게 하는 심료회상법』 의학서원 『방문간호와 돌봄』 9권 9월호(2004년 9월)
- 『치매 고령자 대상 '심료회상법'을 활용한 커뮤니케이션 기술』 의학서원 『정신간호』 7권 3호 (2004년 5월)
- 『회상법 입문』 사이코텍스 출판부(2003)
- 『ADL을 저하시키는 기억군 소실』 일본심리학회 제77회 대회(2013년)
- 『회상요법으로 우울 증상이 개선된 사례 보고』 일본심리학회 제75회 대회(2011)
- 『회상법으로 쉽고 즐겁게』 홋카이도 의료신문사 ≪베스트 너스≫ (간호전문잡지) (2004~) 연재

이외 다수

회상법과 회상요법

초판 1쇄 인쇄 2021년 4월 21일
초판 1쇄 발행 2021년 4월 29일

펴낸이   김지홍

지은이   고바야시 간지
엮은이   윤주영, 채원기

편집   김지홍
디자인 이미리

펴낸곳 도서출판 북트리
주소   서울시 금천구 서부샛길 606 30층
등록   2016년 10월 24일 제2016-000071호
전화   0505-300-3158 | 팩스 0303-3445-3158
이메일 booktree11@naver.com
홈페이지 http://www.booktree11.co.kr

Copyright © 2019 by FUKUMURA SHUPPAN INC.
All Rights Reserved.
Korean Language Translation copyright © 2021 by REMINISCENCE (회상법과 회상요법)

값   25,000원
ISBN 979-11-6467-073-4 13510

・이 책은 저작권에 등록된 도서로 저작권법에 따라 무단전재 및 복제와 인용을 금지합니다.
・이 책 내용의 전부 및 일부를 이용하려면 저작권자와 도서출판 북트리의 서면동의를 받아야 합니다.
・잘못된 책은 구입하신 서점에서 바꾸어 드립니다.